医技科室管理规范与操作常规系列丛书

康复医学科管理规范与操作常规

主　编 吴庆连

副主编 姜永梅

编　者（按姓氏笔画排序）：

于　悦	王立童	付那仁图雅	石　伟
刘志伟	孙石春	孙淑静	张　彤
李　东	李国俊	邹祥发	郑金玲
郑瑞红	金　岩	胡守玉	赵　丽
唐妮妮	徐　静	郭欣菲	程　磊

中国协和医科大学出版社

图书在版编目（CIP）数据

康复医学科管理规范与操作常规／吴庆连主编. —北京：中国协和医科大学出版社，2018.1（2025.3重印）.

（医技科室管理规范与操作常规系列丛书）

ISBN 978-7-5679-0785-0

Ⅰ. ①康⋯　Ⅱ. ①吴⋯　Ⅲ. ①康复医学-卫生管理-规范　Ⅳ. ①R49-65

中国版本图书馆 CIP 数据核字（2017）第 152580 号

医技科室管理规范与操作常规系列丛书
康复医学科管理规范与操作常规

主　　编：吴庆连
责任编辑：吴桂梅

出版发行：**中国协和医科大学出版社**
　　　　　（北京市东城区东单三条9号　邮编100730　电话010-65260431）
网　　址：www. pumcp. com
经　　销：新华书店总店北京发行所
印　　刷：鸿博睿特（天津）印刷科技有限公司

开　　本：710×1000　　1/16
印　　张：27.5
字　　数：450 千字
版　　次：2018 年 1 月第 1 版
印　　次：2025 年 3 月第 4 次印刷
定　　价：68.00 元

ISBN 978-7-5679-0785-0

前　言

康复医学是一门新的、跨学科的专科，是以研究病、伤、残者功能障碍的预防、评定和治疗为主要任务，以改善躯体功能、提高生活自理能力、改善生存质量为目的的一个医学专科。卫生部将康复医学科与内科、外科、妇产科、儿科等临床学科并列为临床一级学科。临床医学是以治疗疾病为核心，康复医学是以改善功能为主导，包括康复预防、康复评定和康复治疗。

康复医学的发展是人们在医学观念上的进步。"十二五"期间，国家加大了推动康复医学发展的力度，颁布了相关政策法令。目前我国康复医学科的发展正逐步与国际接轨。为了促进康复医学科的标准化、科学化、规范化，全面提高康复医学科的整体工作水平，并使康复医学科从业人员在工作中有章可循，我们编写了本书。

提高医疗护理质量是医院永恒的主题，医务人员应严格执行管理规范和操作常规。本书主要介绍了康复医学科各项管理规范以及各项康复治疗技术的目的、适应证、禁忌证、仪器设备的使用、操作程序、注意事项等一系列操作常规。本书内容科学实用，可操作性强，针对性强，是一本有参考价值的规范的从业指导用书。

本书可供各级医疗卫生单位康复医学科医师、治疗师、护理人员和医疗行政管理人员阅读参考。

由于编者水平有限，书中若存在疏漏或未尽之处，恳请广大读者批评指正，以便再版时修订。

编者

2017 年 10 月

目　　录

第一篇　康复医学科管理规范

第二篇　康复医学科治疗技术操作常规

第一篇

康复医学科管理规范

第一章

康复医学科建设与管理规范

第一节 康复医学科诊疗场所

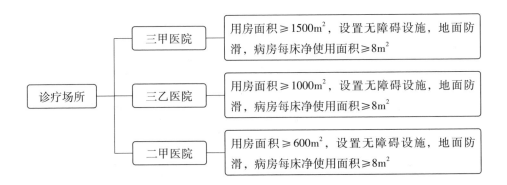

诊疗场所
- 三甲医院：用房面积≥1500m²，设置无障碍设施，地面防滑，病房每床净使用面积≥8m²
- 三乙医院：用房面积≥1000m²，设置无障碍设施，地面防滑，病房每床净使用面积≥8m²
- 二甲医院：用房面积≥600m²，设置无障碍设施，地面防滑，病房每床净使用面积≥8m²

第二节 康复医学科组织建制

一、康复医学科科室设置

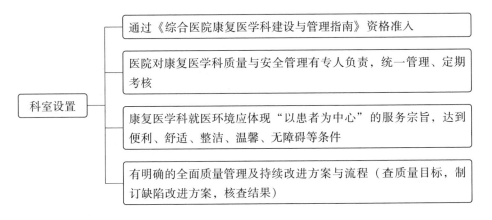

科室设置
- 通过《综合医院康复医学科建设与管理指南》资格准入
- 医院对康复医学科质量与安全管理有专人负责，统一管理、定期考核
- 康复医学科就医环境应体现"以患者为中心"的服务宗旨，达到便利、舒适、整洁、温馨、无障碍等条件
- 有明确的全面质量管理及持续改进方案与流程（查质量目标，制订缺陷改进方案，核查结果）

二、康复医学科工作模式

康复医学科是以患者的康复需求为核心、以团队工作的方式进行的，领队是康复医师，成员包括物理治疗师、作业治疗师、言语治疗师、心理治疗师、假肢与矫形器师、中医康复人员、康复护士、社会工作人员、相关科室医师等。多专业合作的工作模式（图 1-1）。

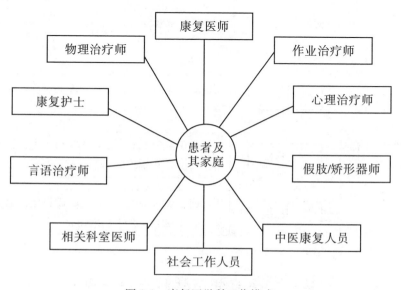

图 1-1　康复医学科工作模式

三、康复医学科人员分工

1. 康复医师　康复医师是康复医疗团队工作的领导者。康复医师须具备对内科、外科（特别是骨科）、神经科、儿科等疾病的较为全面的诊疗能力，并掌握康复医学理论和对本学科常见的伤病和（或）残疾的功能评定、康复治疗方法，从而能够在有效控制患者病情的基础上为患者制订全面的康复计划，并带领整个团队共同致力于患者的全面功能恢复。同时作为整个团队的领导者，康复医师除应具备全面、扎实的专业技术水平外，还需具备良好的沟通和协调能力。

2. 康复护士　康复护士的职责是在总的康复医疗计划实施过程中，在对康复对象进行基础护理，减少继发性功能障碍的同时，紧密配合康复医师和其他康复专业人员，结合日常生活活动的需要实施功能促进护理；并开展康复宣教，训练患者学习自我护理的技巧；还应掌握康复对象的心理动态，做好心理护理工作。

3. 物理治疗师　物理治疗师是负责运用物理方法（如声、光、水、电、冷、热、力与运动等）为患者实施治疗，帮助患者减除疼痛、局部肿胀等身体障碍所带来的不适；进行诸如肌力、肌张力、关节运动范围、平衡能力、体位转移能力、步行能力和步态以及身体姿势等的躯体运动功能评估，根据评估结果，制订功能训练计划，并实施训练，恢复患者身体应有的功能，或发挥其身体现有功能至最大程度的专业技术人员。

4. 作业治疗师　作业治疗师是应用有目的的、经过选择的作业活动，对于身体上、精神上、发育上有功能障碍或残疾，以致不同程度地丧失生活自理和职业能力的患者，进行治疗和训练，使其恢复、改善和增强生活、学习和劳动能力，作为家庭和社会的一名过着有意义的生活的专业技术人员。作业治疗师应能够对患者进行日常生活活动能力、认知能力、职业能力及社会生活能力等评估，并根据评估结果制订作业治疗计划，指导患者进行日常生活活动训练、感知觉训练、手功能训练、认知康复训练，使用生活辅助器具如轮椅、假手、矫形支具及其他辅助性用品用具等，补偿或扩展活动功能，改善日常生活自理能力；指导患者进行一些职业性的活动练习，以助其早日回归社会；指导患者进行文娱治疗、音乐治疗、书法绘画等艺术治疗，调整其精神及心理状态。

5. 言语治疗师　言语/语言治疗师是指从事语音障碍、语言障碍、言语流畅性障碍、听力障碍及吞咽障碍的评估诊断和治疗康复的专业人员。

6. 心理治疗师　心理治疗师是指以临床心理学的理论系统为指导，以良好的医患关系为桥梁，运用临床心理学的技术与方法治疗患者的心理疾病，对其心理与行为问题进行矫治的专业技术人员。康复医学科中心理治疗师的主要任务是针对残疾人的心理和社会问题，从生物-心理-社会的医学模式出发，对残疾人的心理障碍进行评估、咨询和治疗，改善其不利于适应社会的心理和行为，使其逐渐适应身体残疾带来的各种困难，理智地看待自己的伤残，学会处理诸如情绪、家庭关系、社会关系等社会心理问题，保持心理健康，平等参与社会活动，提高生存质量。

7. 假肢师　假肢师是指使用专用设备，进行假肢等外置假体的制作和适配的人员。

8. 矫形器师　矫形器师是指使用专用设备进行矫形器和矫形鞋制作和适配的人员。

9. 中医康复人员　中医康复人员是指在中医学理论指导下，运用中药疗法、针灸疗法、按摩疗法、熏洗疗法、气功疗法、运动疗法等各种中医药特有的康复方法及其他有用的措施对处于疾病不同阶段的患者或残疾者进行治疗，以减轻其功能障碍带来的影响，促进患者重返社会的中医师或各类技术人员。

10. 社会工作人员　社会工作人员应是大学社会学系毕业并接受过康复医学基础培训的人员，是促进患者社会康复的工作人员。一般宜在康复中心或康复医院设置，在尚无上述人员时可暂时由受过康复医学培训的管理人员代替。

第三节　康复医学科设备器材

一、必备设备

1. 三甲医院

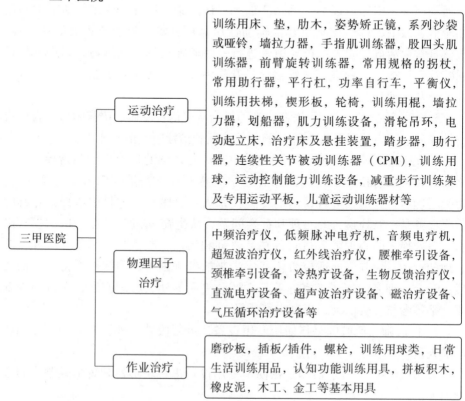

续流程

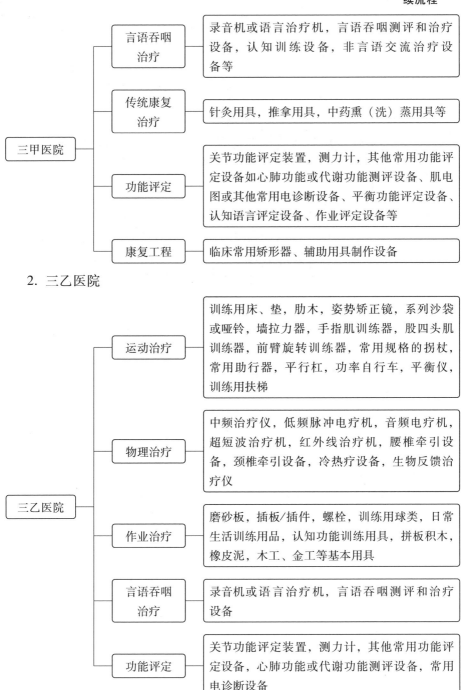

言语吞咽治疗 —— 录音机或语言治疗机，言语吞咽测评和治疗设备，认知训练设备，非言语交流治疗设备等

传统康复治疗 —— 针灸用具，推拿用具，中药熏（洗）蒸用具等

功能评定 —— 关节功能评定装置，测力计，其他常用功能评定设备如心肺功能或代谢功能测评设备、肌电图或其他常用电诊断设备、平衡功能评定设备、认知语言评定设备、作业评定设备等

康复工程 —— 临床常用矫形器、辅助用具制作设备

2. 三乙医院

运动治疗 —— 训练用床、垫，肋木，姿势矫正镜，系列沙袋或哑铃，墙拉力器，手指肌训练器，股四头肌训练器，前臂旋转训练器，常用规格的拐杖，常用助行器，平行杠，功率自行车，平衡仪，训练用扶梯

物理治疗 —— 中频治疗仪，低频脉冲电疗机，音频电疗机，超短波治疗机，红外线治疗机，腰椎牵引设备，颈椎牵引设备，冷热疗设备，生物反馈治疗仪

作业治疗 —— 磨砂板，插板/插件，螺栓，训练用球类，日常生活训练用品，认知功能训练用具，拼板积木，橡皮泥，木工、金工等基本用具

言语吞咽治疗 —— 录音机或语言治疗机，言语吞咽测评和治疗设备

功能评定 —— 关节功能评定装置，测力计，其他常用功能评定设备，心肺功能或代谢功能测评设备，常用电诊断设备

3. 二甲医院

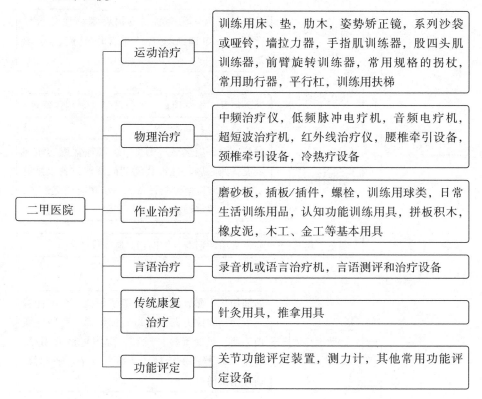

二甲医院	运动治疗	训练用床、垫，肋木，姿势矫正镜，系列沙袋或哑铃，墙拉力器，手指肌训练器，股四头肌训练器，前臂旋转训练器，常用规格的拐杖，常用助行器，平行杠，训练用扶梯
	物理治疗	中频治疗仪，低频脉冲电疗机，音频电疗机，超短波治疗机，红外线治疗仪，腰椎牵引设备，颈椎牵引设备，冷热疗设备
	作业治疗	磨砂板，插板/插件，螺栓，训练用球类，日常生活训练用品，认知功能训练用具，拼板积木，橡皮泥，木工、金工等基本用具
	言语治疗	录音机或语言治疗机，言语测评和治疗设备
	传统康复治疗	针灸用具，推拿用具
	功能评定	关节功能评定装置，测力计，其他常用功能评定设备

二、选配设备

1. 诊疗设备 运动平板，功率自行车，大型水疗设备，步态分析仪，上、下肢机器人，情景模拟系统。

2. 急救设备 至少配备简易呼吸器、供氧设备、抢救车。

3. 信息化设备 至少配备 1 台能够上网的电脑。

第二章

康复医学科规章制度

第一节　康复医学科工作制度总则

康复医学科工作制度总则

- 康复医学科所有人员要严格遵守医疗质量和安全核心制度，包括首诊负责制度、三级医师查房制度、疑难病例讨论制度、会诊制度、危重患者抢救制度、死亡病例讨论制度、查对制度、病历书写基本规范、交接班制度、临床危急值管理制度、医疗技术准入和临床应用管理制度、临床输血管理制度、医患沟通制度、患者知情同意告知制度、分级护理制度等

- 康复医学科各级员工在院领导及科主任的领导下，遵守医院及科室的各项规章制度；执行医院的休假、请假、劳务工资发放制度；按时上下班，上班期间努力工作，不准擅自离岗，不准做与工作无关的事情

- 上班期间着装整洁、举止端庄、佩戴胸卡。禁止吸烟、打闹、喧哗及玩手机。加强精神文明建设，拒收红包及患者的财物，不开大处方。加强科室内与各科间的协作及同事间的团结，以大局为重，不搞小团体

- 坚持周会制度，贯彻医院工作方针。科室工作每月有总结、有计划，加强科室各组之间的协作。对康复医学科住院患者定期召开由上级医师、主管医师、康复治疗师、主管护师参加的康复评价会议，定期评估患者功能改变和残存的问题，针对存在的问题修改治疗方案

- 康复医学科主任医师、副主任医师、主治医师、住院医师严格遵循各级岗位职责，进行康复诊疗工作。康复医学科医师分管康复病床，担任值班工作，参加门、急诊会诊。住院医师对新入院患者，按要求在规定时间内完成病历书写，告知患者及家属病情及诊疗方案，写好病程记录，随时观察记录病情变化。对疑难、危重患者随时请示上级医师，严格执行疑难、危重病例讨论会诊制度，以及危重病例报告访视制度。有病情变化，随时上报，严防医疗事故发生

续流程

康复医学科工作制度总则

- 康复医学科会诊医师接到临床科室会诊单后，按规定时间到达相关科室，对有康复需求的患者进行康复评估，并和临床科室主管医师协商制订康复治疗方案，并告知患者及家属诊疗方案，签订知情同意书后安排康复治疗师进行治疗
- 康复治疗师严格遵循各级治疗师岗位职责。康复治疗师在接到医嘱单后，应仔细阅读，严格按照医嘱执行。如有疑问，应向康复医师询问，解答清楚后再行治疗。每次治疗前，应进行必要的查对及检查
- 康复治疗师在对患者进行首次治疗时，应先与患者进行沟通，告知患者治疗期间的权利与义务。康复治疗师对患者的功能状况进行定期评估，做好详细记录，以确定患者问题，制订治疗方案。在治疗过程中密切观察，了解患者的情况，并根据评定的结果及时调整治疗方案并向患者交待注意事项和自我观察方法，取得患者合作
- 坚持业务学习制度、定期组织业务交流，由专人主讲。积极开展新技术、新业务，以患者为本，不断提高科室工作人员的业务水平
- 加强安全意识，定期检查、维修、保养仪器，消除各种安全隐患。定期组织对突发事件应急预案的学习和演练。各组、各治疗室明确责任人，出现意外事故，按医院奖惩条例，追究当事人、责任人的责任

第二节　康复医学科各部门工作制度

一、功能评定室工作制度

功能评定室工作制度

- 对患者高度负责，关心体贴，全心全意为患者服务
- 工作人员准时上班，做好准备工作（每周二、三进行功能评定）
- 为保持正常的工作秩序，不得在功能评定室内会客
- 若无医务人员在场，患者不得自行操作使用室内仪器用品
- 功能评定室内各科用具使用后请物归原主，保持室内清洁

二、运动治疗室工作制度

```
                ┌─ 凡需运动治疗的患者，由康复医学科医师和康复治疗师填写治疗
                │  申请单
                │
                ├─ 运动治疗室的工作人员根据患者疾病的特点和患者的具体情况，
                │  制订合适的运动治疗方案
                │
                ├─ 对患者的功能状况进行定期评估，并做好详细记录，以确定患者
                │  的问题，拟定治疗目标、修正治疗方案
    运动治疗室    │
    工作制度  ────┼─ 在治疗过程中要密切观察、了解患者的情况和反应，并向患者交
                │  待注意事项和自我观察的方法，取得患者的合作
                │
                ├─ 治疗室工作人员管理好运动治疗室的普通装备及功能训练器械，
                │  经常检查、保养，发现损坏及时维修确保治疗安全
                │
                ├─ 运动治疗室工作人员要不断学习国内外先进的治疗技术和方法，
                │  以提高康复治疗水平
                │
                └─ 保持治疗室清洁，不得在治疗室内吸烟、喧哗
```

三、作业治疗室工作制度

```
                ┌─ 遵守医院和科室的规章制度，服从科主任的领导，团结同事，对
                │  患者热情、热心服务
                │
                ├─ 保持作业治疗室的干净、舒适，为患者提供作业治疗的最佳
                │  环境
                │
    作业治疗室    ├─ 凡需做作业治疗的患者，由接诊医生填写作业治疗申请单
    工作制度  ────┤
                ├─ 作业治疗师应严格执行查对制度和技术操作规程，治疗前交代注
                │  意事项，治疗中细心观察，发现异常及时处理，必要时报告科主
                │  任，治疗后认真记录
                │
                └─ 对临床症状不稳定，但有治疗指征的患者，作业治疗师可到床边
                   进行治疗
```

续流程

作业治疗室
工作制度

- 疗程结束后，及时做出小结，供临床观察总结疗效
- 爱护治疗室的物品，上班时检查物品，下班时清点物品，所有物品要整齐排列
- 作业治疗师经常与其他科室医师、运动治疗师、言语治疗师研究治疗方案及方法，针对不同患者不断改进治疗方法，探索个性化治疗的最佳方法
- 作业治疗师要坚持自学及重点进修学习，不断提高自身业务能力，定期重点分析总结临床疗效，定期开展治疗效果的评估及反馈
- 在科主任领导下完成带教工作和科研工作

四、言语治疗室工作制度

言语治疗室
工作制度

- 凡需做言语治疗的患者，由接诊医师填写言语治疗申请单
- 针对不同患者给予个性化、创造性的言语治疗或指导功能训练
- 治疗应严格执行查对制度和技术操作规程，认真向患者交代训练方法、注意事项和自我观察方法，治疗中细心观察，发现异常情况及时处理，必要时报告科主任。治疗后检查作业物品，以防遗失
- 对不能搬动的住院患者，言语治疗师可到床边进行言语治疗
- 疗程结束后，做好详细的治疗记录，及时做出小结，供临床观察总结疗效
- 爱护治疗仪器，上下班做好检查、清点工作
- 治疗期间，保持治疗室内安静，请勿大声喧哗、随意走动，不讨论与治疗无关的话题

续流程

```
                    ┌─ 保持言语治疗室清洁、卫生、整齐
                    │
                    │  言语治疗师要坚持自学及重点进修学习，不断提高自身的业务能
  言语治疗室 ────────┼─ 力，定期重点分析，总结治疗的临床疗效，积极参加专业学术交
  工作制度            │  流活动，努力提高治疗效果
                    │
                    └─ 在科主任的领导下，完成带教工作和科研工作
```

五、心电运动实验室工作制度

```
                    ┌─ 患者按预约时间，按序检查，听从医护人员安排
                    │
                    │  患者不要饱餐或空腹，一般在饭后 2 小时左右进行试验，试验前
                    ├─ 2 小时禁止吸烟、饮酒
                    │
                    ├─ 试验前停用影响试验结果的药物
                    │
                    ├─ 感冒或患其他疾病者一周内不能参加试验
  心电运动 ──────────┤
  实验室制度          ├─ 试验前 1 个月内不参加重体力活动，试验前休息
                    │
                    ├─ 试验前，患者自带毛巾备用
                    │
                    ├─ 保持室内整洁、卫生
                    │
                    ├─ 配备必要的设备
                    │
                    └─ 保证试验后第 2 天做出结果分析，并通知患者
```

六、理疗室工作制度

```
                    ┌─ 凡需理疗患者，由接诊医生填写治疗申请单，经康复医生检查后，
                    │  确定理疗种类与疗程
  理疗室 ────────────┤
  工作制度            │  理疗室工作人员应严格执行查对制度和技术操作规程，治疗前交
                    └─ 代注意事项，治疗中细心观察，发现异常及时处理，治疗后认真
                       记录
```

续流程

理疗室
工作制度

疗程结束后，应及时做出小结，填好治疗卡并妥善保管，供临床观察总结疗效。需继续治疗时应与医生联系、确定，因故中断治疗应及时通知医生

进行高频治疗时，应除去患者身上的金属物（如手表、手机等）。患者和操作者在进行治疗时，切勿与砖墙、水管或潮湿地板接触。超高频治疗仪器治疗前，必须检查导线接触是否良好、极板有无裂纹、破损，否则不能使用。大功率超短波禁用单极法，治疗中患者不得触摸机器。下班时，所有理疗仪器一律切断电源

爱护理疗仪器，使用前检查、使用后擦拭，定期检查、维修。要避免震动损坏电子管或紫外线灯管。理疗仪器每次治疗后应有数分钟的休息

康复医师应经常到治疗室观察治疗过程，并与理疗室工作人员经常研究理疗方案及方法，不断改进理疗方法，探索理疗仪器的新用途，发掘理疗新的应用范围

七、针灸室工作制度

针灸室
工作制度

严格无菌操作，针具必须严密消毒，防止交叉感染。凡留针治疗者，治疗人员不得离开岗位，注意观察患者反应，取针时注意防止遗漏、断针。采用措施预防晕针、滞针和断针，如有发生迅速处理。使用电针时，应首先检查机器是否完好，输出功率是否正常，并根据病情，选用适当的强度，治疗完毕后将开关关闭，输出钮扭到零位。要求使用一次性针具

针灸时要严格遵守操作规程，注意解剖部位，防止发生意外

对初次接受针灸的患者，如情绪紧张时，要先做好解释工作，消除患者顾虑，争取患者积极配合

针灸室工作人员必须认真检查、接诊患者，做好门诊病历及就诊登记，建立治疗观察卡。定期分析总结本科前 5 位病种的针灸治疗效果，不断改进、提高针灸治疗效果

针灸室工作人员应坚持岗位学习和临床科研，定期参加学术活动和学术交流，努力提高服务质量

针灸室工作人员上班时，严禁在工作室内吸烟和喧哗

八、推拿室工作制度

推拿室
工作制度

凡需推拿治疗的患者，需经推拿室医生详细检查病情并根据患者的体质强弱、年龄、性别、胖瘦等不同情况选择推拿部位及手法后，选好适当的体位，让患者暴露治疗部位，操作者应按由浅入深、由轻到重、由慢到快的原则进行操作

在对异性患者推拿时，治疗部位暴露要适当，在进行治疗时要严肃认真，不得与患者开玩笑、聊天等

在治疗室推拿时，操作者要文明操作，选用手法要得当，不能敷衍了事

在保健性推拿时，患者应穿背心、裤衩，盖好按摩大单后可从上而下，先背后腹，先上肢后下肢，先放松后点穴的原则进行操作

推拿医师应坚持不懈的练功，不断提高推拿技术，真正达到有力、持久、均匀、深透的手法要求

推拿医师在治疗前后应洗手，注意清洁卫生

推拿室工作人员上班时，不得在工作室内吸烟、喧哗

九、高压氧室工作制度

高压氧室
工作制度

高压氧室承担全院门诊、住院患者的高压氧治疗任务

高压氧室承担本院医疗、科研、教学等各项工作，并应认真完成上述各项工作任务

高压氧室应建立交接班制度、学习制度、病例讨论制度及三级查房制度等

高压氧室应特别注重安全管理，包括设备安全管理、治疗安全管理以及患者的安全管理等，并应分别制订安全管理制度，定期检查

高压氧室工作场所内严禁吸烟

非本室工作人员未经许可不得进入高压氧治疗区和机房、氧气房等处

续流程

```
                    ┌─ 高压氧室实行首诊负责制，不得以任何原因推诿患者。对于抢救
                    │  生命的危重患者，不得以经济等原因延误患者的治疗
                    │
                    ├─ 高压氧室负责全院住院患者和急诊科的会诊工作。一般会诊应于
  高压氧室            │  接到会诊通知单后 24 小时内完成会诊；急诊会诊应于接到通知后
  工作制度   ────────┤  5 分钟内到达急救现场
                    │
                    ├─ 健全各级医护及技术人员的管理、培养制度，并定期考核
                    │
                    └─ 加强对进修人员的培训和管理工作，建立培训计划，明确指导教
                       师，并应于结业前对进修人员进行考核，鉴定
```

第三节　康复医学科护理管理制度

一、病房护理管理实施办法

```
                    ┌─ 经科室护理管理小组共同商量讨论决定，由病房护理人员共同管理，由 2
                    │  位护士长全面协调统一管理，定期、不定期检查
                    │
                    ├─ 分管责任人每周向护士长汇报出现的问题和处理结果，然后共同制订具
                    │  体措施，并通知大家，统一规范管理
  病房                │
  护理                ├─ 护理人员遇到紧急情况要及时配合护士长处理，共同参与管理病房，培
  管理      ─────────┤  养大家的主人翁意识，也让每一位护士在管理中学习管理经验，培养大
  实施                │  家的管理水平
  办法                │
                    │                 ┌─ 记账、入院和会诊管理：由总务护士负责
                    │                 │
                    │                 ├─ 病房管理：由高年资护理组长负责
                    │        分管        │
                    └─────── 责任  ─────┼─ 院内感染监测和职业陪护管理：由高年资护理组长负责
                             人         │
                             职责        ├─ 护理记录的规范书写和网络管理：由高年资护理组长负责
                                       │
                                       ├─ 办公区和治疗室（包括一次性物品）管理：由办公室护士负责
                                       │
                                       └─ 护理技术操作和专科技术操作管理：由教学护士负责
```

二、护理质量管理规范

1. 护理查房组工作制　护士长或护理组长带领当班护士每周一至周五早上对全科患者常规查房；对危重患者，则随时查房和下班前查房；每晚9点，值班护士随同值班医师及住院总医师进行全科查房。周末，值班护士负责全科查房。查房实施护理组工作制，由护士长或护理组长领导，以医师医嘱为原则，在基础护理的基础上，根据患者病情讨论决定患者专科护理目标和方案。

2. 总办护士责任制　总办护士执行并转抄医嘱；审核并检查是否签署相关知情同意书；为新入院患者安排床位，协助护士长做床位协调和调换；严格执行医嘱，负责与各治疗室核对所有治疗室费用，特别注意因故临时停止治疗的患者的记账情况，避免费用多记、少记或者漏记；负责每月统计各管床医师出院患者总数、总治疗费用和药品费用，并上报主任；负责住院患者药物的保存及病房物质的领取和保管；负责假肢矫形患者床位、生活协调和安排等。

3. 基础护理工作制　白班护士负责按照医嘱实施基础护理，安排并告知患者每日治疗时间、夜间疼痛护理时间及住院患者各种住院须知（特别是安全、防火、防盗须知等）。

4. 专科康复护理工作制　责任护士实施专科康复整体护理。主管护士负责实施护理组查房时确定的专科康复护理目标和方案；在实施专科康复护理过程中，应尽量与患者沟通，说明费用情况，减少误会，减少拒付费用情况的发生，杜绝逃费；负责实施出入院康复教育；熟悉患者病情，及时了解治疗后反应；对于治疗效果差及其他情况应及时向主管医生汇报。

5. 夜间疼痛护理制度　夜班护士负责按照医嘱实施夜间疼痛护理；负责住院患者药品分发，患者领取药物需签字；登记由护理部门发放的各种治疗用品和晚间疼痛护理单。

6. 交班制度　严格执行护理交班制度是确保医疗护理质量非常重要的环节。为保证护理工作顺利、有序地开展，不论是白班还是夜班，护理人员必须本着严肃、认真的态度，提前10~15分钟到病房交班，做到班班交接清楚，并做详实记录，具体内容及要求如下。

		书面交接班	包括护理交接班报告、病房动态日报表及病情观察记录，要求认真填写，不得有涂改
	交接班的形式	口头交接班	包括住院患者总数、出院人数、入院及转入的人数及其病情、危重患者病情及治疗情况以及其他需要特殊交代的患者情况等
		床旁交接班	主要包括对新入院患者及危重患者、截瘫、偏瘫、卧床时间长且有发生压疮危险因素患者的皮肤、各种引流管道、心理状态及特殊治疗等情况的交接
交班制度	交接班内容	物资交接	抢救物资、治疗用物、仪器、治疗车、病历等物品当面交清，并登记签名，如数目不符必须查明原因、及时补充，要求定点、定位、定数放置，性能完好适用
		药物交接	包括麻醉药品、抢救药品、基数药的数量、有效期登记等情况交接
		环境交接	包括治疗室、办公区、示教室、病房、值班室等交接。要求环境保持整洁、安静、舒适、安全、美观
		病情交接	包括在院患者总数，入院、转入、出院、死亡患者情况交接，重点交接危重患者及重点患者（偏瘫、截瘫有压疮者、有安全隐患者等）的病情变化及治疗情况
	交接班注意事项		交班者必须完成本班工作任务，未完成任务者不得下班，并准备回答接班者提出的各种疑问。接班者对交班内容有疑问一定要详细询问清楚，否则有疑问的问题由接班者负责。应做到病情不了解清楚不接班、物品有短缺不接班、交班者工作未完成或执行有问题不接班。床旁交接时，注意勿将可能引起患者紧张和误会的情况告知患者，可以统一到病室外交接，以起到保护性医疗的作用
	交接班责任问题的处理		坚持当面交接清楚的原则，当时发现问题，责任由交班者承担；凡接班者疏忽，交班者走后才发现的问题，一律由接班者承担责任

7. 护理质量保证基本程序

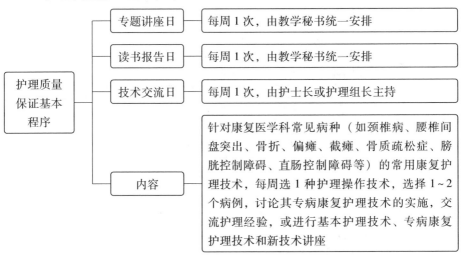

	专题讲座日	每周 1 次，由教学秘书统一安排
护理质量保证基本程序	读书报告日	每周 1 次，由教学秘书统一安排
	技术交流日	每周 1 次，由护士长或护理组长主持
	内容	针对康复医学科常见病种（如颈椎病、腰椎间盘突出、骨折、偏瘫、截瘫、骨质疏松症、膀胱控制障碍、直肠控制障碍等）的常用康复护理技术，每周选 1 种护理操作技术，选择 1~2 个病例，讨论其专病康复护理技术的实施，交流护理经验，或进行基本护理技术、专病康复护理技术和新技术讲座

第四节　康复医学科护理质量与安全管理制度

康复医学科护理质量与安全管理制度	康复医学科成立由护士长、主管护师及护师组成的护理质量管理小组，负责全科护理质量管理目标及各项护理质量标准制订并对护理质量与安全实施控制与管理
	成立由康复护理管理小组组长、康复护理质量督导小组、质量检查小组组长组成的护理质量管理小组，负责全面质量督导、检查
	康复质量管理小组负责制订各项质量检查标准，定期组织检查，发现问题及时反馈
	病房的质量检查小组对本病房的护理质量进行检查，每周 1 次，发现问题及时反馈给护士长，分析原因并制订整改措施
	康复医学科质量管理小组对本科室的护理质量，每月检查 1 次；护理管理小组和护理质量督导小组，每周随机抽查 1 次；检查结果在护士例会上反馈同时将原因分析和整改措施做详细记录
	对科室各项护理质量平均分取得第一名者，科室给予岗位加分奖励，最后一名者给予岗位扣分，以便进一步提高护理质量，检查结果作为护士评先评优的依据

续流程

康复医学科护理质量与安全管理制度	全体工作人员必须注意安全，遵守各项技术操作规程。严格执行查对制度
	各种仪器设备皆应安装地线，保证仪器使用安全
	治疗过程中要防止患者接地和接触金属网
	上班时不得闲谈、抽烟和擅自脱岗
	下班前各部门必须检查门窗、水龙头是否关闭，电源需切断电闸后方可离去
	贵重仪器应有专人保管、保养，并进行登记
	每月定期检查电源导线、仪器等是否有漏电现象
	要做好消防设备的定期检查，无险情时任何人不得随意使用消防器材，不得擅自挪用、拆除消防设备，消防设备前不可摆放物品
	定期检查安全通道，保持疏散通道、安全出口畅通
	严禁随意拉设电线，严禁超负荷用电，并有紧急停电应急预案
	制订消防应急预案，定期组织学习和演练
	保持工作场地及卫生间地面的干燥、防滑，防止跌倒
	提高安全防范意识，注意防骗防盗，对陌生人多加询问

第五节   康复医学科设备管理制度

| 康复医学科设备管理制度 | 科室成立设备管理小组，管理小组成员由科室主任及各治疗部门负责人组成 |
| | 实行设备专人管理，定期保养并做好登记，若人为损坏，应全权负责 |

续流程

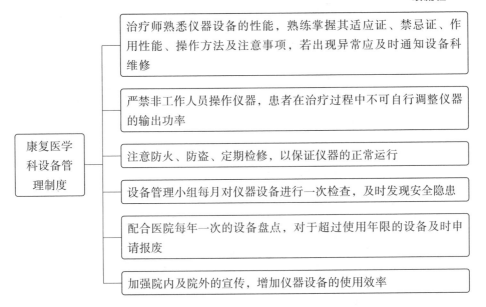

康复医学科设备管理制度	治疗师熟悉仪器设备的性能，熟练掌握其适应证、禁忌证、作用性能、操作方法及注意事项，若出现异常应及时通知设备科维修
	严禁非工作人员操作仪器，患者在治疗过程中不可自行调整仪器的输出功率
	注意防火、防盗、定期检修，以保证仪器的正常运行
	设备管理小组每月对仪器设备进行一次检查，及时发现安全隐患
	配合医院每年一次的设备盘点，对于超过使用年限的设备及时申请报废
	加强院内及院外的宣传，增加仪器设备的使用效率

第六节　康复医学科会诊制度

全部住院患者均需通过会诊，确定诊断及手术方案。科内会诊意见不一致的病例，提交至医教科会诊，由医教科科长及其指定人员裁定。会诊日前急需手术的患者，需经科主任确认后方可进行。科内会诊时间为每周一13:30~16:30。疑难病例需在每周五提出。康复医学科患者患有其他科疾病时，均需经过相关科室会诊，会诊形式要充分民主。对重要患者要深入讨论，广泛发表意见。对讨论意见不统一的病例，由科主任决定最后治疗方案。

第七节　康复医学科门诊及住院患者预约管理制度

为了积极推行院前、院中、院后的一体化医疗服务模式，使住院患者的院外康复和继续治疗能得到科学、专业、便捷的技术服务和指导，提高患者复诊预约率，特制订患者预约管理制度。本制度由科主任定期核查预约登记本并监督执行。

1. 预约诊疗的预约方式

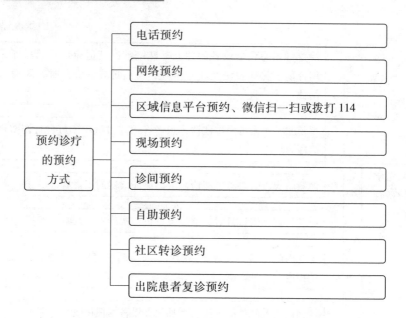

2. 预约诊疗服务流程

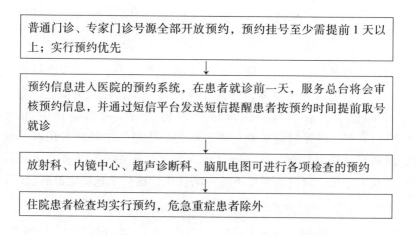

第八节　康复医学科出院患者随访制度

为了搞好优质医疗服务，提高医疗质量，加强医患沟通，提供患者对科室的满意度，要求各主管医师及治疗师对出院患者进行随访。为加强随访规范管理，特制订以下规定。

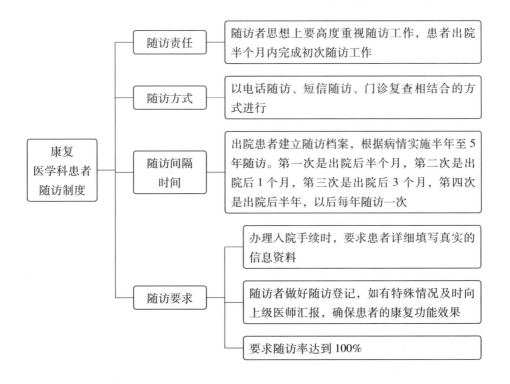

第九节　康复医学科健康教育制度

为有效发挥健康教育在疾病预防、治疗和康复中的作用，为患者及家属提供健康管理相关的信息，以提高患者、家属自我护理能力，促进各项功能提高，改善健康状况，提高生活质量，特制订本制度。

1. 健康教育方案在入院患者评估功能状态后及出院后根据实际需求，由医务人员、患者、家属共同制订。

（1）患者及家属应积极参与康复治疗计划的制订、实施和医疗决策过程。

（2）患者应提供完善的出院回访信息。

2. 由科室负责建立健康教育手册，为患者提供健康教育资料。

3. 责任护士应该评估患者的健康教育需求，主要包括以下几点。

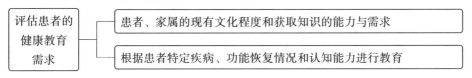

续流程

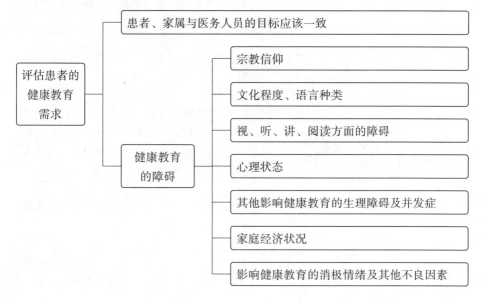

第十节 康复医学科科研教学管理制度

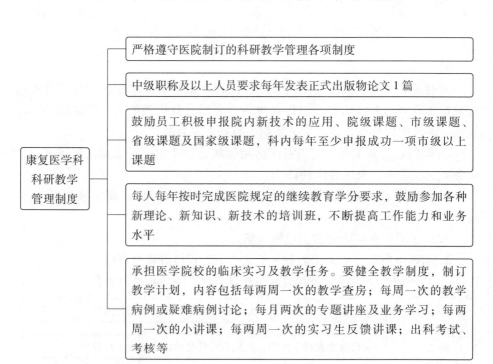

第十一节　康复医学科学科建设制度

康复医学科学科建设制度

- 学科建设应以医院总体规划为基础、以科室内在要求为依据、以市场需求为导向选择和确定学科方向
- 注重人才培养，特别要重视人才梯队建设。根据情况进行院内外进修学习
- 根据康复医学科学科内在要求及参照医院优势学科的学术资源发展学科
- 重视学科交叉，以学科交叉为基础，主动向相关学科专家、老师学习，虚心听取意见
- 认真学习本学科、相关学科及相关疾病的专业知识，不断学习本专业和亚专业的新知识、新技术，不断提高自身水平和素质
- 注重本学科与交叉学科及相关学科保持密切联系，达到双赢的目标
- 以临床康复为媒介，为需要康复治疗的相关科室提供临床康复治疗指导和服务，并深入病房进行康复评估及康复治疗
- 做好书面康复资料的收集，善于归纳总结，建立及完善康复临床路径，提高学科水平

第三章

康复医学科人员工作职责

第一节　医师工作职责

一、科主任工作职责

```
              ┌─ 在院办领导下，负责本科的医疗、教学、科研、预防、人才培养、
              │   考核及行政管理工作
              │
              ├─ 制订本科工作计划，组织实施并督促检查，按期总结汇报
              │
              ├─ 定时查房，共同研究解决危重疑难病例的诊断治疗问题
              │
              ├─ 组织全科人员学习，运用国内外先进医学科学技术，开展新技术、
              │   新疗法，进行科研工作，及时总结经验
科主任        │
工作职责 ─────┤─ 督促本科人员，认真执行各项规章制度和技术操作常规，及时处
              │   理差错事故
              │
              ├─ 确定医师轮换、值班、出诊计划。组织领导有关本科对挂钩医疗
              │   机构的技术指导工作，帮助基层医务人员提高医疗技术水平
              │
              ├─ 参加门诊、会诊、出诊工作，决定科内患者的转科、转院，组织
              │   临床病例讨论
              │
              └─ 领导本科人员的业务训练和技术考核，提出升、调、奖、惩意见。
                  妥善安排进修、实习人员的培训工作。组织并完善临床教学工作。
                  副主任协助主任负责相应的工作
```

二、康复医师工作职责

康复医师
工作职责

- 接诊患者，采集病史及进行体格检查。经功能评估后，列出患者存在的有待康复的问题，制订进一步检查、观察及康复治疗计划
- 对住院患者负责查房或会诊，及时开出医嘱，对门诊患者进行接诊、复诊及处理
- 指导、监督、协调各部门的康复治疗工作
- 主持病例讨论会、出院前的评定分析总结会（决定能不能出院及出院后的继续康复计划）
- 高年资医师主持康复专业协作组，检查督促各相关专业治疗工作和负责领导本专业（一般按系统疾病分）的康复医疗、科研、教学工作

三、住院医师工作职责

住院医师
工作职责

- 在科主任的领导和主治医师的指导下，根据工作能力、年限，负责一定数量患者的医疗工作。新毕业的医师实行 3 年 24 小时住院医师负责制。担任住院、门诊、急诊的值班工作
- 对患者进行检查、诊断、治疗及相关工作
- 病历书写。新入院患者的病历需在 24 小时内完成。检查和改正实习医师的病历记录，并负责患者住院期间的病程记录，及时完成出院患者病案小结
- 向主治医师及时报告诊断、治疗上的困难以及患者病情的变化，提出是否需要转科或出院的意见
- 对所管患者应全面负责，在下班以前做好交班工作。对需要特殊观察的重症患者，用口头方式向值班医师交班
- 参加科内查房。对所管患者每天至少上午、下午各巡诊一次。科主任、主治医师查房时，应详细汇报患者的病情和诊疗意见。请他科会诊时，应陪同诊视

续流程

住院医师
工作职责

认真执行各项规章制度和技术操作常规，亲自操作或指导护士进行各种重要的检查和治疗，严防差错事故

认真学习和运用国内外的先进医学科学技术，积极开展新技术、新疗法，参加科研工作，及时总结经验

随时了解患者的思想、生活情况，征求患者对医疗护理工作的意见，做好患者的思想工作

四、门诊医师工作职责

门诊医师
工作职责

在门诊部主任和科室主任领导下做好门诊患者的诊疗工作

着装整洁，佩戴胸牌，按时到岗

严格执行门诊首诊负责制，认真听取患者主诉，根据病情做相应的体格检查，并记录于门诊病历上

合理检查，合理用药，严格执行抗菌药物管理规定；门诊患者一律不得使用特殊级别的抗菌药物

与患者进行良好的沟通，取得患者的配合和理解，主动告知患者下一步诊疗计划

对危、急、重症患者给予优先就诊，危急症应及时处理并登记于"危急值登记本"上

对非本专科的疾病应指导患者到相应的专科就诊，对2~3次门诊不能明确诊断、反复治疗效果不理想、多学科交叉、临床罕见病例等，应申请门诊疑难病例会诊

对需要复诊的患者，主动进行复诊预约

接诊患者完成后，及时完成门诊电子日志，及时上报各类疫情

第二节 治疗师工作职责

一、主任（副主任）治疗师工作职责

```
                    ┌─ 在科主任领导下，负责本科的康复治疗、教学、科研工作，并负
                    │  责康复治疗人员的医德医风建设及医疗安全的管理工作
                    │
                    ├─ 参加制订及执行康复治疗计划，及时反馈治疗情况。参加部分治
                    │  疗工作，重点解决康复治疗中的疑难问题
                    │
                    ├─ 负责本科室的科研工作，并指导下级人员参与科研工作
                    │
                    ├─ 随时掌握国内外本专业的新进展、新技术，指导下级工作人员改
  主任              │  进康复治疗技术
  （副主任）        │
  治疗师   ─────────┼─ 有计划地对青年康复治疗人员开展"三基""三严"训练，配合
  工作职责          │  科主任培养提高下级工作人员的工作能力
                    │
                    ├─ 指导并督促下级工作人员，严格执行各项规章制度和技术操作规范
                    │
                    ├─ 配合科主任完善科室行政管理，负责编写科室各岗位的标准化操
                    │  作文件
                    │
                    ├─ 副主任治疗师在主任治疗师指导下开展相应工作
                    │
                    └─ 严格遵守医院医德医风的建设各项规章制度，并在年终医德考核
                       中必须达标
```

二、主管治疗师工作职责

```
                    ┌─ 在科主任和上级治疗师领导下，负责本科的康复治疗、下级治疗
  主管治疗师        │  师的培养和科研工作
  工作职责   ───────┤
                    └─ 参加科室业务工作，并检查科内的业务质量，协助解决业务上的
                       复杂疑难问题
```

续流程

主管治疗师 工作职责	开展科研，指导进修、实习人员的学习，做好科内各类人员技术培养
	协助上级治疗师制订科研规划，督促实施；学习使用国内外新技术，不断改进治疗方法
	严格遵守医院医德医风建设的各项规章制度，并在年终医德考核中必须达标

三、物理治疗师工作职责

主要负责肢体运动功能的评估和训练工作，特别是对神经、肌肉、骨关节和心肺功能的评估与训练。经评估后制订和执行康复计划。

物理治疗师 工作职责	进行运动功能评估，如对肌力、关节运动范围（ROM）、平衡能力（坐位、立位）、体位转移能力、步行能力及步态的评估
	指导患者进行增强肌力、耐力的练习
	指导患者进行增加关节运动范围的体操训练即关节体操
	指导患者进行步行训练，提高步行能力，纠正错误步态
	指导患者进行各种矫正体操、医疗体操训练，提高神经、肌肉、骨关节等的运动功能，并调整内脏功能和精神心理状态
	为患者进行牵引治疗、手法治疗和按摩推拿治疗
	指导患者进行医疗运动，如健身操、太极拳、八段锦等，以增强体质、调整内脏功能、促进康复
	对患者进行有关保持和发展运动功能的卫生教育

四、作业治疗师工作职责

指导患者通过进行有目的的作业活动，恢复或改善其生活自理、学习和工作能力。对永久性残障患者，则教会其使用各种器具，或调整家居和工作环境的条件，以弥补功能的不足。具体职责如下。

作业治疗师工作职责

- 功能检查及评估：包括日常生活活动、感觉及知觉、认知能力、家务活动能力等
- 指导患者进行 ADL 训练
- 指导患者进行感觉、知觉训练
- 指导患者进行家务活动能力训练，包括简化操作、减少体力消耗、避免疲劳等
- 指导患者使用生活辅助器具、轮椅、假手等，提供手部功能夹的制作或使用的指导
- 指导患者进行工艺治疗
- 指导患者在职业治疗车间进行职业劳动训练（木工、纺织、机械等，也可由技工指导）
- 指导患者进行认知功能训练
- 单独或配合执业咨询师，对需改变职业工种的患者进行职业能力、兴趣的评估，并做执业前咨询指导
- 了解及评价患者家居设施条件，如有对患者构成障碍不便之处，提出重新改造的建议

五、言语治疗师工作职责

对有言语障碍的患者进行训练，以改善其言语沟通能力。

言语治疗师
工作职责

- 对言语能力进行检查评估，如构音能力检查、失语症检查、听力检查、吞咽功能检查等
- 对由神经系统病损、缺陷引起的言语交流障碍者（如失语症、口吃等）进行言语训练
- 发音构音训练
- 无喉言语训练（食管音、人工喉发音）
- 喉切除、舌切除者手术前有关言语功能的咨询指导
- 对由口腔缺陷（舌切除后、腭切除后）引起的言语交流障碍者进行训练，改善其构音能力
- 指导患者使用非语言性言语沟通器具
- 对有吞咽功能障碍者进行处理和治疗
- 对患者及其家人进行有关言语交流及吞咽问题的卫生和康复教育

六、治疗士工作职责

治疗士
工作职责

- 在科主任和上级治疗师指导下进行工作。服从分配，完成各种康复治疗指令性的工作
- 在治疗师的指导下进行工作
- 负责本科室医疗用品及医疗器械的使用、保管及保养工作
- 开展科学研究和技术革新工作，不断开展新项目，提高业务水平
- 负责临床教学，参与进修、实习人员的培训工作
- 负责开展对本专业的质量控制工作
- 严格遵守医院医德医风的建设各项规章制度，并在年终医德考核中必须达标

第三节 护理人员工作职责

一、病区护士长工作职责

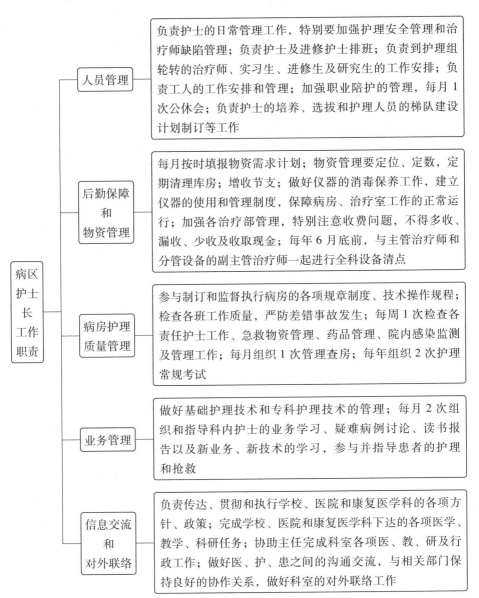

病区护士长工作职责

人员管理
负责护士的日常管理工作，特别要加强护理安全管理和治疗师缺陷管理；负责护士及进修护士排班；负责到护理组轮转的治疗师、实习生、进修生及研究生的工作安排；负责工人的工作安排和管理；加强职业陪护的管理，每月1次公休会；负责护士的培养、选拔和护理人员的梯队建设计划制订等工作

后勤保障和物资管理
每月按时填报物资需求计划；物资管理要定位、定数，定期清理库房；增收节支；做好仪器的消毒保养工作，建立仪器的使用和管理制度，保障病房、治疗室工作的正常运行；加强各治疗部管理，特别注意收费问题，不得多收、漏收、少收及收取现金；每年6月底前，与主管治疗师和分管设备的副主管治疗师一起进行全科设备清点

病房护理质量管理
参与制订和监督执行病房的各项规章制度、技术操作规程；检查各班工作质量，严防差错事故发生；每周1次检查各责任护士工作、急救物资管理、药品管理、院内感染监测及管理工作；每月组织1次管理查房；每年组织2次护理常规考试

业务管理
做好基础护理技术和专科护理技术的管理；每月2次组织和指导科内护士的业务学习、疑难病例讨论、读书报告以及新业务、新技术的学习，参与并指导患者的护理和抢救

信息交流和对外联络
负责传达、贯彻和执行学校、医院和康复医学科的各项方针、政策；完成学校、医院和康复医学科下达的各项医学、教学、科研任务；协助主任完成科室各项医、教、研及行政工作；做好医、护、患之间的沟通交流，与相关部门保持良好的协作关系，做好科室的对外联络工作

续流程

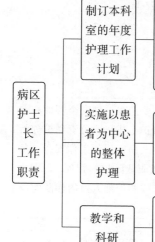

制订本科室的年度护理工作计划	健全和落实各项规章制度，如值班制度、交接班制度、查对制度、病历管理制度、安全检查制度、患者出入院制度、压疮管理制度；每月召开 1 次护士工作会议；总结上个月工作，安排下个月工作；每月底向科主任及分管医疗工作的副主任汇报护士的工作情况
实施以患者为中心的整体护理	主动巡视病房，及时发现病情变化并配合医生及时处理，减少和防止并发症的发生；与患者和家属进行有效的交流，为患者提供优质的服务；各尽其责，协作配合
教学和科研	参与和指导实习生、进修生、研究生的教学工作；组织和带领护士参与科研工作和撰写护理论文；积极参与院内外的各种专业组织活动；不断寻求自身在专业上的进一步发展

（病区护士长工作职责）

二、专业组长工作职责

专业组长工作职责

- 遵循护理部和所在科室的护理宗旨
- 具备整体护理知识，熟悉康复医学专科业务，运用护理程序对患者实施整体护理
- 参加晨交班，带领本组护士床旁交接新患者、急危重症患者及特殊患者
- 负责并指导下级护士完成本组患者的治疗、护理工作，检查完成情况
- 负责本组患者各项护理记录的质量控制，包括护理记录单、体温单、医嘱单及各种执行单的质量控制
- 组织、参加并指导危重患者的抢救工作以及复杂技术操作，做好传、帮、带
- 组织护理小组的护理查房，发现问题及时解决，把好质量关
- 参与、指导临床教学工作

续流程

专业组长
工作职责

协助并参与病房护理管理，提出改进措施，不断提高护理质量

应用沟通技巧与患者、家属和其他人员保持良好的人际关系。经常征求患者的意见，改善服务质量，保证本组患者护理服务满意度≥90%

有主动防范医疗纠纷的意识和妥善处理医疗纠纷的能力，积极消除医疗纠纷隐患，若发生医疗纠纷，应主动协助科室妥善处理

关注康复医学学科及专业发展动态，积极参加专业学术会议和继续教育学习，不断更新知识和技能，更好地适应护理专业的发展要求

有较强的科研意识，善于总结工作中的经验，并能发现护理领域中的新问题，积极撰写和发表护理论文

三、专业护士工作职责

专业护士
工作职责

参加交接班，了解患者病情、治疗、护理、心理状态及用药情况，做好有针对性的护理和健康教育

指导并帮助辅助护士按整体护理程序对患者进行护理，辅导辅助护士提出正确的护理诊断，检查护理计划的制订及实施情况

遵守各项操作规程，严格执行无菌技术操作；带领辅助护士做好晨间护理以及常规治疗和护理

对所管患者、家属及陪护进行相关疾病与健康知识的介绍和指导，如指导患者翻身、上下床、功能锻炼等，熟悉所管患者的病情及心理动态，预防和杜绝护理差错和纠纷的发生

带领和指导辅助护士主动巡视病房，观察患者的病情变化，满足患者的合理需求；及时、准确地书写护理记录

兼管病房管理的护士，负责每周1次检查病房物品的使用及维护，负责家属和陪护的管理

续流程

兼管护理记录书写的护士，负责每周 1 次检查护理记录的书写规范落实情况

兼管治疗室、办公区物质的护士，负责每周 1 次检查无菌物品、抢救物资及药品、基数药品情况，检查冰箱及消毒登记情况

专业护士工作职责

兼管护理技术操作的护士，负责检查基础护理技术和专科护理技术的执行情况

兼管网络管理的护士，负责网络的维护和检查回帖情况

严格遵守各项规章制度，参加业务查房、管理查房和护理操作常规考试，完成护理部规定的年度继续教育学习

四、临床带教护士工作职责

临床带教由护士长总负责，指定专人负责各层次实习护生的临床带教工作

根据医院及护理学院的实习大纲及计划要求，制订护生在本病房实习的具体计划，并具体实施

合理安排实习或见习工作（包括周计划、日安排），并做好带教记录

认真指导、督促和检查实习护生完成毕业实习计划或见习计划

负责检查学生实习工作，并承担查对责任。对学生完成的各项护理操作、执行的医嘱、护理记录等都须进行检查和签名

临床带教护士工作职责

负责学生在临床实践过程中专业思想和职业道德的培养，应随时了解学生在政治思想、医德医风及组织纪律等方面的情况。若发现问题，应及时帮助学生修正并及时向有关部门汇报

组织安排好学生的各项考核，并做好学生的实习鉴定

在护士长指导下，负责协调其他带教老师，保证学生在各环节的实习计划都能连续、有计划地保质保量地顺利完成

定期、不定期地收集意见，以确保临床带教质量

五、辅助护士工作职责

辅助护士工作职责

在专业护士的带领下，共同完成晨间护理，达到"三化十字标准"（三化：物品放置规范化、技术操作常规化、管理制度化；十字：整齐、清洁、安静、舒适、安全）

与专业护士共同完成患者的常规治疗、护理工作，准确安全地执行各项护理技术操作，遵守各项操作规程，准确执行医嘱

测量和观察患者生命体征，并绘制体温、血压、心率（T、BP、P）记录单

查对并发药到患者床旁，指导患者正确服药，讲解用药注意事项

对新入院患者做好健康宣教工作，详细交代就餐、如厕、安全、防火、防盗及水、电和床的使用，就寝时间，以及探视陪护制度等情况；做好出院患者的出院指导和床单的终末消毒处理

对所管患者、家属及陪护进行相关疾病与健康知识的介绍和指导，如指导患者翻身、上下床、功能锻炼等，熟悉所管患者的病情及心理动态，预防和杜绝护理差错和纠纷的发生

随时巡视患者，观察患者病情变化，满足患者合理需求；及时、准确书写护理记录

实施以患者为中心的整体护理，主动巡视，及时发现病情变化并配合医生及时处理，减少和防止并发症发生；与患者和家属进行有效的沟通交流，为患者提供优质的服务

严格遵守各项规章制度，参加业务查房、管理查房和护理操作常规考试，完成护理部规定的年度继续教育学习

六、助理护士工作职责

助理护士
工作职责

- 遵循护理部和所在科室的护理宗旨
- 保质保量地完成晨、晚间护理，协助、帮助患者生活自理
- 随时巡视病房，观察患者病情变化，满足患者的合理需要
- 应用沟通技巧与患者、家属及其他工作人员保持良好的工作关系
- 积极参加继续教育学习，不断更新专业知识和技能，促进个人在专业上的成长和成熟
- 完成护士培养计划中的护理操作量化指标

七、总务护士工作职责

总务护士
工作职责

- 参加交班，听取交班报告
- 保持治疗室、医用冰箱和病区库房的整洁、整齐，物品放置要规范化
- 保证病房物品的正常供应，保证抢救物资的完好适用、无菌物品无过期失效，定期对病房各种医疗仪器（如心电监护仪、输液泵、注射泵等）进行清洁消毒，并做好交接班及登记
- 药品管理，包括基数药、毒麻药、抢救药品及液体管理
- 及时清理出院、转科、死亡及停药患者的药品，及时退药
- 负责有计划地领取一次性医疗物品，并妥善保管；定时向供应室相关人员提交用后治疗用物
- 定期更换病房的各种消毒液，同时监测消毒液浓度并登记，每周更换2次
- 及时清理、补充治疗和护理用物，保证临床工作的需要
- 严格按要求处理医疗废物

续流程

周一负责全面检查周六、周日和节日记账情况；周一至周五全面负责病房的记账工作，若期间休班，则由护士长进行统一协调安排。对于有专职记账员的医院，记账工作则由专职记账员完成，但总务护士需负责检查记账员的记账情况，确保记账的统一性、规范性及准确性

总务护士工作职责

负责查询住院患者、出院患者的费用，每日接收和发放催款通知单到各组医生

严格遵守各项规章制度，参加业务查房、管理查房和护理操作常规考试；完成护理部规定的年度继续教育学习

八、办公室护士工作职责

参加交班，听取夜班报告，核对日报表，核对夜班医嘱，查阅当日重症护理记录

安排、协调、检查当日护士的工作，了解护士执行情况并观察效果

每日交班后负责对工作黑板的更新书写；负责书写交班报告及病志日报表

办公室护士工作职责

负责转抄、处理医嘱；每日与护士长或专业护士一起双人查对医嘱；每周定时和护士长查对医嘱；负责接待、安排新入院患者，办理患者的入院手续，并及时通知主管医生和主管护士进行入院评估和宣教

每日负责办理出院、转科及死亡患者的手续，并检查整理其病历

负责签收各种检查申请单、报告单和会诊单等，并及时分发给相关人员

负责保持办公区的整洁、安静，物品放置要规范化

及时清理并补充各种办公纸张

负责为患者及其家属提供咨询，耐心解答其提出的问题

续流程

办公室护士工作职责	严格遵守各项规章制度，参加业务查房、管理查房和护理操作常规考试；完成护理部规定的年度继续教育学习
	协助护士长管理工人和陪护；护士长不在病房时，全面负责病房的管理工作

第四节　高压氧人员工作职责

一、高压氧室主任职责

高压氧室主任职责	在院长的领导下，主管高压氧室的医疗、教学、科研、安全及行政管理工作，并做好医德医风教育
	制订高压氧室工作计划并组织实施，经常督促检查，按时总结汇报
	带领医护人员完成各项工作任务，分析研究疑难病例，组织抢救危重患者，不断提高医疗质量。参加院内外疑难危重病例会诊，制订各种治疗方案
	组织高压氧室人员开展高压氧治疗的新业务、新技术和新方法的科学研究，及时总结经验，撰写学术论文
	组织、领导高压氧工作人员的业务学习和技术考核，提出升、调、奖、惩的意见，提高本室人员的技术水平
	组织并担任临床教学，安排进修、实习人员的培训工作，搞好传、帮、带
	经常督促高压氧室各项制度的落实和各项操作规程的执行情况，抓好安全教育，严防差错事故
	组织、督促氧舱技术人员按国家对高压氧设备标准的规定，对高压氧舱进行安全检查、保养和定期维修，以保证高压氧治疗安全进行

二、高压氧室医师职责

高压氧室
医师职责

- 在科主任领导下，负责一定范围的医疗、护理、教学、科研及行政管理工作

- 负责高压氧室的门诊及院内外常规会诊工作，掌握高压氧治疗的适应证和禁忌证，进行全面检诊和必要的辅助检查，认真书写和修改下级医师书写的病历，制订治疗方案，做好观察记录

- 根据病情决定是否需要医务人员陪舱治疗。每疗程结束后做出疗效小结

- 每次治疗前后均应巡视患者，注意其病情变化

- 坚守工作岗位，尤其有危重患者抢救时，不得擅离职守

- 严格执行氧舱安全操作规程及各项规章制度，杜绝差错事故

- 参加科内的业务学习和专业培训工作，担任带教老师，指导进修、实习人员的训练学习。认真总结经验，撰写论文

- 负责对患者进行高压氧治疗知识的宣传和安全教育

三、高压氧室护士职责

高压氧室
护士职责

- 在科主任和护士长的领导下进行工作，认真执行各项规章制度和技术操作规程，严格执行医嘱，按时完成治疗、护理工作

- 认真做好进舱治疗的安全教育，严格对进舱人员进行安全检查。详细介绍进舱须知，指导正确使用氧气面罩

- 负责氧舱操作，严格遵守操作规程和执行治疗方案

- 认真填写各项护理、治疗及操舱记录

- 参加教学和科研工作，努力学习专业知识，不断提高护理技术水平

- 做好清洁卫生和消毒隔离工作

第四章

康复医学科治疗过程管理规范

第一节　康复计划制订规范

康复计划以及康复处方的制订应该以康复评定为基础。康复评定和康复计划都应该包括以下三个方面的内容：医疗、康复和社会功能。

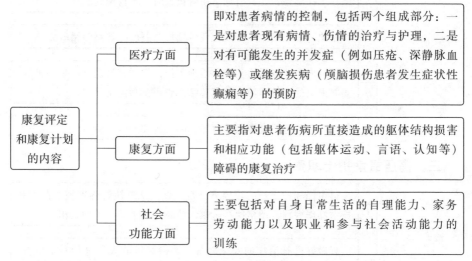

康复计划应由康复医学专业人员与患者共同制订。一套理想的康复计划应根据患者的身体状况、主观愿望、家庭状况和经济条件制订，以使其具有可操作性，使患者能够以积极的态度自觉参与，通过持之以恒的康复治疗和训练最终达到提高生存质量的目的。具体内容有康复目标及其预期实现的时间、需实施的治疗和康复训练项目。

一份好的康复计划应该使康复医疗团队的所有成员能够以该计划为基础进行讨论，随时增加或删减内容，或修订具体措施。康复计划不是恒定不变的，应该根据患者康复的实际情况而不断做出调整：原有康复目标实现后就要制订下一阶段的计划；原有计划不符合患者具体情况而无法实现时应考虑修改或去除不切实际的项目。康复医师和相关专业治疗师应充分了解每个训练项目的目的、意义及其潜在风险，了解患者训练过程中的反应和表现，以使康复计划和康复处方更有针对性，使康复干预措施最大程度地促进患者功能的恢复。

第二节　康复处方设计规范

康复处方是对康复计划中具体内容实施的具体方式的设计。

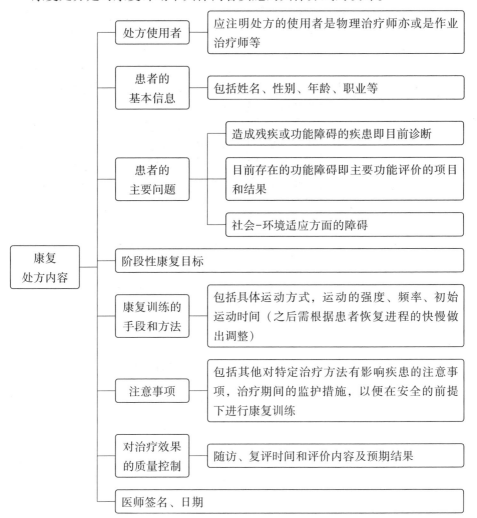

第三节　临床早期康复介入服务实施办法

临床早期康复介入服务实施办法

- 院内各相关科室（如神内、神外、脊柱、骨科、烧伤、老年、儿科等）的主管医师根据患者病情需要及时邀请康复医学科会诊

- 康复医学科医师在接到会诊邀请 24 小时（急会诊 10 分钟）内对患者进行会诊，全面了解患者的病情，分析问题，开出治疗处方交予康复小组的相关成员（如运动、理疗、作业、言语、矫形师等），并与主管医师、家属沟通，告知患者的问题和需要的康复项目。并留下相关治疗人员的联系方式，以便临床科室主管医生和患者家属随时能与康复小组人员进行沟通

- 康复小组人员在接到治疗处方后 24 小时内对患者进行评定，48 小时内做出康复计划。同时各小组间及时与患者协调好治疗时间，按时到床旁进行康复治疗。并在首次治疗时告知患者或家属该项治疗的时间、意义、治疗中或治疗后的感受及可能出现的情况

- 1 周后康复医师召集康复小组人员开初期评价会议，小组成员进行充分沟通讨论，修订和补充各自的康复计划

- 按照初期评价会议决议，执行近期康复治疗计划，并做好治疗记录

- 根据患者康复进程，择期进行中期评定，召开中期评价会，制订新的康复治疗计划。必要时，根据患者病情，由各相关科室主管医师与康复医师协商转康复医学科病房，或到康复医学科门诊继续康复治疗，并做好交接班记录

- 对康复患者进行登记及追访

第四节 住院及门诊患者康复治疗流程

一、康复医学科住院患者康复治疗流程

医师下达治疗处方当日，由主管治疗师安排到治疗组，治疗组负责人安排治疗师接诊患者

↓

接诊治疗师在当日必须与患者取得联系并进行沟通，与患者约定治疗时间，告知患者在治疗过程中的权利、义务及注意事项。患者住院期间应服从治疗，未经主管医生同意，患者擅自采取其他治疗方式或应用其他药物所引起的各种后果由患者自行负责

↓

治疗师在接到医师处方当日对患者进行首次治疗，首次治疗时要详细了解患者病史，仔细评定患者功能并将评估结果、治疗计划、治疗方案记录在相应评估记录表上，并告知患者该项治疗的部位、方法、作用、注意事项。同时治疗师要了解临床资料，明确有无禁忌证

↓

治疗师与患者遵守约定时间，在治疗时间内进行治疗，如有特殊情况，需提前告知对方或重新约定时间

↓

每次治疗后，治疗师在治疗记录单上记录治疗情况，包括日期、治疗时间、治疗方法，并由患者或家属签字确认

↓

治疗师需要及时重新评定患者功能情况，调整治疗计划、方案，并将评定情况记录在评估记录表中

↓

在患者出院前，应对患者功能情况再次评定，并制订出院后家庭康复计划，在末次治疗时向患者及其家属交代注意事项，家庭康复治疗计划备份保存在相应文档内，以便备查、随访

二、其他科室住院患者康复治疗流程

> 管床医师对有需要开展康复治疗的患者开会诊单（康复医学科）并通知康复医学科总住院医会诊

> 康复医学科总住院医到患者床旁进行会诊

> 总住院医与管床医师讨论，初步制订出治疗方案并开康复治疗医嘱，通知相关治疗师出诊

> 治疗师到床旁对患者进行详细的评估并实施治疗

> 治疗师与患者遵守约定时间，在治疗时间内进行治疗，如有特殊情况，需提前告知对方或重新约定时间

> 治疗师对患者的治疗情况及进展，随时与管床医生进行讨论，调整并制订新的治疗计划

三、门诊患者康复治疗流程

> 患者凭医师处方、缴费凭据前来就治，由主管治疗师通知相应治疗组，由治疗组负责人安排治疗师接诊患者

> 接诊治疗师在接到通知当日，及时与患者进行沟通，与患者约定治疗时间，告知患者治疗期间的权利和义务

> 接诊治疗师对患者进行首次治疗时，需详细了解患者病史，仔细进行评定，依据评定结果，在医师的指导下为患者拟定治疗计划，制订治疗方案，并将评估结果、治疗计划、治疗方案记录在相应记录表上

> 患者按照约定时间按时进行治疗，除特殊情况外，治疗师和患者须遵守约定时间，如有特殊情况，需告知对方

> 治疗前需向患者讲明该项治疗的部位、方法、作用，并注意有无禁忌证，告知注意事项

治疗后，治疗师在治疗记录单上记录治疗情况，包括日期、治疗方法、治疗时间，并由患者或家属签字确认

在末次治疗时，治疗师需与患者或家属进行治疗结束前的访谈，向患者交待治疗结束后的注意事项

有疑难情况时，治疗师应向主管治疗师报告，由主管治疗师组织疑难病例讨论，并将讨论情况记录备案

第五节 康复训练过程的记录规范

一、训练记录的内容

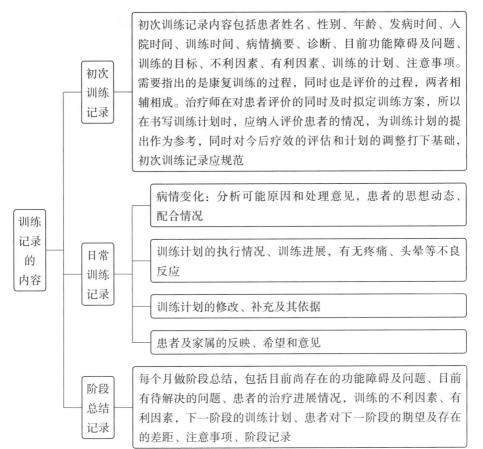

训练记录的内容

初次训练记录
初次训练记录内容包括患者姓名、性别、年龄、发病时间、入院时间、训练时间、病情摘要、诊断、目前功能障碍及问题、训练的目标、不利因素、有利因素、训练的计划、注意事项。需要指出的是康复训练的过程，同时也是评价的过程，两者相辅相成。治疗师在对患者评价的同时及时拟定训练方案，所以在书写训练计划时，应纳入评价患者的情况，为训练计划的提出作为参考，同时对今后疗效的评估和计划的调整打下基础，初次训练记录应规范

日常训练记录
病情变化：分析可能原因和处理意见，患者的思想动态、配合情况

训练计划的执行情况、训练进展，有无疼痛、头晕等不良反应

训练计划的修改、补充及其依据

患者及家属的反映、希望和意见

阶段总结记录
每个月做阶段总结，包括目前尚存在的功能障碍及问题、目前有待解决的问题、患者的治疗进展情况，训练的不利因素、有利因素，下一阶段的训练计划、患者对下一阶段的期望及存在的差距、注意事项、阶段记录

二、训练记录的完成时间

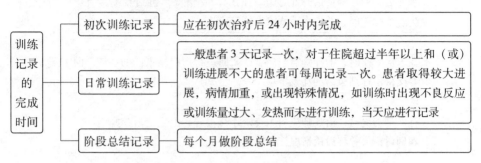

训练记录的完成时间	初次训练记录	应在初次治疗后24小时内完成
	日常训练记录	一般患者3天记录一次，对于住院超过半年以上和（或）训练进展不大的患者可每周记录一次。患者取得较大进展，病情加重，或出现特殊情况，如训练时出现不良反应或训练量过大、发热而未进行训练，当天应进行记录
	阶段总结记录	每个月做阶段总结

第六节　康复训练治疗的流程

患者康复训练治疗的流程见下图。

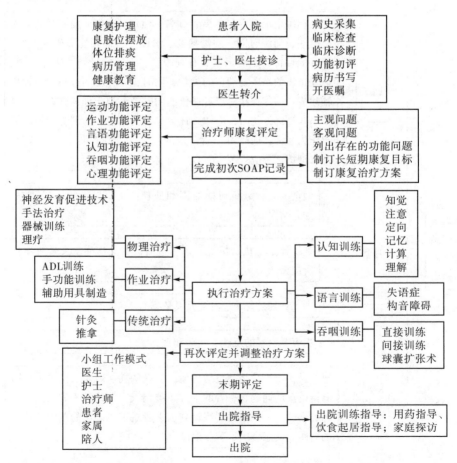

第七节　定期康复治疗与训练效果评定标准与流程

定期康复治疗与训练效果评定是为了评估康复治疗和训练效果以及预测预后、转归，制订、修改康复治疗训练计划，对康复治疗训练效果和结局做出客观的评价。

1. 定期康复治疗与训练效果评定内容

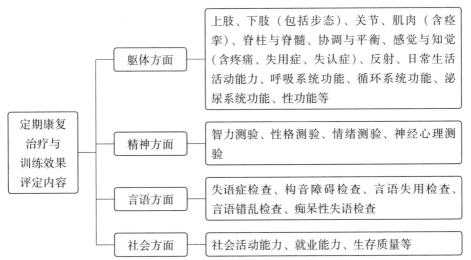

```
                          ┌─ 躯体方面 ── 上肢、下肢（包括步态）、关节、肌肉（含痉
                          │              挛）、脊柱与脊髓、协调与平衡、感觉与知觉
                          │              （含疼痛、失用症、失认症）、反射、日常生活
                          │              活动能力、呼吸系统功能、循环系统功能、泌
  定期康复                 │              尿系统功能、性功能等
  治疗与      ────────────┤
  训练效果                 ├─ 精神方面 ── 智力测验、性格测验、情绪测验、神经心理测
  评定内容                 │              验
                          │
                          ├─ 言语方面 ── 失语症检查、构音障碍检查、言语失用检查、
                          │              言语错乱检查、痴呆性失语检查
                          │
                          └─ 社会方面 ── 社会活动能力、就业能力、生存质量等
```

2. 定期康复治疗与训练效果评定的工作内容　对感觉、肌力、关节活动度、平衡功能、协调功能、疼痛、步态、心功能、肺功能、偏瘫患者活动功能、言语语言功能、心理、认知功能、日常生活活动、肌电图和诱发电位检测、生存质量、职业功能、残疾的评定。

3. 定期康复治疗与训练效果的评定方法　包括交谈、观察、填表、检测，一定要确保其可靠性、有效性、灵敏性、统一性。

4. 定期康复治疗与训练效果评定流程

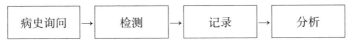

```
┌────────┐    ┌────────┐    ┌────────┐    ┌────────┐
│ 病史询问 │ →  │  检测   │ →  │  记录   │ →  │  分析   │
└────────┘    └────────┘    └────────┘    └────────┘
```

5. 定期康复治疗与训练效果评定时间

（1）1 周内做出全面的综合性评定（即初期评定）。

（2）康复治疗与训练计划实施 2 周再评定（中期评定）。

（3）治疗与训练过程结束时，进行总结性评定（即末期评定）。

6. 主任主持评定会　主管医师报告评定对象病历、提出个人初评及康复计划后，与会人员各抒己见，经主持人总结，主管医师记录，最后制订和修改下一步康复治疗训练计划。

7. 其他科住院患者应由康复医师与临床医师共同评定，并记录讨论内容。

8. 定期康复治疗与训练效果评定注意事项

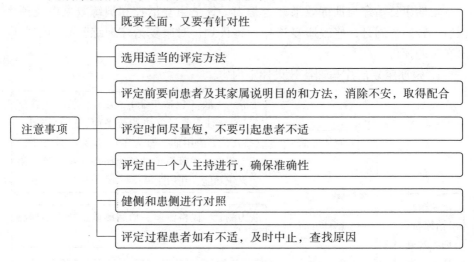

注意事项
- 既要全面，又要有针对性
- 选用适当的评定方法
- 评定前要向患者及其家属说明目的和方法，消除不安，取得配合
- 评定时间尽量短，不要引起患者不适
- 评定由一个人主持进行，确保准确性
- 健侧和患侧进行对照
- 评定过程患者如有不适，及时中止，查找原因

第八节　无效终止康复训练程序

1. 对患者按计划进行康复治疗，要有下列明确记录。

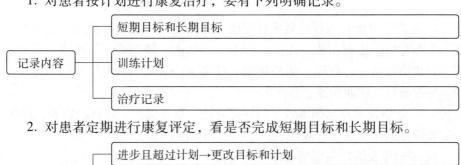

记录内容
- 短期目标和长期目标
- 训练计划
- 治疗记录

2. 对患者定期进行康复评定，看是否完成短期目标和长期目标。

定期进行康复评定
- 进步且超过计划→更改目标和计划
- 进步且低于计划→更改目标和计划
- 维持不变超过两个疗程→终止康复训练
- 退步→终止康复训练
- 患者主观不接受康复治疗→终止康复训练

3. 患者已经受限或丧失的功能和能力恢复到最大限度，患者能重返家庭、回归社会，其生活尽可能接近正常，继续康复的效果不显著时，可考虑终止康复训练。

4. 患者功能达到患者自身期望和要求时，可考虑中止康复训练。

5. 程序

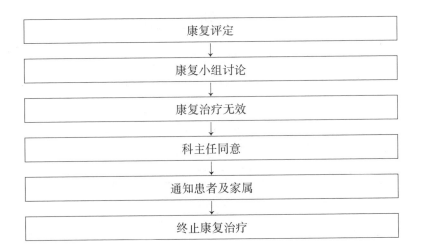

第九节　康复意外应急预案及处理流程

一、休克的应急预案及处理流程

1. 应急预案

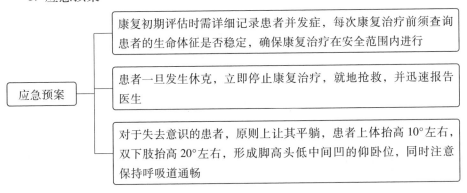

续流程

无颈椎损伤者可让其头部偏向一侧，防止呕吐物进入气管而产生窒息

对于神志清醒的患者，根据病情尽量给予患者最舒适的体位，在医生未到达之前让患者保持安静，以减少因疼痛紧张而造成的心、脑氧耗量增加，减轻心脏负担

应急预案

发生心搏骤停，立即进行胸外按压、人工呼吸等心肺复苏的抢救措施

密切观察与记录患者的意识、瞳孔、体温、脉搏、呼吸、血压、尿量、肢体温度及其他临床变化，患者未脱离危险前不宜搬动，并注意保温

分析原因，及时向患者做出解释和进行相应的教育，给出相应的处理方案，避免医疗纠纷

2. 处理流程

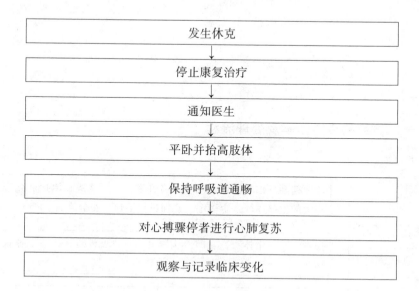

发生休克

停止康复治疗

通知医生

平卧并抬高肢体

保持呼吸道通畅

对心搏骤停者进行心肺复苏

观察与记录临床变化

二、晕厥的应急预案及处理流程

1. 应急预案

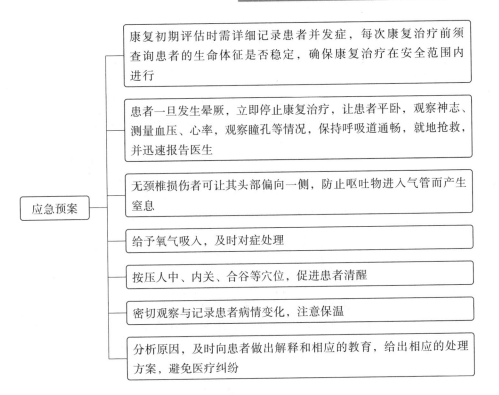

康复初期评估时需详细记录患者并发症，每次康复治疗前须查询患者的生命体征是否稳定，确保康复治疗在安全范围内进行

患者一旦发生晕厥，立即停止康复治疗，让患者平卧，观察神志、测量血压、心率，观察瞳孔等情况，保持呼吸道通畅，就地抢救，并迅速报告医生

无颈椎损伤者可让其头部偏向一侧，防止呕吐物进入气管而产生窒息

应急预案

给予氧气吸入，及时对症处理

按压人中、内关、合谷等穴位，促进患者清醒

密切观察与记录患者病情变化，注意保温

分析原因，及时向患者做出解释和相应的教育，给出相应的处理方案，避免医疗纠纷

2. 处理流程

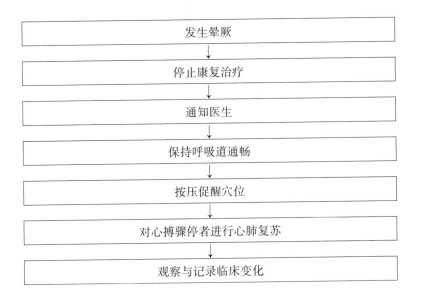

发生晕厥

↓

停止康复治疗

↓

通知医生

↓

保持呼吸道通畅

↓

按压促醒穴位

↓

对心搏骤停者进行心肺复苏

↓

观察与记录临床变化

三、呼吸困难的应急预案及处理流程

1. 应急预案

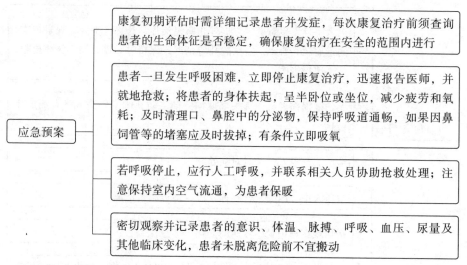

应急预案	康复初期评估时需详细记录患者并发症，每次康复治疗前须查询患者的生命体征是否稳定，确保康复治疗在安全的范围内进行
	患者一旦发生呼吸困难，立即停止康复治疗，迅速报告医师，并就地抢救；将患者的身体扶起，呈半卧位或坐位，减少疲劳和氧耗；及时清理口、鼻腔中的分泌物，保持呼吸道通畅，如果因鼻饲管等的堵塞应及时拔掉；有条件立即吸氧
	若呼吸停止，应行人工呼吸，并联系相关人员协助抢救处理；注意保持室内空气流通，为患者保暖
	密切观察并记录患者的意识、体温、脉搏、呼吸、血压、尿量及其他临床变化，患者未脱离危险前不宜搬动

2. 处理流程

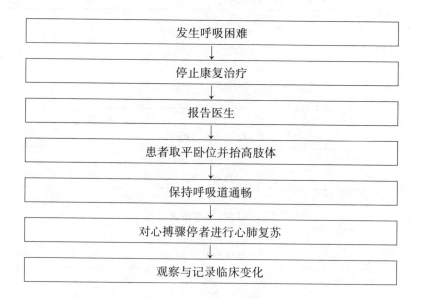

发生呼吸困难

↓

停止康复治疗

↓

报告医生

↓

患者取平卧位并抬高肢体

↓

保持呼吸道通畅

↓

对心搏骤停者进行心肺复苏

↓

观察与记录临床变化

四、肌肉拉伤的应急预案及处理流程

1. 应急预案

应急预案
- 治疗前询问患者的疲劳程度和治疗区域的疼痛程度，预防因肌肉疲劳而易发生拉伤的情况发生
- 治疗前充分检查肌肉的张力、长度、弹性，关节活动度等，防止用力过猛或过度活动而出现肌肉拉伤
- 康复运动之前，应进行小强度的热身运动，防止肌肉僵硬而发生拉伤
- 治疗中发生肌肉拉伤，立即停止康复治疗，让患者休息。并在损伤处冷敷、加压包扎，抬高拉伤肢体，减少局部出血、水肿
- 包扎24小时后拆除，若水肿、疼痛依然严重，则给予无热理疗，减少局部水肿；若水肿、疼痛大部分消退，可进行小幅度的肢体活动，促进新陈代谢，减少局部水肿，加快愈合
- 伤后2天内避免重复损伤活动，2天后可逐渐进行功能性活动，活动时不宜引起疼痛
- 观察并记录肌肉拉伤后的临床变化

2. 处理流程

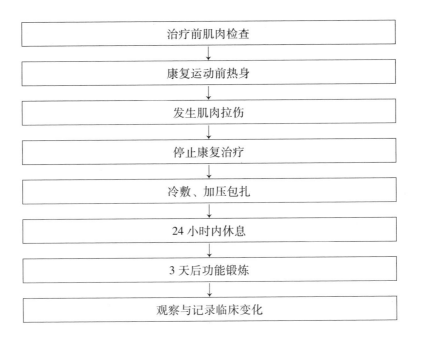

| 治疗前肌肉检查 |
| 康复运动前热身 |
| 发生肌肉拉伤 |
| 停止康复治疗 |
| 冷敷、加压包扎 |
| 24小时内休息 |
| 3天后功能锻炼 |
| 观察与记录临床变化 |

五、骨折的应急预案及处理流程

1. 应急预案

确定骨折发生后立即停止治疗，尽量减少患处的活动，报告医师

如发现患者心跳、呼吸已经停止或濒于停止，应立即进行胸外按压和人工呼吸；昏迷患者应保持其呼吸道通畅，及时清除其口咽部异物

患者有意识障碍者可针刺其人中、百会等穴位

开放性骨折伤员伤口处可有大量出血，一般可用敷料加压包扎止血

及时正确地固定断肢，可减少伤员的疼痛及周围组织的二次损伤，同时也便于伤员的搬运和转送。急救时的固定是暂时的，因此，应力求简单而有效，不要求对骨折准确复位；开放性骨折有骨端外露者更不宜复位，而应原位固定。急救现场可就地取材，如木棍、板条、手杖或硬纸板等都可作为固定器材，其长短以固定住骨折处上下两个关节为准。如找不到用于固定的硬物，也可用布带直接将伤肢绑在身上，骨折的上肢可固定在胸壁上，使前臂悬于胸前；骨折的下肢可同健肢固定在一起

配合医师将伤员迅速、安全地转运到急救室。转运途中要注意动作轻稳，防止震动和碰坏伤肢，以减少伤员的疼痛

准确、及时书写治疗记录

分析原因，及时向患者做出解释和进行相应的教育，给出相应的处理方案，避免医疗纠纷

应急预案

2. 处理流程

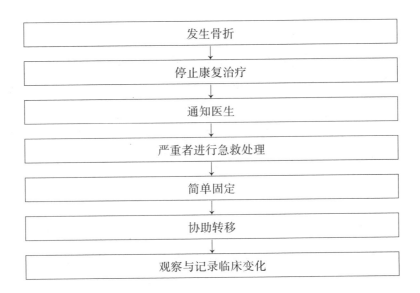

六、跌倒的应急预案及处理流程

1. 应急预案

```
跌倒的
应急预案
```

患者突然跌倒，治疗师、护士应迅速赶到患者身边，同时立即报告医师，协助评估患者意识、受伤部位与伤情、全身状况等，初步判断跌伤原因和认定伤情

疑有骨折或者肌肉、韧带损伤的患者，根据跌倒的部位和伤情采取相应的搬运方法，协助医师对患者进行处理

患者头部受伤，出现意识障碍等严重情况时，遵医嘱迅速采取相应的急救措施，严密观察病情变化

受伤程度较轻者，嘱其卧床休息，安慰患者，酌情进行检查和治疗

对于皮肤出现淤斑者进行局部冷敷；皮肤擦伤渗血者用聚维酮碘清洗伤口后，以无菌敷料包扎；出血较多者先用无菌敷料压迫止血，再由医师酌情进行清创缝合，遵医嘱由护士注射破伤风抗毒素等

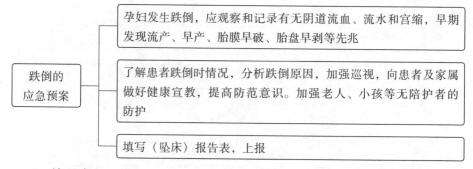

续流程

跌倒的
应急预案

孕妇发生跌倒，应观察和记录有无阴道流血、流水和宫缩，早期
发现流产、早产、胎膜早破、胎盘早剥等先兆

了解患者跌倒时情况，分析跌倒原因，加强巡视，向患者及家属
做好健康宣教，提高防范意识。加强老人、小孩等无陪护者的
防护

填写（坠床）报告表，上报

2. 处理流程

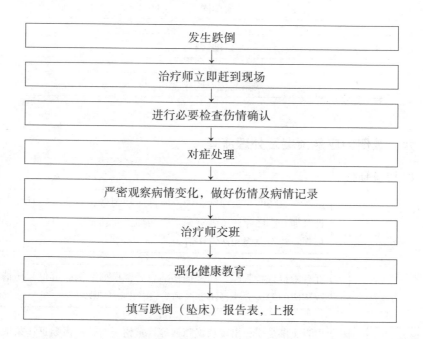

发生跌倒

治疗师立即赶到现场

进行必要检查伤情确认

对症处理

严密观察病情变化，做好伤情及病情记录

治疗师交班

强化健康教育

填写跌倒（坠床）报告表，上报

七、误吸、呛咳的应急预案及处理流程

1. 应急预案

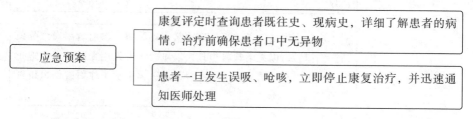

应急预案

康复评定时查询患者既往史、现病史，详细了解患者的病
情。治疗前确保患者口中无异物

患者一旦发生误吸、呛咳，立即停止康复治疗，并迅速通
知医师处理

续流程

| 应急预案 | 对于意识尚清醒的患者，可采用站位或坐位，采用海姆立克急救法，即站在窒息者背后，双臂环抱患者，一手握拳，使大拇指关节突出点顶住窒息者腹部正中脐上 5~8cm 部位，另一只手的手掌压在拳头上，快速向内、向上推压冲击 6~10 次（注意不要伤到肋骨），直至异物排出 |

对于昏迷倒地的患者，采用仰卧位，确保周围空气流通。采用海姆立克急救法推压冲击肚脐上部位，使阻塞气管的食物（或其他异物）上移并被驱出。如果无效，隔几秒钟后，可以重复操作一次，造成人为的咳嗽，使堵塞的食物团块冲出呼吸道

及时观察采取措施的效果，直至病情稳定

及时、准确记录治疗过程

分析致病原因，向患者做出相应的解释和教育，避免再次发生

2. 处理流程

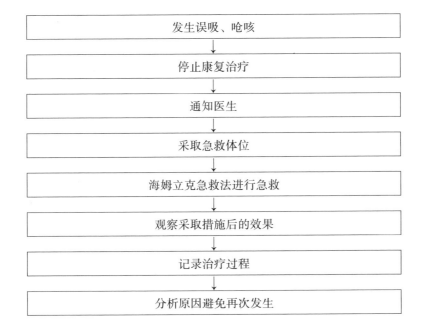

发生误吸、呛咳
↓
停止康复治疗
↓
通知医生
↓
采取急救体位
↓
海姆立克急救法进行急救
↓
观察采取措施后的效果
↓
记录治疗过程
↓
分析原因避免再次发生

八、出血、晕针的应急预案及处理流程

1. 应急预案

应急预案

治疗前准备好一切应急所需的医疗用品，如止血棉签、葡萄糖等

针前应仔细检查针具，以防止因质量问题而在治疗过程中出现断针的情况

嘱咐患者在治疗过程中要放松，对初次接受针刺者，要做好解释工作，以防精神紧张而影响治疗效果或出现意外情况

对过累、过饥、过渴者，应令其休息、进食、饮水后，再予针刺，以防出现晕针

在治疗的过程中如果出现晕针的情况（轻者，表现为头晕目眩，精神疲倦，恶心呕吐；重者，表现为面色苍白，心慌气短，出冷汗，脉细弱；甚则突然晕厥，不省人事，血压下降，四肢厥冷，唇甲青紫，脉微欲绝等），则应中止针刺，迅速出针，使患者平卧，头部稍低，注意保暖。轻者静卧片刻，饮用温开水或糖水，即可恢复。如未能缓解或晕厥者，可用手指掐或针刺人中、合谷、素髎、涌泉、内关、足三里等，灸百会、气海、关元、神阙等，必要时应配用西医急救措施

在出针时如出现血肿（出针后，针刺部位肿胀疼痛，继则皮肤呈现青紫色），若微量的皮肤下出血而局部小块青紫时，一般不必处理，可自行消退；若青紫面积大，肿胀疼痛较剧而影响到功能时，可先冷敷止血，48小时后热敷或在局部轻轻揉按，以促使局部淤血消散、吸收

2. 处理流程

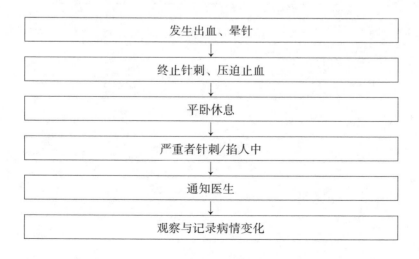

发生出血、晕针

↓

终止针刺、压迫止血

↓

平卧休息

↓

严重者针刺/掐人中

↓

通知医生

↓

观察与记录病情变化

第五章

康复医学科护理管理规范

第一节　康复医学科护理任务及对象

康复护理的任务是按照康复医师制订的康复处方，以全面康复的观念、康复护理的专业知识和技术协助患者恢复身心健康和社会功能。康复护理学的服务对象为各种因素导致的不同功能障碍者，包括伤残者、病残者和先天性残疾者，以躯体残疾者为主，一般不包含精神病、智力落后、盲、聋哑和麻风等残疾。

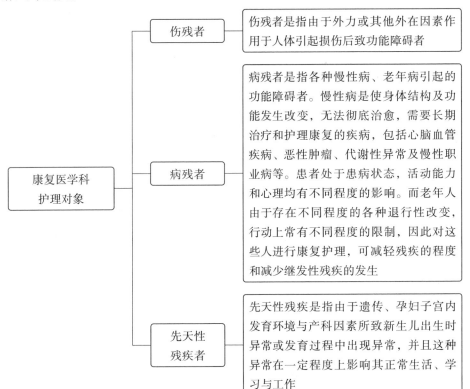

第二节　康复医学科护理原则

康复医学科护理原则	强调自我护理	自我护理是指在患者病情允许的情况下，通过护理人员的引导、鼓励、帮助和训练，让患者发挥其身体残余功能和潜在功能，以替代丧失的部分能力，使患者最终能基本或完全照顾好自己，为患者重返社会积极创造条件。而当患者由于病情的缘故，不能进行自我护理时，才进行协同护理，即在患者已经尽力的前提下，护理人员才给予帮助完成相应的活动。它与临床护理时采取的替代护理截然不同，前者锻炼患者的功能，充分发挥患者的主观能动性，最大限度地改善患者的功能障碍
	持续功能锻炼	康复护理的目的是改善患者的各种功能障碍，减轻残疾对心理和生理的影响，使患者重返社会。在功能障碍的早期进行功能锻炼，可以预防残疾的发展和继发性残疾。在功能障碍的后期，进行功能锻炼可以最大限度地保存和恢复机体的功能。康复护理人员应了解持续功能锻炼的作用，并且能正确评估患者功能障碍的性质、程度、范围，紧紧围绕总的康复治疗计划，与患者和家属一起坚持不懈地对患者进行功能训练，最终达到康复的目的
	高度重视心理护理	现代医学模式认为，患者是生物-心理-社会的人。心理不健康直接影响生理的健康，对残疾人的康复影响更大。在整个康复护理过程中，患者的作用极其重要，因为相当多的护理要通过患者的主动参与完成，强调患者的自我护理，强调充分发挥患者的主观能动性。所以心理护理很重要，要高度重视心理护理
	注重团队协作进行治疗	康复护理是在总的康复治疗计划下进行的，要取得好的效果，康复护理人员就应与康复治疗团队人员紧密合作，及时更改治疗方案，共同实施康复计划

第三节　康复医学科护理程序和内容

一、康复护理程序

康复护理程序是康复护理中一个完整的工作过程，是一种有计划、系统地实施康复护理的程序，并且是综合的、动态的、具有决策与反馈功能的过程，该过程是以促进患者的康复或恢复患者的健康为目标所进行的一系列护理活动。完整的康复护理程序一般可分为以下四个步骤。

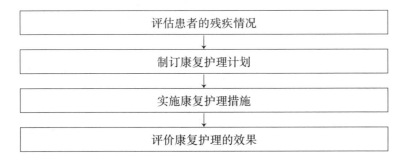

二、康复护理内容

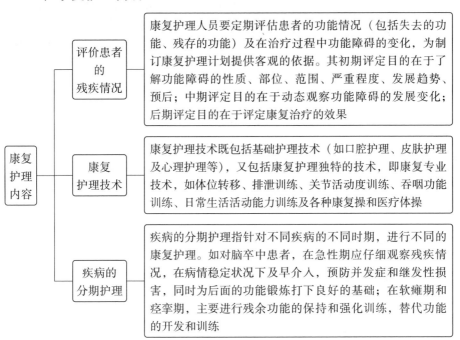

第四节　康复医学科护理质量控制及标准

一、分级护理制度

1. 特级护理

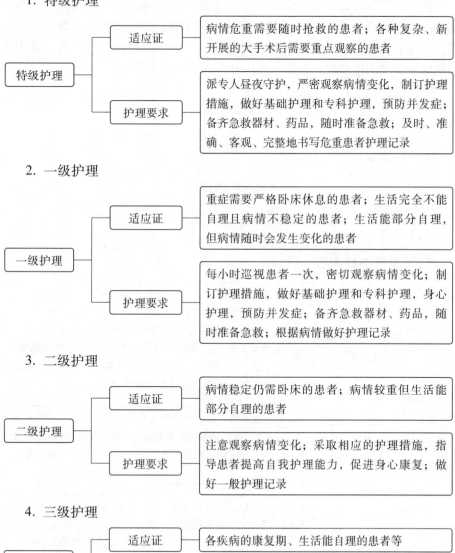

特级护理

　适应证 —— 病情危重需要随时抢救的患者；各种复杂、新开展的大手术后需要重点观察的患者

　护理要求 —— 派专人昼夜守护，严密观察病情变化，制订护理措施，做好基础护理和专科护理，预防并发症；备齐急救器材、药品，随时准备急救；及时、准确、客观、完整地书写危重患者护理记录

2. 一级护理

一级护理

　适应证 —— 重症需要严格卧床休息的患者；生活完全不能自理且病情不稳定的患者；生活能部分自理，但病情随时会发生变化的患者

　护理要求 —— 每小时巡视患者一次，密切观察病情变化；制订护理措施，做好基础护理和专科护理，身心护理，预防并发症；备齐急救器材、药品，随时准备急救；根据病情做好护理记录

3. 二级护理

二级护理

　适应证 —— 病情稳定仍需卧床的患者；病情较重但生活能部分自理的患者

　护理要求 —— 注意观察病情变化；采取相应的护理措施，指导患者提高自我护理能力，促进身心康复；做好一般护理记录

4. 三级护理

三级护理

　适应证 —— 各疾病的康复期、生活能自理的患者等

　护理要求 —— 注意观察病情，指导患者进行自我护理，并做好健康指导；做好一般护理记录

二、护理查房制度

护理查房制度

- 每日晨间交班后，护士长带领相关护士进行查房，应重点检查新入院患者、对其开展新业务的患者以及疑难、危重病例

- 专业护士应全面负责自己所管患者的治疗、护理，每日查房1次。查房时，结合具体病例进行临床教学，注意培养辅助护士的独立思考能力

- 专业护士除晨间查房外，应经常巡视病房，了解所管患者的病情变化并及时处理，做好护理记录

- 对危重及特殊检查的患者，护士应随时巡视，掌握病情变化，遇有疑难问题时，应及时向护士长或医师报告或请会诊

- 二线值班的专业护士负责指导夜班护士（包括实习护士和进修护士）的工作，结合具体患者进行必要的指导、协调等

- 护士长应组织护理人员每天进行护理查房，着重检查护理质量，研究解决疑难问题，同时结合实际进行教学。在不影响护理工作的前提下，护士长可安排病室护士参加医疗组查房

- 查房应控制在半小时左右。查房时，保持病室安静、整洁，不会客，不接打私人电话

三、查对制度

查对制度

- "三查七对一注意"内容
  - "三查"指操作前、操作中、操作后查
  - "七对"指认真严格地核对床号、姓名、药名、浓度、剂量、用法和时间
  - "一注意"指用药过程中及用药后，需严格观察药效及副作用，做好有关记录

- 医嘱查对制度
  - 处理医嘱，应做到班班查对；处理医嘱者及查对者均须签全名
  - 临时医嘱执行者要记录执行时间并签全名。对有疑问的医嘱，需向有关医师询问清楚后方可执行
  - 抢救患者时，医师下达口头医嘱，执行者须复诵一遍，确定无误后执行，并保留用过的空瓶，经2个人核对无误后，方可弃去

续流程

```
查对
制度
 ├─ 服药、
 │  注射、处置
 │  查对制度
 │   ├─ 服药、注射、处置时必须严格执行"三查七对"制
 │   │  度（"三查"即摆药后查，服药、注射处置前查，
 │   │  服药、注射过程中查，服药、注射处理后查；"七
 │   │  对"即对床号、姓名、药名、浓度、剂量、用法和
 │   │  时间）
 │   ├─ 备药前要检查药品质量，水剂、片剂注意有无变
 │   │  质，安瓿、针剂有无裂痕。有效期和批号如不符合
 │   │  要求或标签不清，不得使用
 │   ├─ 摆药后必须经第二人核对后方可执行
 │   ├─ 对易致过敏的药物，给药前应询问有无过敏史。
 │   │  使用毒麻、精神类药物时，要经过反复核对，需
 │   │  保留用后的安瓿。同时给多种药物时，要注意配
 │   │  伍禁忌
 │   └─ 发药、注射时，患者如提出疑问，应及时查对，确
 │      认无误后方可执行
 └─ 输血查对
    制度
     ├─ 查采血日期，血液有无凝血块和溶血，血袋（瓶）
     │  有无裂痕
     ├─ 查血袋标签上供血者姓名、血型、血袋（瓶）号
     │  与血袋（瓶）上标签是否相符，配血报告有无
     │  凝集
     ├─ 查患者床号、姓名、住院号、血型、血袋（瓶）
     │  号、血量、血液的种类及交叉配血试验的结果
     ├─ 输血前，配血报告必须经2个人核对无误后方可执
     │  行。输血时需注意观察，保证安全
     └─ 输血完毕，应保留血袋（瓶），以备必要时检验
```

四、护士值班制度

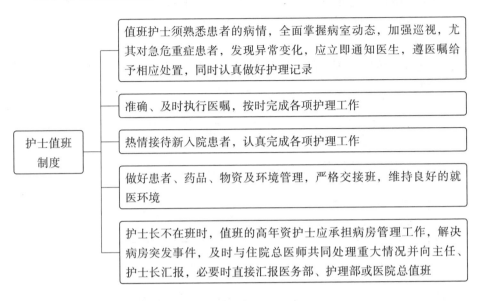

护士值班制度

- 值班护士须熟悉患者的病情，全面掌握病室动态，加强巡视，尤其对急危重症患者，发现异常变化，应立即通知医生，遵医嘱给予相应处置，同时认真做好护理记录
- 准确、及时执行医嘱，按时完成各项护理工作
- 热情接待新入院患者，认真完成各项护理工作
- 做好患者、药品、物资及环境管理，严格交接班，维持良好的就医环境
- 护士长不在班时，值班的高年资护士应承担病房管理工作，解决病房突发事件，及时与住院总医师共同处理重大情况并向主任、护士长汇报，必要时直接汇报医务部、护理部或医院总值班

五、病房消毒隔离制度

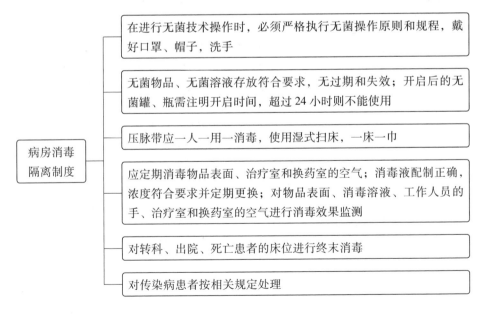

病房消毒隔离制度

- 在进行无菌技术操作时，必须严格执行无菌操作原则和规程，戴好口罩、帽子，洗手
- 无菌物品、无菌溶液存放符合要求，无过期和失效；开启后的无菌罐、瓶需注明开启时间，超过 24 小时则不能使用
- 压脉带应一人一用一消毒，使用湿式扫床，一床一巾
- 应定期消毒物品表面、治疗室和换药室的空气；消毒液配制正确，浓度符合要求并定期更换；对物品表面、消毒溶液、工作人员的手、治疗室和换药室的空气进行消毒效果监测
- 对转科、出院、死亡患者的床位进行终末消毒
- 对传染病患者按相关规定处理

六、压疮管理制度

压疮是临床护理工作中常见的三大并发症之一，它严重威胁着患者的生

命及影响疾病的转归。康复医学科卧床患者多，由于肢体活动受限，因此皮肤护理对于预防压疮发生很重要。加强患者皮肤护理，是提高护理质量、减少医疗纠纷的重要防护措施，必须引起康复医学科护理人员，尤其康复医学科护理管理人员的高度重视。

1. 院外压疮的管理　院外压疮是指患者在入院前就发生的压疮。管理程序如下图。

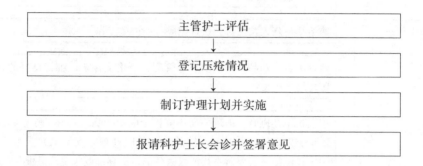

2. 患者入院后易患压疮的管理　易患压疮是指患者存在发生压疮的高危因素（如严重水肿、活动受限、恶病质、因病情禁止翻身等），虽经积极干预，仍不可避免发生的压疮。

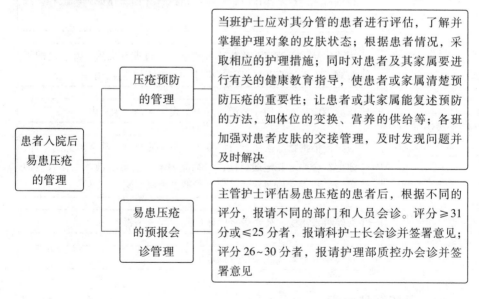

续流程

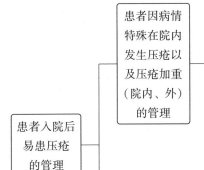

| 患者入院后易患压疮的管理 | 患者因病情特殊在院内发生压疮以及压疮加重（院内、外）的管理 | 立即口头报告护理部→根据压疮高危因素评分分别呈报（26~30分，报护理部；≥31分或≤25分，报科护士长）→确认压疮发生情况及护理措施→患者病情告一段落（压疮愈合、患者出院或死亡）后将会诊意见表及书面报告交护理部质控办 |
| | 压疮会诊注意事项 | 护理部/科护士长接压疮会诊邀请后，原则上应在24小时内会诊；周末、节假日报请值班护士长（夜查房护士长）会诊；会诊后填写的会诊意见留病房，在患者病情告一段落（压疮愈合、患者出院或死亡）后1周内交护理部质控办；对有争议或疑难病例，护理部组织压疮会诊小组的3名成员集体会诊；病房护士应根据患者的病情变化（特别是在易患高危因素评分增高的情况下）及时评估患者，并填写压疮评分会诊表 |

七、护理记录书写制度

护理记录是护士根据医嘱或病情，对患者住院期间护理过程的客观记录，是重要的法律文书。护士应从法律角度严肃对待，认真书写。

1. 护理记录的一般要求

护理记录一般要求	一律采用纪实性方法书写，符合客观、真实、准确、及时和完整的原则
	文字工整，字迹清晰，表达准确，语句通顺，标点正确。在书写的过程中，不得采用刀刮、胶粘、涂黑等方法去除原来的字迹，不留空行。关键字及数据在原则上不做修改，如需修改，可在错字（句）上平行画双横线，并就近签全名
	眉栏一律用蓝（黑）色签字笔书写。记录内容白天用黑色签字笔书写，晚上用红色签字笔书写
	转科患者的护理记录单应连续使用和编页码
	记录内容包括病情观察、护理措施和效果

2. 一般患者护理记录书写要求　　一般患者护理记录是指护士根据医嘱和病情，对危重患者以外的一般患者，在住院期间护理过程的客观记录。

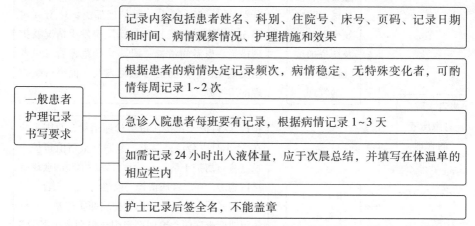

一般患者护理记录书写要求	记录内容包括患者姓名、科别、住院号、床号、页码、记录日期和时间、病情观察情况、护理措施和效果
	根据患者的病情决定记录频次，病情稳定、无特殊变化者，可酌情每周记录 1~2 次
	急诊入院患者每班要有记录，根据病情记录 1~3 天
	如需记录 24 小时出入液体量，应于次晨总结，并填写在体温单的相应栏内
	护士记录后签全名，不能盖章

3. 危重患者护理记录书写要求　　危重患者护理记录是指护士根据医嘱和病情，对危重患者住院期间护理过程的客观记录（包括病危、大手术、手术后 8 小时内、接受新业务及新技术的患者）。

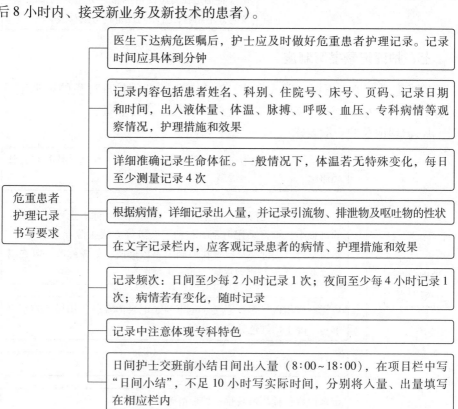

危重患者护理记录书写要求	医生下达病危医嘱后，护士应及时做好危重患者护理记录。记录时间应具体到分钟
	记录内容包括患者姓名、科别、住院号、床号、页码、记录日期和时间，出入液体量、体温、脉搏、呼吸、血压、专科病情等观察情况，护理措施和效果
	详细准确记录生命体征。一般情况下，体温若无特殊变化，每日至少测量记录 4 次
	根据病情，详细记录出入量，并记录引流物、排泄物及呕吐物的性状
	在文字记录栏内，应客观记录患者的病情、护理措施和效果
	记录频次：日间至少每 2 小时记录 1 次；夜间至少每 4 小时记录 1 次；病情若有变化，随时记录
	记录中注意体现专科特色
	日间护士交班前小结日间出入量（8:00~18:00），在项目栏中写"日间小结"，不足 10 小时写实际时间，分别将入量、出量填写在相应栏内

续流程

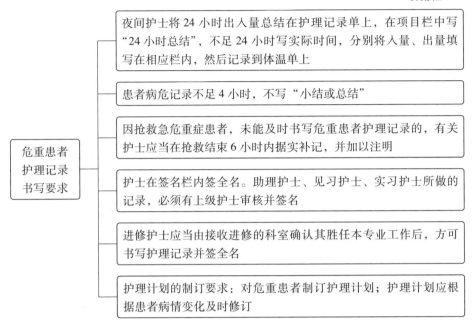

危重患者护理记录书写要求

- 夜间护士将 24 小时出入量总结在护理记录单上，在项目栏中写"24 小时总结"，不足 24 小时写实际时间，分别将入量、出量填写在相应栏内，然后记录到体温单上
- 患者病危记录不足 4 小时，不写"小结或总结"
- 因抢救急危重症患者，未能及时书写危重患者护理记录的，有关护士应当在抢救结束 6 小时内据实补记，并加以注明
- 护士在签名栏内签全名。助理护士、见习护士、实习护士所做的记录，必须有上级护士审核并签名
- 进修护士应当由接收进修的科室确认其胜任本专业工作后，方可书写护理记录并签全名
- 护理计划的制订要求：对危重患者制订护理计划；护理计划应根据患者病情变化及时修订

八、安全检查制度

安全检查是一项综合性的病房医疗安全管理措施，是建立良好的康复治疗环境及工作环境的重要手段之一，也是科室消除安全隐患、防止医疗差错事故发生的有效方法。康复医学科员工必须严格遵照执行。

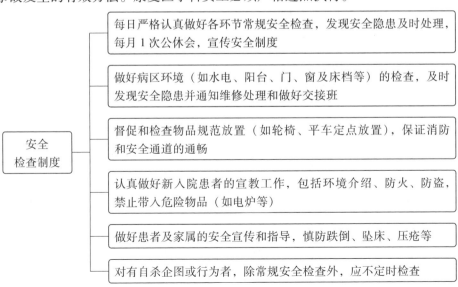

安全检查制度

- 每日严格认真做好各环节常规安全检查，发现安全隐患及时处理，每月 1 次公休会，宣传安全制度
- 做好病区环境（如水电、阳台、门、窗及床档等）的检查，及时发现安全隐患并通知维修处理和做好交接班
- 督促和检查物品规范放置（如轮椅、平车定点放置），保证消防和安全通道的通畅
- 认真做好新入院患者的宣教工作，包括环境介绍、防火、防盗，禁止带入危险物品（如电炉等）
- 做好患者及家属的安全宣传和指导，慎防跌倒、坠床、压疮等
- 对有自杀企图或行为者，除常规安全检查外，应不定时检查

第五节　康复医学科护理人员培训及考试制度

1. 业务学习制度

```
┌─────────────┐
│  业务       │
│ 学习制度    │
└─────────────┘
```

- 积极参加由护理部组织的全院性业务学习及护理学术活动

- 积极参加由科护士长组织的大科业务学习

- 科室积极开展"三基三严"（三基：基本理论、基本知识、基本技能；三严：严格要求、严谨态度、严谨作风）培训及康复专业业务培训，原则上每月由护士长组织学术活动1~2次，主要内容为介绍国内外先进护理技术、基础理论和基本技能等

- 业务学习原始资料由科室统一归档保管，包括签到表、讲稿以及学习效果评价等

- 护理部将对科室业务学习的组织、实施及资料管理等情况进行不定期监督，并将结果计入各级人员的绩效考核成绩中，作为奖惩、晋级等的客观依据

2. 培训制度

```
┌─────────────┐
│  培训制度   │
└─────────────┘
```

- 护士长负责科室护士的培养、选拔和护理人员的梯队建设计划

- 在职培训：根据工作职能和职责，开展岗位练兵，拓展知识视野，提高能力水平

- 继续教育学习：鼓励护理人员参加国内外各类继续教育学习（包括学历、学位学习），其申报及审批程序和奖励办法按医院相关规定执行

- 岗前培训：每年对新进护理人员进行岗位培训，以增长知识才干

- 更新知识培训：积极参加以增新、补充、拓宽康复相关理论及操作技术知识为目的的培训

- 对于表现优秀的护理人员，有计划选派外出参观、进修学习及参加学术交流会，其费用按医院规定程序报销

- 凡外出脱产学习或参加学术交流者，返院后应做相关信息传达，以达到信息资源共享的目的

3. 考核制度

考核制度

根据各级护理人员岗位职责、任职目标进行分阶段、分层次考核。科室每年 6 月 30 日前及 12 月 30 日前由护士长组织全科护理理论及技术操作考试

日常每月考核与年度考核相结合，护理部、大科、科室三级考核相结合，考核成绩占不同的比重，实行综合考核

考核具体内容分为 6 大板块：考勤、工作量、岗位职责的履行、继续教育（每年累计学分不低于 20 分）、护理理论和操作等

科室建立理论考核题库

科室护士长妥善保管考核的原始资料

考核结果将作为晋升、晋级、奖惩、续聘等的客观依据

第六章

康复医学科预防感染管理规范

第一节　康复医学科预防感染管理制度总则

康复医学科预防感染管理制度总则

- 科室成立科室医院感染管理小组，设兼职监控员，做好各项监测

- 在院内感染管理办公室的指导下开展预防医院感染的各项管理与监测，按要求报告医院感染病例并登记，出现医院感染暴发流行时应及时报告，采取有效控制措施

- 医务人员工作时间应衣帽整洁，操作时必须戴口罩，严格遵守无菌操作规程及手卫生规范，穿工作服不得进入食堂、宿舍和医院外环境

- 严格遵守无菌技术操作原则，无菌物品每日检查，严禁使用过期物品

- 患者的安置原则为感染患者与非感染患者分开，同类感染患者相对集中，特殊感染患者、疑似传染患者单独安置，隔离患者床头有标志，并在住院患者一览卡左上角上标注红色三角标识

- 病房环境要整洁，空气新鲜，定时开窗通风。病区治疗室、针灸室、处置室空气消毒每日1次，做好消毒记录

- 病房每天湿式清扫1次，一床一刷套，一桌一抹布，当受到病原体污染时，用消毒剂擦拭消毒

- 患者床单、被套、枕套等，每周更换1~2次，禁止在病房、走廊清点被服；被褥、枕芯、床垫用床单位消毒机定期消毒。患者出院、转院、转科、死亡后应对床单位进行终末消毒

续流程

康复医学科预防感染管理制度总则

其他物体表面如病历夹、门把手、水龙头、门窗、便池等每日用清水擦抹刷洗 1~2 次，保持清洁；受到病原体污染时先去除污染，再用含氯消毒剂消毒，再清洁

使用的清洁工具（拖布、抹布等）标识明显，分别清洗，定点放置，定期消毒，不得交叉使用

患者餐具、便器应固定使用，保持清洁，定期消毒

患者使用的一次性吸氧装置、面罩、雾化器、管道等应一次性使用；可重复使用的应一人一用，送消毒供应中心集中清洗消毒；氧气湿化液应为灭菌用水，每日更换

治疗盘、体温计等用后应立即在清洁的基础上消毒处理；血压计袖带若无污染每周清洗 1 次，若被血液体液污染时，应在消毒的基础上清洁再消毒清洗干净，晾干备用；所有有创面的患者入院前收治医生必须亲自查看创面情况，已明确为产气杆菌感染的伤口不准收入院；针对一些伴有特殊细菌如铜绿假单胞菌等感染伤口的患者原则上也不能收入院

加强病房管理，严格探视陪住制度

医疗废物处置符合有关规定

第二节　康复医学科预防感染培训制度

康复医学科预防感染培训制度

医务人员必须参加每年不少于 6 学时的与本职工作相关的医院感染预防与控制知识的培训

工勤人员必须参加每年不少于 1 次的培训，重点内容有清洁、消毒隔离知识、职业安全与个人防护知识等，并在工作中正确运用

新上岗人员、进修生、实习生等上岗前必须接受不少于 3 个学时的培训

续流程

康复医学科
预防感染
培训制度

培训方式有全院集中培训、培训课件发在内网上自学或科室组织学习、医院院感科专职人员督查过程中个别培训、科室小讲课等

科室每月组织一次院感知识培训，培训后对相关知识进行提问，了解培训效果，对掌握不熟练的工作人员重点培训

每月进行洗手指征和手卫生操作的培训，尤其是对新进人员，进修、实习人员，并且不定期抽查考核

康复科医务人员应当掌握与本职工作相关的医院感染预防与控制方面的知识，落实医院感染管理规章制度、规范和要求。工勤人员应当掌握有关预防和控制医院感染的基础卫生和消毒隔离知识，并在工作中正确运用。医生发现有特殊细菌感染的患者，第一时间要向科主任、护士长报告，科主任、护士长要将情况通报给科内所有工作人员，注意隔离。各种培训有培训相关记录、资料

第三节 康复医学科传染病疫情管理制度

一、传染病预防制度

传染病
预防制度

定期组织科室进行传染病防护知识的培训，提高传染病的防护能力

科室应加强各种传染病的诊治、防护、消毒隔离知识的科普宣传

门诊、急诊科应设预诊处，预诊中发现传染病患者或疑似传染病患者，应及时隔离观察

根据本制度的规定，不同传染病应采取相应消毒隔离措施，严防传染病在科室及院内流行扩散；研究并确定本科室传染病疫情管理工作计划，并针对计划进行考核和评价

二、传染病报告制度

传染病报告制度

按照《中华人民共和国传染病防治法》将传染病分为甲、乙、丙类传染病进行管理，严格报告制度，确保疫情报告及时准确，不得缓报、瞒报和漏报

首诊医生发现传染病患者后，应立即填写传染病报告卡，发现甲类传染病，以及乙类传染病中的传染性非典型肺炎、肺炭疽患者、脊髓灰质炎患者、人感染高致病性禽流感患者或病原携带者或疑似患者时，或发现其他传染病和不明原因疾病暴发时，应在 2 小时内将传染病报告卡通过网络报告；其他乙类传染病、丙类传染病和其他传染病 24 小时内及时报告疫情责任报告人，疫情责任报告人通过传染病疫情监测信息系统进行网络直报

科室随时接受医院感染管理科对传染病疫情报告情况的监控，要求做好登记、录入数据库，并在规定时限通过网络报告国家 CDC

坚持首诊负责制，凡发现传染病初诊病例，首诊医生应按医院规定及时上报医院感染管理科相关人员，不得隐瞒、谎报或者授意他人隐瞒、谎报传染病疫情

医院感染管理科每月对科室的传染病疫情报告进行 1 次漏报检查，将科室的报告情况定期向全院进行通报，并将传染病疫情报告率作为科室医疗质量管理考核指标，对违反规定、情节严重者按照《中华人民共和国传染病防治法》规定进行处罚

三、消毒隔离制度

消毒隔离制度

对门诊、急诊确诊或疑似病例，若属甲类或乙类中按甲类管理的传染病患者，应及时转入定点医院隔离治疗，属其他乙类、丙类传染病患者，根据病情及医院床位情况决定是否由该院收治，或转定点医院治疗。发现传染病流行应由医务部向上级卫生行政部门报告，根据上级指示办理

做好疫点管理，对传染病患者所接触过的候诊室、诊断室及使用过的车辆，应及时消毒处理，并按规定做好医疗废物处理等工作。各诊室、治疗室内应配备非手触式开关的流动水洗手设备和（或）配备速干手消毒剂。加强医务人员消毒隔离知识的培训，为其提供合适、必要的防护用品。医务人员须正确掌握常见传染病的传播途径、隔离方式和防护技术，熟练掌握操作规程

第四节　康复医学科医务人员职业卫生防护制度

康复医学科医务人员职业卫生防护制度

医务人员职业卫生安全防护措施应当遵照标准预防原则，对所有患者的血液、体液及被其污染的物品均视为具有传染性的病源物质，接触这些物质时，必须采取防护措施

医务人员进行有可能接触患者血液、体液的操作时必须戴手套；有可能发生血液、体液飞溅时，应当戴防渗透的口罩、防护眼镜、隔离衣或者围裙；脱去手套后立即洗手，必要时进行手消毒

当手部皮肤发生破损，进行有可能接触患者血液、体液的操作时必须戴双层手套

医务人员在进行侵袭性诊疗、护理操作过程中，要保证充足的光线，并特别注意防止被针头、缝合针、刀片等锐器刺伤或者划伤

使用后的锐器应当直接放入耐刺、防渗漏的利器盒，禁止将使用后的一次性针头重新套上针头套，禁止用手直接接触使用后的针头、刀片等锐器

使用臭氧机空气消毒时，房间不得有人，以免引起损伤

行热力灭菌时应按厂方说明书的要求严格执行设备的具体操作步骤，防止烫伤

接触戊二醛等化学消毒剂时应戴手套，防止溅入眼内、吸入体内，一旦溅上，应及时用清水清洗

第五节　康复医学科一次性使用无菌医疗用品管理制度

康复医学科一次性使用无菌医疗用品管理制度

医院所用一次性使用无菌医疗用品必须统一采购，临床科室不得自行购入和试用；一次性使用无菌医疗用品只能一次性使用

医院感染管理科认真履行对一次性使用无菌医疗用品的采购管理、临床应用和回收处理的监督检查职责

续流程

```
                    ┌─────────────────────────────────────────────┐
                    │ 医院采购的一次性无菌医疗用品的三证复印件，即《医疗器械生 │
                    │ 产许可证》《医疗器械产品注册证》《医疗器械经营许可证》由采 │
                    │ 购科分类保存，医院感染管理科审核备案             │
                    └─────────────────────────────────────────────┘

                    ┌─────────────────────────────────────────────┐
                    │ 在采购一次性使用无菌医疗用品时，必须进行验收，除查验订货 │
                    │ 合同、发货地点及货款汇寄账号应与生产企业和经营企业相一致 │
                    │ 外，还应查验每箱（包）产品的检验合格证，内外包装应完好无 │
                    │ 损，包装标识应符合国家标准，进口产品应有中文标识       │
                    └─────────────────────────────────────────────┘

                    ┌─────────────────────────────────────────────┐
                    │ 医院保管部门专人负责建立登记账册，记录每次订货与到货的时 │
                    │ 间、生产厂家、供货单位，产品名称、数量、规格、单价、批号、 │
                    │ 消毒或灭菌日期、失效期、出厂日期、卫生许可证号及供需双方 │
                    │ 经办人姓名等                               │
                    └─────────────────────────────────────────────┘
```

康复医学科
一次性使用
无菌医疗
用品管理
制度

```
                    ┌─────────────────────────────────────────────┐
                    │ 物品存放于阴凉干燥、通风良好的物架上，物架要求距地面≥ │
                    │ 20cm，距墙面≥5cm；不得将包装破损、失效、霉变的产品发至 │
                    │ 使用科室                                   │
                    └─────────────────────────────────────────────┘

                    ┌─────────────────────────────────────────────┐
                    │ 科室使用一次性无菌医疗用品前应认真检查，若发现包装标识不 │
                    │ 符合标准，包装有破损、失效和产品不洁等不得使用       │
                    └─────────────────────────────────────────────┘

                    ┌─────────────────────────────────────────────┐
                    │ 医院发现不合格产品或质量可疑产品时，应立即停止使用，并及 │
                    │ 时报告药品监督管理部门，不得自行做退、换货处理       │
                    └─────────────────────────────────────────────┘

                    ┌─────────────────────────────────────────────┐
                    │ 一次性使用无菌医疗用品使用后，按国务院《医疗废物管理条 │
                    │ 例》规定处置                               │
                    └─────────────────────────────────────────────┘

                    ┌─────────────────────────────────────────────┐
                    │ 对内固定器材、心脏起搏器、血管内导管、支架等植入性或介入 │
                    │ 性的医疗器材，必须建立详细的使用记录，使产品具有可追溯性； │
                    │ 器材条形码应贴在病历上                         │
                    └─────────────────────────────────────────────┘

                    ┌─────────────────────────────────────────────┐
                    │ 医院应当按照《医疗废物管理条例》和《医疗卫生机构医疗废物 │
                    │ 管理办法》的规定对医疗废物进行严格的管理，未经消毒或无害 │
                    │ 化处理，不得排放或做农肥                       │
                    └─────────────────────────────────────────────┘

                    ┌─────────────────────────────────────────────┐
                    │ 科室医院感染管理小组成员负责检查、督促、落实本科室医疗废 │
                    │ 物的管理工作，防止违反《医疗废物管理条例》的行为发生   │
                    └─────────────────────────────────────────────┘
```

续流程

康复医学科一次性使用无菌医疗用品管理制度	对从事医疗废物收集、运送、贮存、处置等工作的人员和管理人员，进行相关法律和专业技术、安全防护以及紧急处理等知识的培训，培训不得少于3学时
	严格执行医疗废物登记交接、分类收集方法、处理流程，明确转运、暂时贮存及转运路线的各项要求
	医院必须设置污水、污泥处理装置，并有专人负责，处理后的污水、污泥应符合国家《医院污水排放标准》，并定期检测
	污水处理人员必须经过岗前培训，正确掌握有关卫生知识及设备操作技术
	化学毒性废物的管理遵照《危险化学品安全管理条例》执行，放射性废物的管理遵照《放射性核素与射线装置放射防护条例》执行
	发生医疗废物流失、泄漏、扩散，致传染病或环境污染事故时，应当按照《医疗废物发生意外事故时应急预案》处理

第六节 康复医学科医疗废物管理规定

康复医学科医疗废物管理规定	医院应当按照《医疗废物管理条例》和《医疗卫生机构医疗废物管理办法》的规定对医疗废物进行严格的管理，未经消毒或无害化处理，不得排放、清淘或做农肥
	科室感染管理领导小组成员负责检查、督促、落实本科室医疗废物的管理工作，防止违反《医疗废物管理条例》的行为发生
	对从事医疗废物收集、运送、贮存、处置等工作的人员和管理人员，进行相关法律和专业技术、安全防护以及紧急处理等知识的培训，培训不得少于3学时
	严格执行医疗废物登记交接、分类收集方法、处理流程制度，明确转运、暂时贮存及转运路线的各项要求

续流程

康复医学科 医疗废物 管理规定	医院必须设置污水、污泥处理装置，并有专人负责，处理后的污水、污泥应符合国家《医院污水排放标准》，并定期检测
	污水处理人员必须经过岗前培训，正确掌握有关卫生知识及设备操作技术
	化学毒性废物的管理遵照《危险化学品安全管理条例》执行，放射性废物的管理遵照《放射性同位素与射线装置放射防护条例》执行
	发生医疗废物流失、泄漏、扩散，致传染病或环境污染事故时，应当按照《医疗废物发生意外事故时应急预案》处理。严禁将锐器混入感染性垃圾中，以免伤害他人，严格把医疗垃圾与生活垃圾区分开来，合并特殊细菌感染的患者所产生的医疗垃圾需单独打包

第七章

康复医学科专业人员培训及考核制度

第一节　住院医师培训及考核制度

住院医师培养期为 3 年。

1. 培训目标　经过 3 年的规范化培训，使住院医师掌握本学科的基础理论、基本知识和基本技能，掌握相关专科的临床诊疗常规，掌握本学科常见的伤病和（或）残疾的功能评定、康复治疗方法，熟悉康复医疗团队的合作工作模式。培训结束后，住院医师具有独立从事康复医学科临床工作的能力，同时具备一定的教学能力与科研能力。

2. 培训方法　住院医师在康复医学科和其他相关临床学科的临床实践中，学习专业理论知识、规范的临床工作流程及基本的操作技能，完成规定的病种和基本技能操作数量，填写《住院医师规范化培训登记手册》，参与临床教学和科研工作。

住院医师培训方法

第 1 年，在相关临床及医技科室轮转，总计 12 个月。重点了解并熟悉神经内科、神经外科、骨科及相关内科的临床诊疗基本原则和方法，熟悉电生理及影像诊断技术、麻醉插管技术等

第 2~3 年，在康复医学科本专业临床实践，重点为神经疾病康复、骨及关节疾病康复、内脏疾病康复、儿童疾病康复及疼痛康复等，总计 24 个月。康复门诊不安排专门时间，住院医师在轮转过程中跟指导医师出门诊

3. 培训内容与要求

神经内科、神经外科（共3个月）：掌握神经系统体格检查方法，神经系统常见疾病的定位、定性诊断和临床治疗要点。熟悉神经系统常见疾病CT、MRI读片，神经系统疾病常用药物，神经系统疾病合并症和并发症的防治，神经内科急诊处理。了解神经外科常见病的手术指征及手术前后的处理原则

骨科（2个月）：掌握骨关节肌肉系统常规体格检查方法，骨折（各部位）、软组织损伤、骨关节炎、关节置换术、截肢后、颈椎病、腰椎间盘突出症及骨质疏松症等的临床诊断与治疗方法。熟悉骨关节肌肉系统特殊体格检查方法，常见骨科疾病的X线片、CT、MRI片的读片。了解骨科常见病的手术指征及手术前后的处理原则

普通内科（3个月）：掌握普通内科常见病的临床检查、诊断、治疗和预防的基本原则与方法

急诊科（1个月）：掌握内、外科常见疾病的诊断和急救、急诊处理方法；掌握心肺复苏技术；参与外科和急诊科患者的抢救工作；掌握药物应用、设备应用的方法和完善抢救记录；参与急症的清创缝合手术，掌握急症清创处理原则及方法

麻醉科（1个月）：掌握气管插管技术。熟悉各类麻醉技术和疼痛梯级治疗方法

放射科（1个月）：掌握常见骨及关节疾病的诊断方法；掌握脑血管病、脱髓鞘疾病在CT、MRI片上的辨认方法及与脑、脊髓其他疾病的区别方法。熟悉心、肺、腹部常见疾病的X线片、CT和MRI片的读片。熟悉X线特性及其成像原理；掌握X线片、CT、MRI片的阅读方法。了解X线片、CT、MRI照相的基本方法及其照片质量的辨认方法

电生理室（1个月）：掌握肌电图检查、神经传导速度测定、神经反射检查及诱发电位检查方法。熟悉低频电诊断技术

培训内容与要求 — 第1年，相关临床及医技科室轮转

续流程

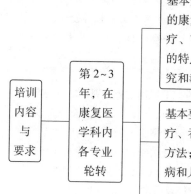

培训内容与要求 ─ 第2~3年，在康复医学科内各专业轮转

轮转目的：通过系统学习，掌握康复医学的基本理论、基本知识和基本技能；掌握康复医学科常见病、多发病的康复评定和治疗方法；熟悉常用的物理治疗、作业治疗、言语治疗和吞咽障碍治疗；熟悉假肢和矫形器装配的特点、适应证和注意事项；初步掌握康复医学临床研究和教学的方法；了解康复医疗团队的工作特点

基本要求：掌握物理治疗、作业治疗、认知疗法、言语治疗、吞咽障碍治疗和假肢矫形器等康复治疗基本技能训练方法；掌握神经系统疾病、骨关节系统疾病、内科常见疾病和儿童疾病等的评定方法、康复治疗原则和手段

教学、科研能力培养：3年内应参加一定的临床教学与科研工作，在省级以上刊物发表论著1~2篇

第二节　治疗师培训及考核制度

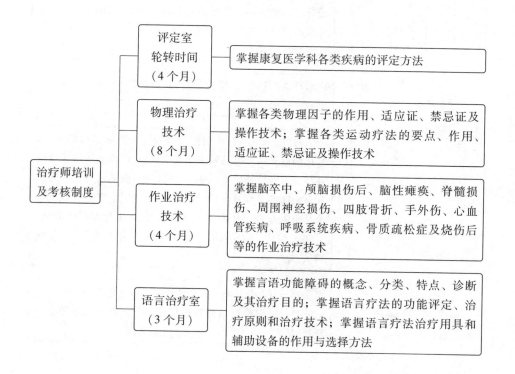

治疗师培训及考核制度

评定室轮转时间（4个月）── 掌握康复医学科各类疾病的评定方法

物理治疗技术（8个月）── 掌握各类物理因子的作用、适应证、禁忌证及操作技术；掌握各类运动疗法的要点、作用、适应证、禁忌证及操作技术

作业治疗技术（4个月）── 掌握脑卒中、颅脑损伤后、脑性瘫痪、脊髓损伤、周围神经损伤、四肢骨折、手外伤、心血管疾病、呼吸系统疾病、骨质疏松症及烧伤后等的作业治疗技术

语言治疗室（3个月）── 掌握言语功能障碍的概念、分类、特点、诊断及其治疗目的；掌握语言疗法的功能评定、治疗原则和治疗技术；掌握语言疗法治疗用具和辅助设备的作用与选择方法

续流程

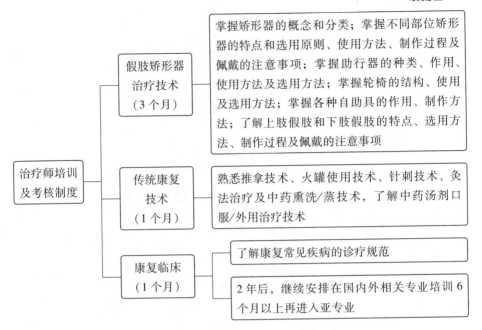

治疗师培训及考核制度

假肢矫形器治疗技术（3个月）：掌握矫形器的概念和分类；掌握不同部位矫形器的特点和选用原则、使用方法、制作过程及佩戴的注意事项；掌握助行器的种类、作用、使用方法及选用方法；掌握轮椅的结构、使用及选用方法；掌握各种自助具的作用、制作方法；了解上肢假肢和下肢假肢的特点、选用方法、制作过程及佩戴的注意事项

传统康复技术（1个月）：熟悉推拿技术、火罐使用技术、针刺技术、灸法治疗及中药熏洗/蒸技术，了解中药汤剂口服/外用治疗技术

康复临床（1个月）：了解康复常见疾病的诊疗规范

2年后，继续安排在国内外相关专业培训6个月以上再进入亚专业

第八章

康复医学科病历书写规范

一、住院记录书写要求

1. 入院记录原则上与住院病历要求相同，能反映疾病的全貌。主诉要求写明患者就诊时最突出的症状、功能障碍及持续时间，要与现病史和主要诊断表述一致。现病史包括疾病史及残障史，叙述致残的原因、经过、演变、治疗过程及当前功能残障情况。按时间顺序叙述，时间要具体，症状要描述，层次要分明，重点要突出。

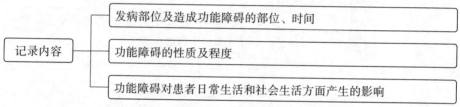

记录内容 ── 发病部位及造成功能障碍的部位、时间

功能障碍的性质及程度

功能障碍对患者日常生活和社会生活方面产生的影响

2. 入院记录由住院医师或进修医师书写，于患者入院后 24 小时内完成，与本病无关的资料可适当简化，但与诊断及鉴别诊断有关的阳性及阴性资料必须具备。入院记录中过去史应重点记录与现在病情发展有关的病史，并注意患者对以往疾病压力的反应。患多种病者现病史按主次分段叙述，个人史应注意患者饮食习惯、生活嗜好、学历、特长、专业、工作经历、职业、收入、地位、人事关系及工作单位的情况，同时也应了解家庭成员的构成及其健康情况、生活方式、经济状况，患者本人在家庭中承担的责任与义务等，既要简明扼要，又要重点突出。

二、再次入院病历和再次入院记录的书写要求

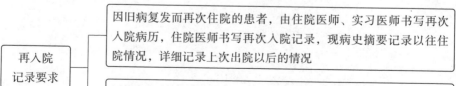

再入院记录要求 ── 因旧病复发而再次住院的患者，由住院医师、实习医师书写再次入院病历，住院医师书写再次入院记录，现病史摘要记录以往住院情况，详细记录上次出院以后的情况

因新发疾病而再次入院，也要写再次入院病历和记录，内容应按住院病历及入院记录的要求及格式书写，将过去的住院诊断列入既往史中

续流程

| 再入院 记录要求 | 书写再次入院记录时，应将过去病历摘要以及上次出院后至本次入院前的病情与治疗经过，详细记录于现病史中。对既往史及家族史等可从略，有新情况应加以补充 |
| | 再次入院病历和再次入院记录的书写内容及格式同住院病历和入院记录 |

三、表格式病历书写要求

表格 记录要求	表格式病历必须包含有住院病历要求的全部内容
	表格式病历由住院医师以上技术职称的医师填写
	表格式病历入院记录内容同住院病历记录的内容

四、康复住院病历书写要求

康复住院病历是为有功能障碍、需要全面康复的住院者而设计的具有专科特点的病历，原则上与其他住院病历相同，但康复住院病历书写应突出以下特点和要求。

康复住院病历记录要求	以患者为中心，重视疾病所引起的功能障碍，在病历上应反映出功能障碍的性质和程度，患者对功能障碍的适应情况，确定需解决的问题，明确康复目标，拟订康复计划
	侧重功能评估，要对运动、感觉、言语、心理和日常生活等方面的功能做出详细的评估，重视残存的功能，估计康复的潜力，拟定功能康复的重点。由于病残者往往有不同程度的心理负担，要突出患者的心理社会史。另外，还应了解患者家庭的住房结构、卫生设施、周围环境、交通状况、邻里关系及附近医疗和福利设施等情况
	康复住院病历可分为综合性康复病历和分科性康复病历
	综合性康复病历由康复医师书写，内容有主诉、病史、体格检查、化验检查、特殊检查、综合功能评估、病史小结、诊断、诊疗计划等。神经系统致残性疾病中，神经、肌肉骨骼系统是检查中最重要的一部分，应包括对患者的步态分析、肌力测定和关节活动度测定等。诊断部分应反映出病因、病理、病变部位及功能评价。医师须签全名

五、病历中其他记录的书写要求

病例中其他内容书写要求

病程记录：入院后的首次病程记录在患者入院后 8 小时内，由住院医师或值班医师完成，首次病程记录内容应包括主要临床症状和体征、实验室检查、诊断和诊断依据、初步诊疗计划、观察危重患者病情变化要注意的事项，病例特点需提炼，初步诊断应有依据、有鉴别，诊疗计划应结合患者实际、全面具体。病程记录内容应包括病情变化（症状、体征），上级医师和科室内对病情的分析及诊疗意见，实验室检查和特殊检查结果的分析和判断，特殊治疗的效果和反应，重要医嘱的更改和理由，各种会诊意见，对原诊断的修改和新诊断确立的依据，此外还包括交代病情、转科、出院等。病程记录由经治医师记录。慢性患者可 3 天记录 1次，病重患者 2 天记录 1 次，危重患者每天记录 1 次，出现病情变化者应随时记录。入院后行初期评定，中期评定每月 1 次，出院前行末期评定，病历上记录评定结果

治疗记录：入院后的首次治疗记录在患者入院首次治疗后 24 小时内由治疗师完成，首次治疗记录内容包括病情摘要、专科体检、专科功能评估、诊断、现存问题、治疗计划。治疗记录内容应包括治疗效果的观察，疗程的进展，不良反应及并发症等，会诊、交接班、评价会、转科均应记录。治疗记录由治疗师记录，一般患者可每周记录 1 次，会诊、交接班、评价会、转科应及时记录，患者病情突然变化时应随时记录

凡移交患者的交班医师均需做交班小结，接班医师写接班记录，阶段小结由经治医师负责记录在病程记录内

凡决定转诊、转科或转院的患者，住院医师必须书写较为详细的转诊、转科、转院记录，并注明转诊、转科或转院的目的和注意事项，转出记录必须在患者转出前完成，转入记录必须在转入 24 小时内完成，危重患者即时完成，转出、转入记录必须简明扼要，重点突出

出院记录和死亡记录应在当日内完成，出院记录包括病历摘要及各项检查要点、住院期间的病情变化及治疗过程、效果、出院时情况、出院后处理方案和随诊计划，包括出院时仍存在的症状、体征和异常辅助检查结果。由经治医师书写，并抄于门诊病历中，以便门诊复查参考。死亡记录内容除病历摘要、治疗经过外，应记载抢救措施、死亡时间、死亡原因，由经治医师或当班医师书写，主治医师审查签字

第二篇

康复医学科治疗技术操作常规

第九章

功 能 评 定

第一节　人体形态评定

一、姿势评定

【目的】

姿势评定是通过观察或测量患者的姿势，了解其有无姿势异常，以便为制订康复治疗方案提供客观依据，也可用于判定康复治疗的效果。

【适应证】

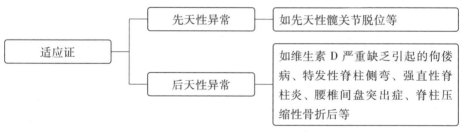

【禁忌证】

无绝对禁忌证。但不能独自站立者可能会影响评定结果。

【仪器设备】

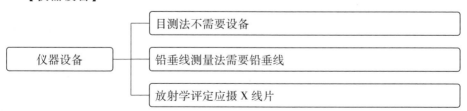

【操作程序】

1. 了解病史　是否有脊柱发育畸形、风湿性关节炎、强直性脊柱炎等可引起身体形态异常的疾病。

2. 目测法 被评定对象取自然站立位，检查者分别从不同的地方观察被评定对象。

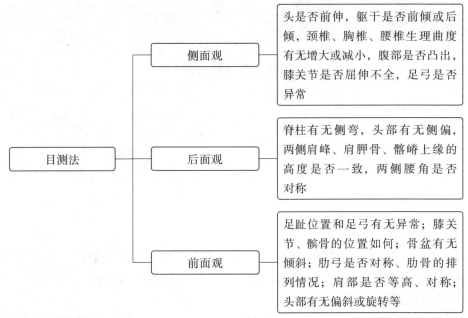

3. 铅垂线测量法 如果目测法发现姿势异常，可以通过铅垂线测量法进一步了解有无脊柱侧凸。具体方法：患者取站立位，评定者用一条铅垂线从患者枕外隆凸的中点下垂，如果铅垂线不经过臀裂，则表示有脊柱侧弯。如果姿势异常但铅垂线经过臀裂，则表示脊柱侧弯的代偿完全。

4. 放射学评定 对怀疑有脊柱侧弯的患者，应建议做放射学 X 线检查（妊娠妇女除外）。拍摄直立位从第 1 胸椎到第 1 骶椎的正、侧位片，在 X 线片上测量脊柱侧弯的角度。

【正常标准】

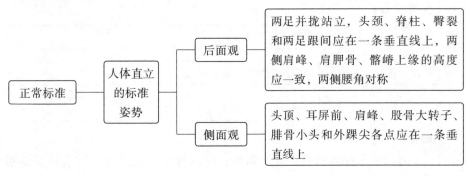

续流程

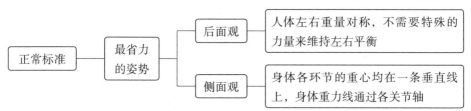

【注意事项】

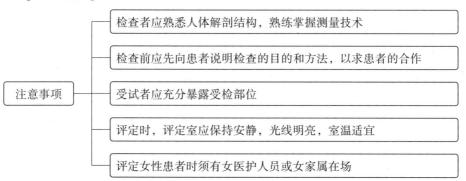

二、人体测量

【目的】

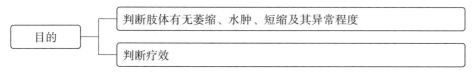

【适应证】

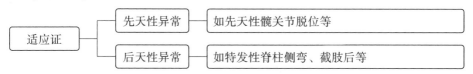

【禁忌证】

无绝对禁忌证。但不能站立者不宜进行身高和体重测量。

【操作程序】

1. 身高、体重测定

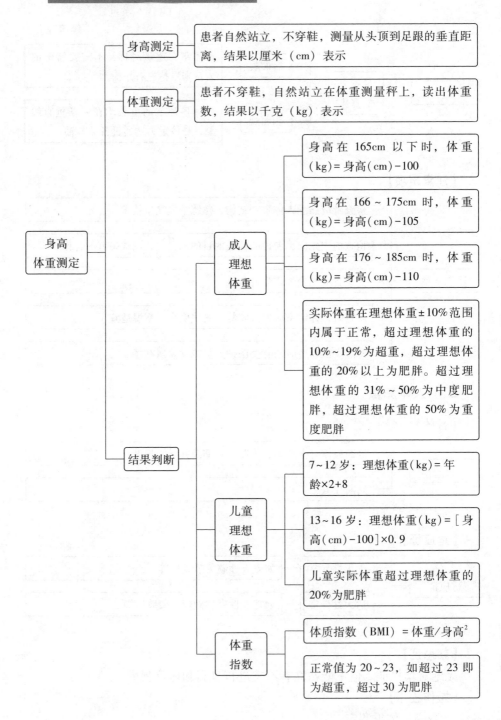

2. 肢体长度测量

（1）上肢长度测量：患者取坐位或站立位，双上肢自然垂于体侧。

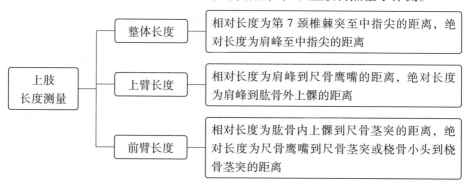

上肢长度测量
- 整体长度 —— 相对长度为第 7 颈椎棘突至中指尖的距离，绝对长度为肩峰至中指尖的距离
- 上臂长度 —— 相对长度为肩峰到尺骨鹰嘴的距离，绝对长度为肩峰到肱骨外上髁的距离
- 前臂长度 —— 相对长度为肱骨内上髁到尺骨茎突的距离，绝对长度为尺骨鹰嘴到尺骨茎突或桡骨小头到桡骨茎突的距离

（2）下肢长度测量：患者取仰卧位，骨盆摆正，如存在一侧畸形，则健侧下肢应放在与患侧下肢相同的位置上。

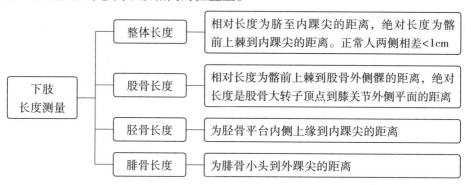

下肢长度测量
- 整体长度 —— 相对长度为脐至内踝尖的距离，绝对长度为髂前上棘到内踝尖的距离。正常人两侧相差<1cm
- 股骨长度 —— 相对长度为髂前上棘到股骨外侧髁的距离，绝对长度是股骨大转子顶点到膝关节外侧平面的距离
- 胫骨长度 —— 为胫骨平台内侧上缘到内踝尖的距离
- 腓骨长度 —— 为腓骨小头到外踝尖的距离

3. 肢体周径测量

（1）上肢周径测量：患者取坐位或站立位，双上肢在体侧自然下垂。

上肢周径测量
- 上臂周径 —— 用皮尺绕肱二头肌肌腹或上臂最隆起处一周，其测量结果即为上臂周径
- 前臂周径 —— 用皮尺在前臂最粗处测量

（2）下肢周径测量

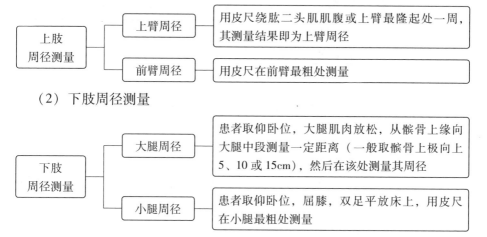

下肢周径测量
- 大腿周径 —— 患者取仰卧位，大腿肌肉放松，从髌骨上缘向大腿中段测量一定距离（一般取髌骨上极向上5、10 或 15cm），然后在该处测量其周径
- 小腿周径 —— 患者取仰卧位，屈膝，双足平放床上，用皮尺在小腿最粗处测量

4. 躯体周径的测量

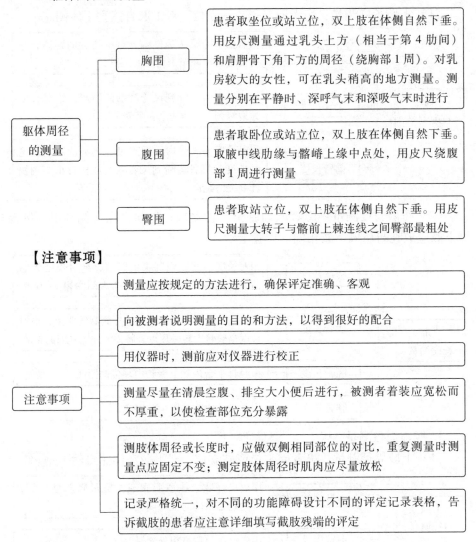

躯体周径的测量 ── 胸围 ── 患者取坐位或站立位，双上肢在体侧自然下垂。用皮尺测量通过乳头上方（相当于第4肋间）和肩胛骨下角下方的周径（绕胸部1周）。对乳房较大的女性，可在乳头稍高的地方测量。测量分别在平静时、深呼气末和深吸气末时进行

腹围 ── 患者取卧位或站立位，双上肢在体侧自然下垂。取腋中线肋缘与髂嵴上缘中点处，用皮尺绕腹部1周进行测量

臀围 ── 患者取站立位，双上肢在体侧自然下垂。用皮尺测量大转子与髂前上棘连线之间臀部最粗处

【注意事项】

注意事项

测量应按规定的方法进行，确保评定准确、客观

向被测者说明测量的目的和方法，以得到很好的配合

用仪器时，测前应对仪器进行校正

测量尽量在清晨空腹、排空大小便后进行，被测者着装应宽松而不厚重，以使检查部位充分暴露

测肢体周径或长度时，应做双侧相同部位的对比，重复测量时测量点应固定不变；测定肢体周径时肌肉应尽量放松

记录严格统一，对不同的功能障碍设计不同的评定记录表格，告诉截肢的患者应注意详细填写截肢残端的评定

第二节　感觉评定

感觉是人脑对直接作用于感受器的客观事物个别属性的反应，个别属性有大小、形状、颜色、坚实度、湿度、味道、气味、声音等。感觉分为躯体感觉和内脏感觉两大类，其中躯体感觉是康复评定中最重要的部分。躯体感觉又分为浅感觉、深感觉和复合感觉。

【目的】

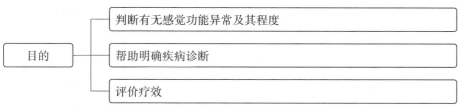

【适应证】

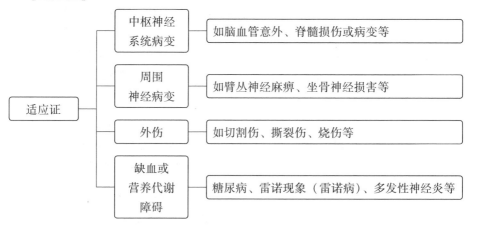

【禁忌证】

意识丧失者。

【仪器设备】

大头针、棉签、试管、音叉、双脚规、各种小物品（如铅笔、小刀、橡皮）等。

【操作程序】

1. 浅感觉检查

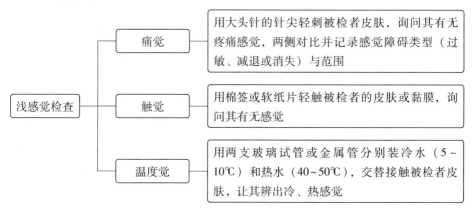

2. 深感觉检查

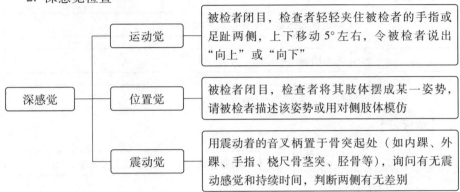

深感觉
- 运动觉：被检者闭目，检查者轻轻夹住被检者的手指或足趾两侧，上下移动 5° 左右，令被检者说出"向上"或"向下"
- 位置觉：被检者闭目，检查者将其肢体摆成某一姿势，请被检者描述该姿势或用对侧肢体模仿
- 震动觉：用震动着的音叉柄置于骨突起处（如内踝、外踝、手指、桡尺骨茎突、胫骨等），询问有无震动感觉和持续时间，判断两侧有无差别

3. 复合感觉检查　复合感觉包括皮肤定位觉、两点辨别觉和实体觉、体表图形觉等，这些感觉是大脑综合分析的结果，也称皮质感觉。

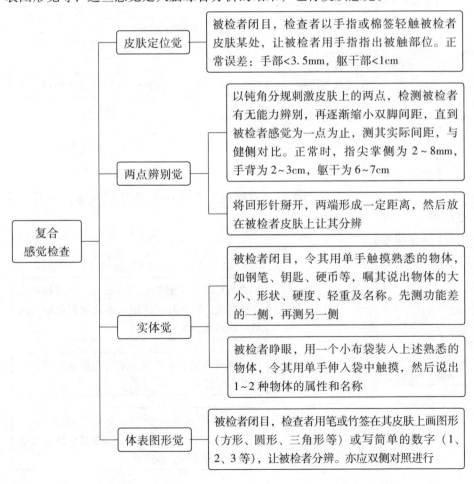

复合感觉检查
- 皮肤定位觉：被检者闭目，检查者以手指或棉签轻触被检者皮肤某处，让被检者用手指指出被触部位。正常误差：手部<3.5mm，躯干部<1cm
- 两点辨别觉：
  - 以钝角分规刺激皮肤上的两点，检测被检者有无能力辨别，再逐渐缩小双脚间距，直到被检者感觉为一点为止，测其实际间距，与健侧对比。正常时，指尖掌侧为 2～8mm，手背为 2~3cm，躯干为 6~7cm
  - 将回形针掰开，两端形成一定距离，然后放在被检者皮肤上让其分辨
- 实体觉：
  - 被检者闭目，令其用单手触摸熟悉的物体，如钢笔、钥匙、硬币等，嘱其说出物体的大小、形状、硬度、轻重及名称。先测功能差的一侧，再测另一侧
  - 被检者睁眼，用一个小布袋装入上述熟悉的物体，令其用单手伸入袋中触摸，然后说出 1~2 种物体的属性和名称
- 体表图形觉：被检者闭目，检查者用笔或竹签在其皮肤上画图形（方形、圆形、三角形等）或写简单的数字（1、2、3 等），让被检者分辨。亦应双侧对照进行

【注意事项】

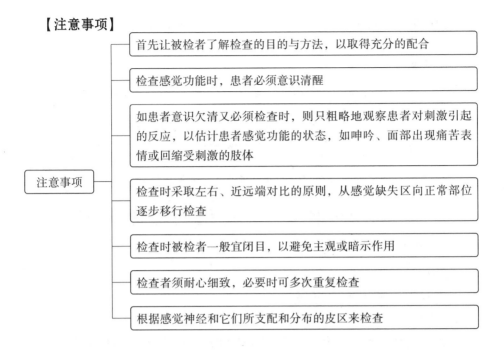

注意事项

- 首先让被检者了解检查的目的与方法，以取得充分的配合
- 检查感觉功能时，患者必须意识清醒
- 如患者意识欠清又必须检查时，则只粗略地观察患者对刺激引起的反应，以估计患者感觉功能的状态，如呻吟、面部出现痛苦表情或回缩受刺激的肢体
- 检查时采取左右、近远端对比的原则，从感觉缺失区向正常部位逐步移行检查
- 检查时被检者一般宜闭目，以避免主观或暗示作用
- 检查者须耐心细致，必要时可多次重复检查
- 根据感觉神经和它们所支配和分布的皮区来检查

第三节　疼痛评定

疼痛是一种与实际或潜在组织损伤有关的不愉快的感觉或情感体验。疼痛评定指在疼痛治疗前及治疗过程中利用一定的方法测定和评价受检者的疼痛强度、部位、性质及其变化。

一、疼痛部位的评定

【目的】

一般可应用疼痛示意图等方法，以量化疼痛区域的大小、评定疼痛部位的改变，同时可评定疼痛强度和性质。

【适应证】

疼痛范围相对较广的患者，如颈痛、腰痛及肌筋膜痛者等。

【禁忌证】

无绝对禁忌证。但不能用于评价精神病问题，不适用于头痛患者。

【仪器设备】

45 区体表面积图等疼痛示意图及颜色笔等。

【操作程序】

采用 45 区体表面积图等疼痛示意图及颜色笔等。45 区体表面积图将人体表面分为 45 个区域（前 22 个，后 23 个），每一区域有该区号码。让患者用不同颜色或符号在图中标出相应疼痛部位。

【注意事项】

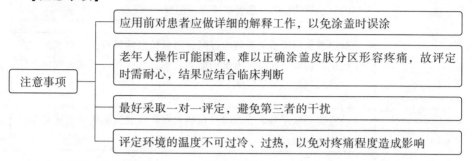

注意事项
- 应用前对患者应做详细的解释工作，以免涂盖时误涂
- 老年人操作可能困难，难以正确涂盖皮肤分区形容疼痛，故评定时需耐心，结果应结合临床判断
- 最好采取一对一评定，避免第三者的干扰
- 评定环境的温度不可过冷、过热，以免对疼痛程度造成影响

二、疼痛强度的评定

【目的】
量化评定疼痛强度及其变化。

【适应证】
需要对疼痛的强度及强度变化（如治疗前后的对比）进行评定的患者。

【禁忌证】
感知直线和准确标定能力差或对描述词理解力差的老年人不宜使用。

【仪器设备】
专用量表或游动标尺。

【操作程序】

1. 评定方法

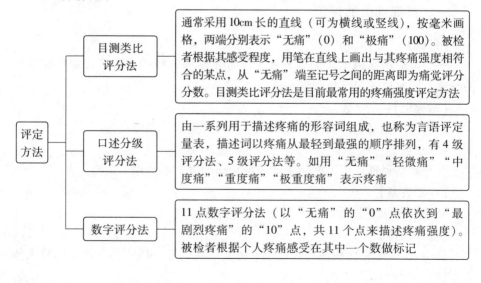

评定方法
- 目测类比评分法：通常采用 10cm 长的直线（可为横线或竖线），按毫米画格，两端分别表示"无痛"（0）和"极痛"（100）。被检者根据其感受程度，用笔在直线上画出与其疼痛强度相符合的某点，从"无痛"端至记号之间的距离即为痛觉评分分数。目测类比评分法是目前最常用的疼痛强度评定方法
- 口述分级评分法：由一系列用于描述疼痛的形容词组成，也称为言语评定量表，描述词以疼痛从最轻到最强的顺序排列，有 4 级评分法、5 级评分法等。如用"无痛""轻微痛""中度痛""重度痛""极重度痛"表示疼痛
- 数字评分法：11 点数字评分法（以"无痛"的"0"点依次到"最剧烈疼痛"的"10"点，共 11 个点来描述疼痛强度）。被检者根据个人疼痛感受在其中一个数做标记

2. 目测类比评分法操作程序

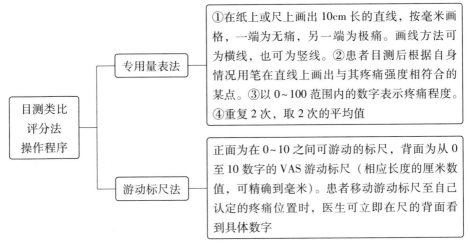

【注意事项】

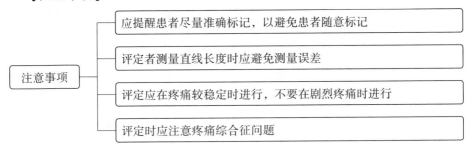

三、疼痛特性的评定

【目的】

对疼痛全面评价及了解疼痛性质。

【适应证】

适用于需要对疼痛特性进行评定的患者、合并存在疼痛心理问题者。

【禁忌证】

无特殊的禁忌证。

【仪器设备】

疼痛问卷表。

【操作程序】

McGill 疼痛问卷和简化 McGill 疼痛问卷较为常用。简化 McGill 疼痛问卷由 11 个感觉类和 4 个情感类对疼痛的描述词以及现时疼痛强度和目测类比评分法组成。描述词可根据个人感受选择"无痛""轻微痛""中度痛"和"重度痛"。

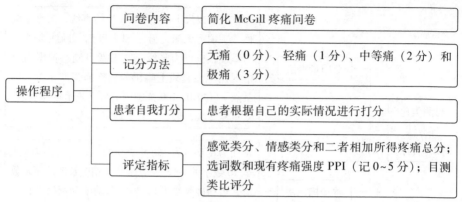

【注意事项】

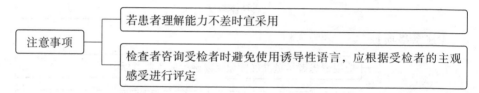

四、疼痛发展过程的评定

【适应证】

需要连续记录疼痛相关结果范围（如疼痛严重程度、疼痛发作频度、持续疼痛时间、药物用法和日常活动对疼痛的效应等）和了解患者行为与疼痛、疼痛与药物用量之间关系的时候，尤为癌性疼痛患者镇痛治疗时。

【禁忌证】

无特殊的禁忌证。

【仪器设备】

疼痛日记评分表（内容为不同的时间段、疼痛有关的活动、使用药物名称及剂量、疼痛强度）。

【操作程序】

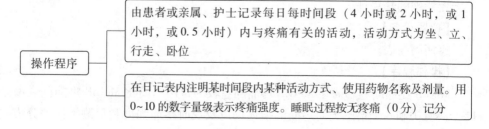

【注意事项】

最好以小时为单位间歇评估，不宜过度频繁使用，以免患者发生过度焦虑和丧失自控能力。

第四节　肌力评定

肌力是指肌肉运动时的最大收缩力量。肌力评定是测定被检者在主动运动时肌肉或肌群的力量，借以评定肌肉的功能状态。

【目的】

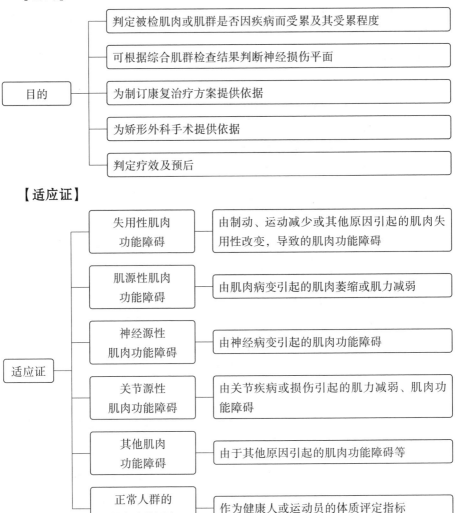

【禁忌证】

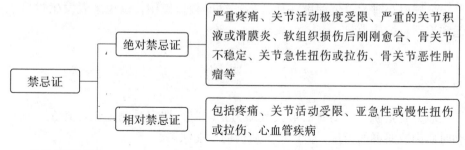

禁忌证
- 绝对禁忌证：严重疼痛、关节活动极度受限、严重的关节积液或滑膜炎、软组织损伤后刚刚愈合、骨关节不稳定、关节急性扭伤或拉伤、骨关节恶性肿瘤等
- 相对禁忌证：包括疼痛、关节活动受限、亚急性或慢性扭伤或拉伤、心血管疾病

【仪器设备】

器械肌力评定需要应用等长测力仪、等张测力仪或等速测力仪等，可根据需要选用不同测试仪器。

【操作程序】

1. 手法肌力检查

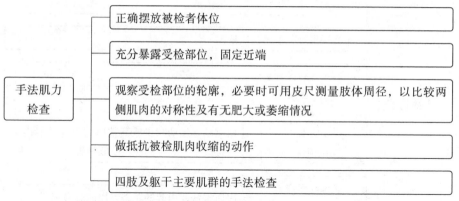

手法肌力检查
- 正确摆放被检者体位
- 充分暴露受检部位，固定近端
- 观察受检部位的轮廓，必要时可用皮尺测量肢体周径，以比较两侧肌肉的对称性及有无肥大或萎缩情况
- 做抵抗被检肌肉收缩的动作
- 四肢及躯干主要肌群的手法检查

2. 简单器械的肌力测试

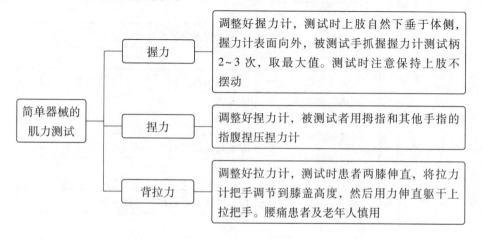

简单器械的肌力测试
- 握力：调整好握力计，测试时上肢自然下垂于体侧，握力计表面向外，被测试手抓握握力计测试柄 2~3 次，取最大值。测试时注意保持上肢不摆动
- 捏力：调整好捏力计，被测试者用拇指和其他手指的指腹捏压捏力计
- 背拉力：调整好拉力计，测试时患者两膝伸直，将拉力计把手调节到膝盖高度，然后用力伸直躯干上拉把手。腰痛患者及老年人慎用

3. 等速肌张力检查

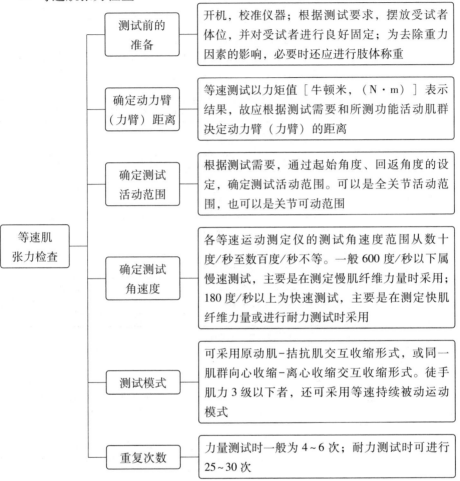

【注意事项】

注意事项

通常要求所测肌力应在徒手肌力 3 级以上，3 级以下者可尝试采用等速连续被动运动模式

进行含离心收缩的测试时，重复次数不宜过多，以免由此产生延迟性肌肉酸痛

行手法肌力检查时应采取正确的测试姿势，注意防止某些肌肉对受试的无力肌肉的替代动作，检查者应在完成一种体位的所有肌力检查内容后，再令患者变换体位，即应根据体位来安排检查的顺序

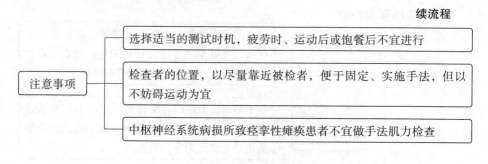

续流程

注意事项
- 选择适当的测试时机，疲劳时、运动后或饱餐后不宜进行
- 检查者的位置，以尽量靠近被检者，便于固定、实施手法，但以不妨碍运动为宜
- 中枢神经系统病损所致痉挛性瘫痪患者不宜做手法肌力检查

第五节　肌张力评定

【目的】

目的
- 判断被检肌肉是否有肌张力异常
- 了解有无中枢性运动功能障碍
- 为制订康复治疗方案提供依据
- 定期检查以判断疗效及预后

【适应证】

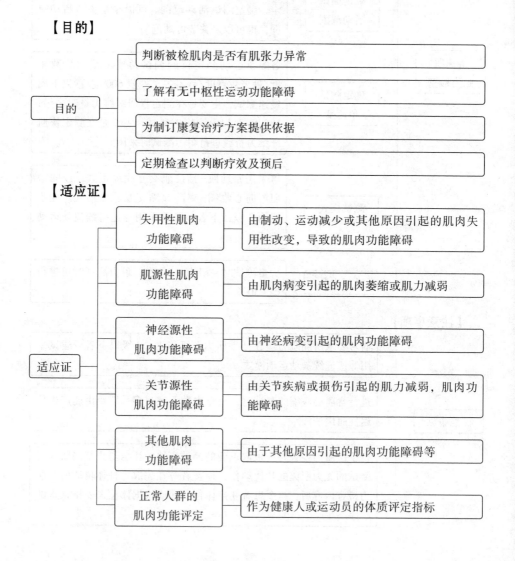

适应证
- 失用性肌肉功能障碍 —— 由制动、运动减少或其他原因引起的肌肉失用性改变，导致的肌肉功能障碍
- 肌源性肌肉功能障碍 —— 由肌肉病变引起的肌肉萎缩或肌力减弱
- 神经源性肌肉功能障碍 —— 由神经病变引起的肌肉功能障碍
- 关节源性肌肉功能障碍 —— 由关节疾病或损伤引起的肌力减弱，肌肉功能障碍
- 其他肌肉功能障碍 —— 由于其他原因引起的肌肉功能障碍等
- 正常人群的肌肉功能评定 —— 作为健康人或运动员的体质评定指标

【禁忌证】

关节不稳、骨折未愈合又未做内固定、急性渗出性滑膜炎、严重疼痛、关节活动范围极度受限、急性扭伤、骨关节肿瘤等。

【仪器设备】

肌张力的评定通过手法检查和器械检查进行。行器械检查时，需电生理测试仪、等速测力仪及多通道肌电图等，可根据需要选用相应的仪器进行测定。

【操作程序】

1. 肌张力的检查方法

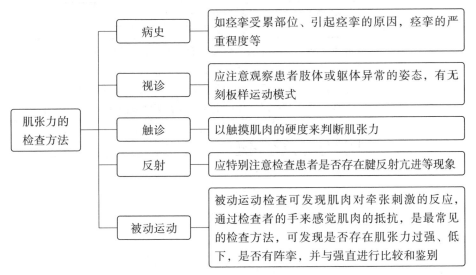

2. 异常肌张力

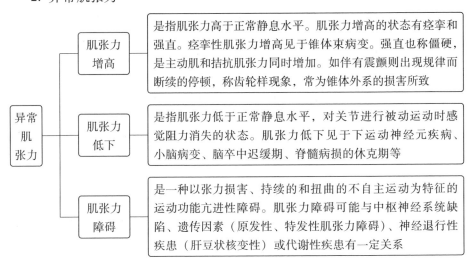

【注意事项】

注意事项

- 评定前应向患者说明检查目的、方法、步骤和感受，使患者了解评定全过程，消除紧张
- 评定前摆放好患者的体位，充分暴露检查部位，应首先检查健侧同名肌，再检查患侧，以便两侧比较
- 应避免在运动后、疲劳时及情绪激动时进行检查
- 严格按照相关设备的操作流程进行
- 除神经肌肉反射弧上的病变可能导致肌张力的变化外，肌腱的挛缩、关节的僵硬等都会影响肌张力的检查。肌张力的检查必须在温暖的环境和舒适的体位下进行，嘱咐被检者尽量放松。检查者活动被检者肢体时，应以不同速度和幅度来回活动，并比较两侧
- 结果的判断需要结合临床做出合理的解释

第六节　关节活动度评定

【目的】

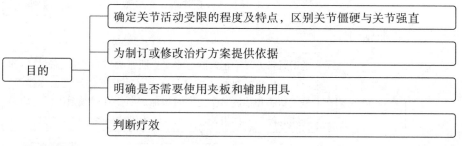

目的

- 确定关节活动受限的程度及特点，区别关节僵硬与关节强直
- 为制订或修改治疗方案提供依据
- 明确是否需要使用夹板和辅助用具
- 判断疗效

【适应证】

骨关节伤病及手术后患者、肌肉伤病及手术后患者、神经系统疾患、康复治疗的效果评定、其他原因导致关节活动障碍的患者等。

【禁忌证】

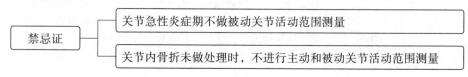

禁忌证

- 关节急性炎症期不做被动关节活动范围测量
- 关节内骨折未做处理时，不进行主动和被动关节活动范围测量

【仪器设备】
普通量角器、方盘量角器、尺、可展性金属线。

【操作程序】

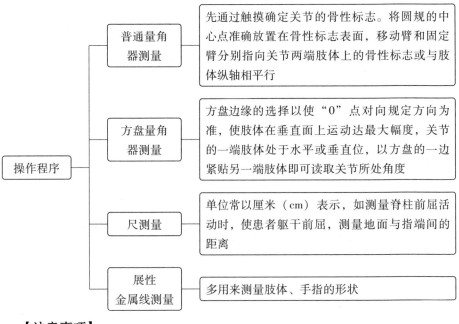

操作程序
- 普通量角器测量：先通过触摸确定关节的骨性标志。将圆规的中心点准确放置在骨性标志表面，移动臂和固定臂分别指向关节两端肢体上的骨性标志或与肢体纵轴相平行
- 方盘量角器测量：方盘边缘的选择以使"0"点对向规定方向为准，使肢体在垂直面上运动达最大幅度，关节的一端肢体处于水平或垂直位，以方盘的一边紧贴另一端肢体即可读取关节所处角度
- 尺测量：单位常以厘米（cm）表示，如测量脊柱前屈活动时，使患者躯干前屈，测量地面与指端间的距离
- 展性金属线测量：多用来测量肢体、手指的形状

【注意事项】

注意事项
- 检查者应熟悉各关节的解剖和正常活动范围，熟练掌握测量技术以保证测量结果的可靠性和可重复性
- 检查前应先向患者说明检查的目的和方法，以取得患者的充分合作
- 测量时检查者与被检查者均须保持舒适和正确的体位，以免出现代偿性活动影响检查的准确性
- 通常先测量主动关节活动度，后测量被动关节活动度，并分别记录测量结果。评价关节本身活动度，应以被动活动度为准
- 注意双侧对比
- 避免在按摩、运动及其他康复治疗后立即检查关节活动度，以免影响结果的准确性

第七节　平衡能力评定

【目的】

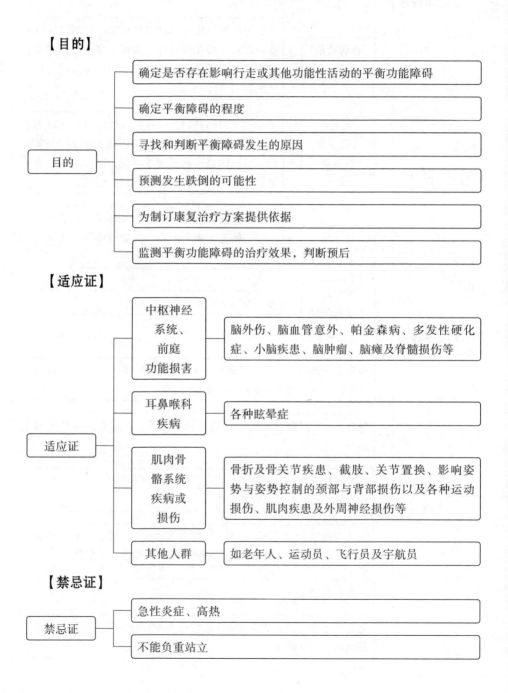

目的	确定是否存在影响行走或其他功能性活动的平衡功能障碍
	确定平衡障碍的程度
	寻找和判断平衡障碍发生的原因
	预测发生跌倒的可能性
	为制订康复治疗方案提供依据
	监测平衡功能障碍的治疗效果，判断预后

【适应证】

适应证	中枢神经系统、前庭功能损害	脑外伤、脑血管意外、帕金森病、多发性硬化症、小脑疾患、脑肿瘤、脑瘫及脊髓损伤等
	耳鼻喉科疾病	各种眩晕症
	肌肉骨骼系统疾病或损伤	骨折及骨关节疾患、截肢、关节置换、影响姿势与姿势控制的颈部与背部损伤以及各种运动损伤、肌肉疾患及外周神经损伤等
	其他人群	如老年人、运动员、飞行员及宇航员

【禁忌证】

禁忌证	急性炎症、高热
	不能负重站立

续流程

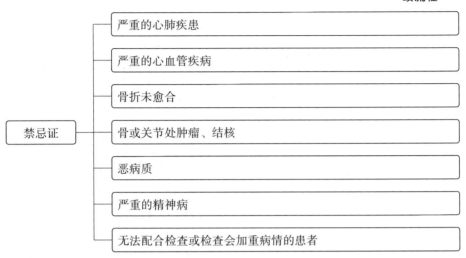

【仪器设备】

Berg 平衡量表，或平衡功能测量仪等。

【操作程序】

1. 采集病史，进行相关体格检查。

2. 平衡反应检查

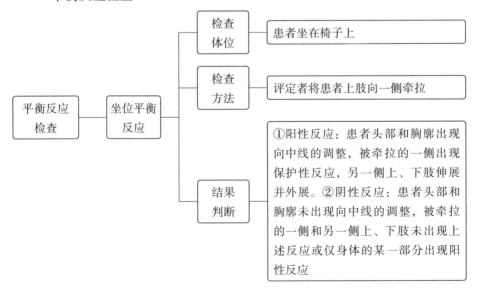

续流程

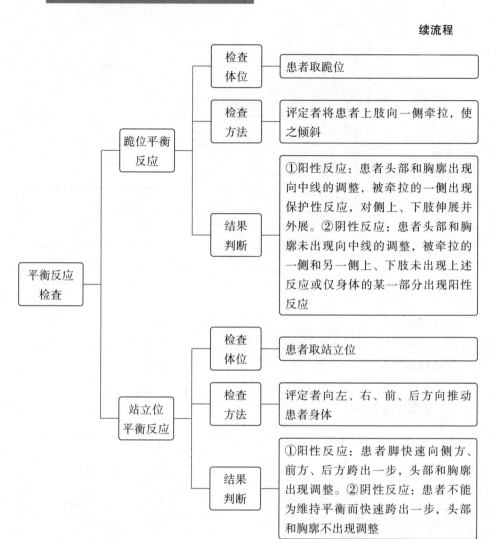

3. Berg 平衡量表评定　根据患者平衡障碍的情况，可选用下列不同的项目进行评定，如无支持坐位、从坐位站起、从站立位坐下、无支持站立、闭目站立、双脚并拢站立、上肢向前伸展并向前移动、从地面拾起物品、转身向后看、两脚-前-后站立、单腿站立。评定工具包括秒表、尺子、椅子、小板凳和台阶。

4. 平衡测试仪评定

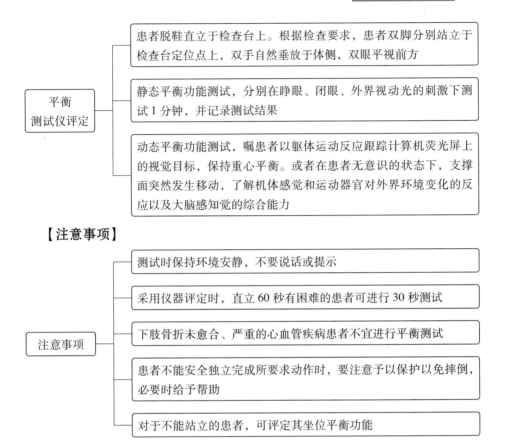

平衡
测试仪评定

患者脱鞋直立于检查台上。根据检查要求，患者双脚分别站立于检查台定位点上，双手自然垂放于体侧，双眼平视前方

静态平衡功能测试，分别在睁眼、闭眼、外界视动光的刺激下测试 1 分钟，并记录测试结果

动态平衡功能测试，嘱患者以躯体运动反应跟踪计算机荧光屏上的视觉目标，保持重心平衡。或在患者无意识的状态下，支撑面突然发生移动，了解机体感觉和运动器官对外界环境变化的反应以及大脑感知觉的综合能力

【注意事项】

注意事项

测试时保持环境安静，不要说话或提示

采用仪器评定时，直立 60 秒有困难的患者可进行 30 秒测试

下肢骨折未愈合、严重的心血管疾病患者不宜进行平衡测试

患者不能安全独立完成所要求动作时，要注意予以保护以免摔倒，必要时给予帮助

对于不能站立的患者，可评定其坐位平衡功能

第八节　协调能力评定

【目的】

评定受检者协调地运用多组肌群共同参与并相互配合、准确有控制的完成运动的过程。

【适应证】

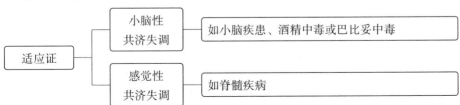

适应证

小脑性
共济失调 —— 如小脑疾患、酒精中毒或巴比妥中毒

感觉性
共济失调 —— 如脊髓疾病

续流程

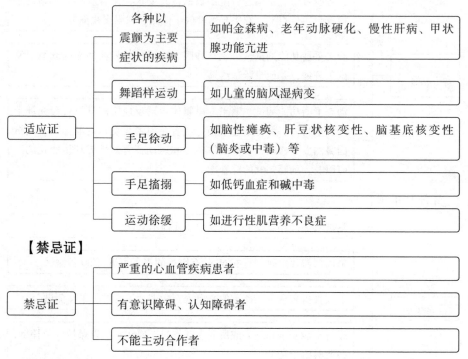

【禁忌证】

禁忌证 —— 严重的心血管疾病患者

　　　　　有意识障碍、认知障碍者

　　　　　不能主动合作者

【仪器设备】

评定时不需要设备。

【操作程序】

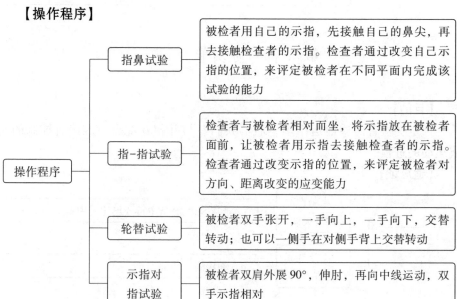

续流程

	拇指对指试验	被检者拇指依次与其他四指相对，速度可以由慢渐快
	握拳试验	被检者双手握拳、伸开，可以同时进行或交替进行（一手握拳，另一手伸开），速度可以逐渐加快
	拍膝试验	被检者一侧用手掌，对侧握拳拍膝；或一侧手掌在同侧膝盖上做前后移动，对侧握拳在膝盖上做上下运动
	跟-膝-胫试验	被检者仰卧，抬起一侧下肢，先将足跟放在对侧膝盖上，再沿着胫骨前缘向下推动
操作程序	旋转试验	被检者上肢在身体一侧屈肘90°，前臂交替旋前、旋后
	拍地试验	被检者足跟触地，足尖抬起做拍地动作，双足可以同时或分别做
	闭眼难立征试验	嘱患者双足并拢站立，两手向前平伸，闭眼。如出现身体摇晃或倾斜则为阳性。仅闭眼不稳提示两下肢有感觉障碍（感觉性共济失调），闭眼睁眼皆不稳提示小脑蚓部病变（小脑性共济失调）。蚓部病变易向后倾，一侧小脑半球病变或一侧前庭损害则向病侧倾倒
	站立后仰试验	协同运动障碍的检查方法。患者取站立位，嘱其身体向后仰。正常人可以膝关节屈曲，身体维持后仰位，小脑疾患时膝不能屈曲而身体向后方倾倒
	观察日常生活动作	观察吃饭、穿衣、系纽扣、取物、书写、站立姿势以及步态等活动是否协调、自如准确。有无动作性震颤、言语顿挫等。观察有无不自主运动，如舞蹈样运动、手足徐动、震颤（静止性、动作性）、抽搐

【注意事项】

注意事项
- 检查前向受检者详细说明检查目的和方法，取得合作
- 检查时患者必须意识清醒
- 检查时注意观察受检者在完成指定动作中是否直接、精确，时间是否正常；在动作完成过程中有无辨距不良、震颤或僵硬；增加速度或闭眼时有无异常；进行活动时，有无与身体无关的运动；不看自己运动时是否影响运动的质量；受试者是否很快感到疲劳
- 注意双侧对比
- 应注意被检肢体的肌力，当肌力不足 4 级时，该项检查无意义

第九节　步行能力评定

【目的】

目的
- 获得步行功能的资料
- 对步态进行评估
- 帮助制订康复治疗方案或修正异常步态
- 为判断疗效提供客观依据

【适应证】

适应证
- 神经系统损伤：包括中枢性和周围性神经损伤，如卒中、头部外伤、脑性瘫痪、脑肿瘤、脊髓损伤、脊髓炎、神经损伤（包括尺、桡、胫、腓神经损伤）等影响行走功能的患者
- 运动器官损伤：骨骼、关节、韧带、肌肉、肌腱等障碍，各种脊椎疾病、关节疾病、肌营养不良、截肢后安装假肢、髋关节置换术后等影响行走功能的患者
- 神经系统和运动系统接合部障碍：如重症肌无力等

【禁忌证】

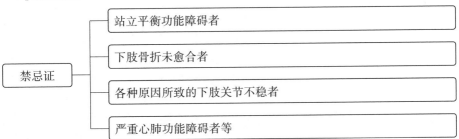

【仪器设备】

评定量表、步态系统观察表、行走通道、秒表、皮尺、滑石粉或墨汁。

【操作程序】

1. 步行能力评定 通过对步行能力进行宏观分级，大致了解患者能否步行，能否在家庭环境中或是社区环境中步行。

表 9-1 步行能力分级

分级	分级标准
1 级	不能步行
2 级	非功能性步行（治疗性步行）：训练时用膝-踝-足矫形器或肘拐等辅助器具，能在治疗室内行走。耗能大，速度慢，距离短，无功能性价值，但有预防压疮、血液循环障碍、骨质疏松等治疗意义
3 级	家庭性步行：用踝-足矫形器、手杖等可在家行走自如，但不能在室外长时间行走
4 级	社区性步行：用或不用踝-足矫形器、手杖可在室外和所在社区内行走，并可进行散步以及去公园、诊所、购物等活动。但时间不能长，如果活动超出社区范围仍需乘坐轮椅

2. 步态分析

（1）目测分析

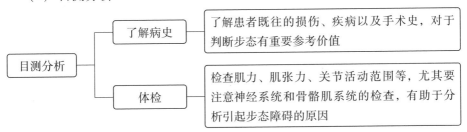

续流程

目测分析	步态观察	是一种定性分析的方法。让被检者按习惯的方式来回行走，观察者从不同方向（正、背、侧面）观察，注意其全身姿势和下肢各关节的活动，通过检查表或简要描述的方式记录步态周期中存在的问题；此外，还可以让被检者做变速行走、慢速、快速、随意放松步行，分别观察有无异常。步行中，可以让被检者停下，转身行走，上下楼梯或上下斜坡、绕过障碍物、坐下和站起、原地踏步或原地站立、闭眼站立等。用助行器行走的被检者，只要有可能，尽量分别观察使用或不使用助行器行走情况

（2）定量分析法

定量分析法	在受试者足底涂上滑石粉
	受试者在行走若干步后，从一侧足跟着地时开始计时
	走完全程后于同一侧足跟着地时停止计时
	记录及计算平均步行周期时间
	测量行走距离
	测量左右步长
	判断步态是否对称
	测量跨步长
	测量步宽
	计算步频
	计算步行速度

【注意事项】

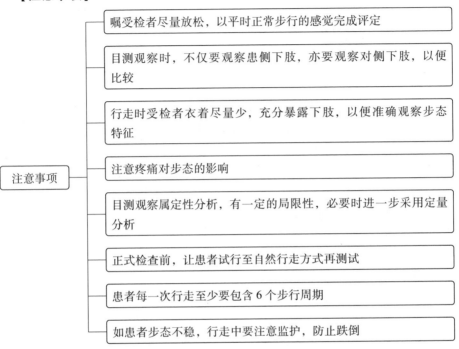

注意事项
- 嘱受检者尽量放松，以平时正常步行的感觉完成评定
- 目测观察时，不仅要观察患侧下肢，亦要观察对侧下肢，以便比较
- 行走时受检者衣着尽量少，充分暴露下肢，以便准确观察步态特征
- 注意疼痛对步态的影响
- 目测观察属定性分析，有一定的局限性，必要时进一步采用定量分析
- 正式检查前，让患者试行至自然行走方式再测试
- 患者每一次行走至少要包含6个步行周期
- 如患者步态不稳，行走中要注意监护，防止跌倒

第十节 言语功能评定

一、失语症评定

【目的】

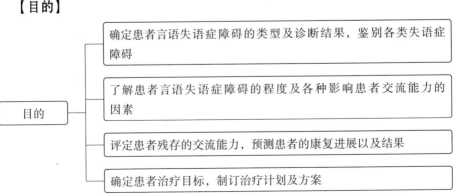

目的
- 确定患者言语失语症障碍的类型及诊断结果，鉴别各类失语症障碍
- 了解患者言语失语症障碍的程度及各种影响患者交流能力的因素
- 评定患者残存的交流能力，预测患者的康复进展以及结果
- 确定患者治疗目标，制订治疗计划及方案

续流程

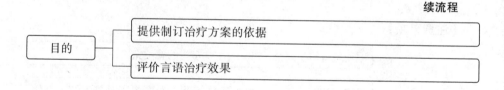

【适应证】

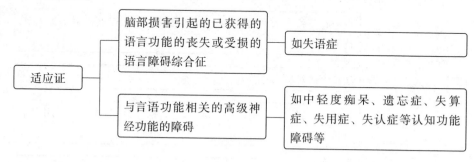

【禁忌证】

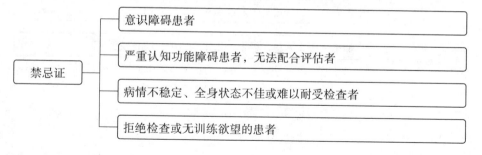

【仪器设备】

语言障碍诊治仪、西方失语症成套测验及录音设备、秒表、纸张、笔。

【操作程序】

1. 资料收集　要收集的资料包括患者临床资料以及个人史、患者生活环境等。

2. 初步观察　患者的一般状况及现存言语能力。

3. 评定方法

（1）失语症的分类

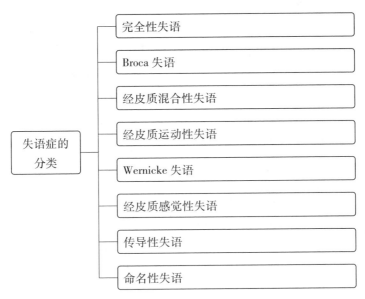

（2）失语症严重程度分级

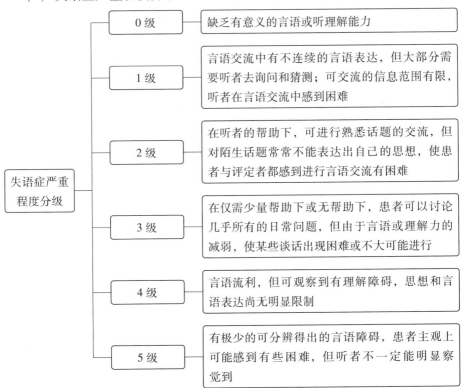

（3）西方失语症成套测验（WAB）

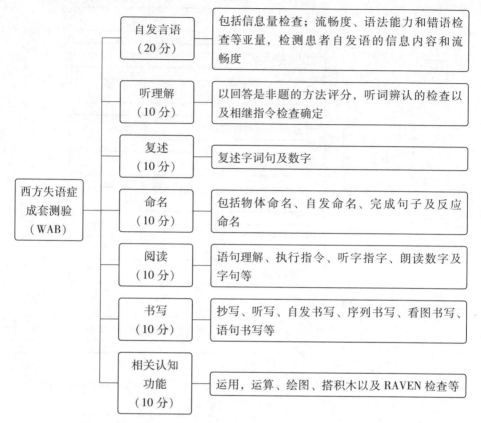

（4）失语商的计算：AQ = 指定有关项目评分和×2。正常 AQ 值为 98.4~99.6；AQ<93.8 可评为失语；AQ 在 93.8~98.4 可能为弥漫性脑损伤或皮质下损伤。

【注意事项】

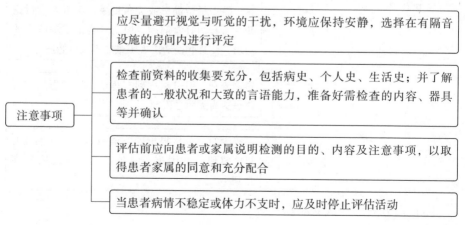

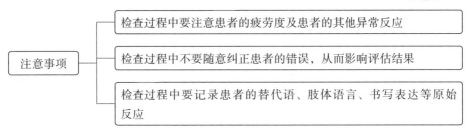

续流程

注意事项
- 检查过程中要注意患者的疲劳度及患者的其他异常反应
- 检查过程中不要随意纠正患者的错误,从而影响评估结果
- 检查过程中要记录患者的替代语、肢体语言、书写表达等原始反应

二、构音障碍评定

【目的】

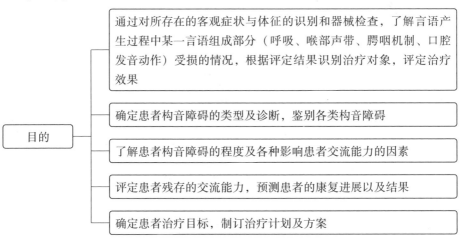

目的
- 通过对所存在的客观症状与体征的识别和器械检查,了解言语产生过程中某一言语组成部分(呼吸、喉部声带、腭咽机制、口腔发音动作)受损的情况,根据评定结果识别治疗对象,评定治疗效果
- 确定患者构音障碍的类型及诊断,鉴别各类构音障碍
- 了解患者构音障碍的程度及各种影响患者交流能力的因素
- 评定患者残存的交流能力,预测患者的康复进展以及结果
- 确定患者治疗目标,制订治疗计划及方案

【适应证】

由于中枢或周围神经或两者同时损伤,引起言语肌控制紊乱所导致的呼吸、语声、共振、发音、韵律等多种言语基本过程受累的言语障碍——构音障碍。

【禁忌证】

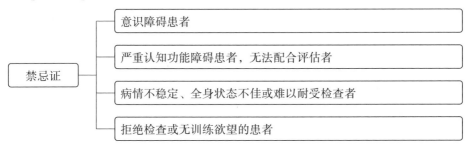

禁忌证
- 意识障碍患者
- 严重认知功能障碍患者,无法配合评估者
- 病情不稳定、全身状态不佳或难以耐受检查者
- 拒绝检查或无训练欲望的患者

【仪器设备】

构音器官检查记录表（压舌板、手电筒、长棉棒、指套、秒表等），构音能力主观评估表，字卡片、句卡片、图卡片若干张，各类笔、纸等。

【操作程序】

1. 资料收集 要收集的资料包括患者临床资料以及个人史、患者生活环境等。

2. 初步观察 患者的一般状况及现存言语能力。

3. 评定方法

（1）构音器官检查

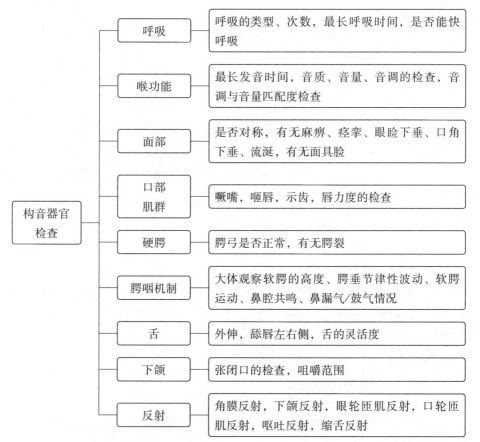

构音器官检查	呼吸	呼吸的类型、次数，最长呼吸时间，是否能快呼吸
	喉功能	最长发音时间，音质、音量、音调的检查，音调与音量匹配度检查
	面部	是否对称，有无麻痹、痉挛、眼睑下垂、口角下垂、流涎，有无面具脸
	口部肌群	噘嘴，咂唇，示齿，唇力度的检查
	硬腭	腭弓是否正常，有无腭裂
	腭咽机制	大体观察软腭的高度、腭垂节律性波动、软腭运动、鼻腔共鸣、鼻漏气/鼓气情况
	舌	外伸，舔唇左右侧，舌的灵活度
	下颌	张闭口的检查，咀嚼范围
	反射	角膜反射，下颌反射，眼轮匝肌反射，口轮匝肌反射，呕吐反射，缩舌反射

（2）填写构音能力主观评估表。

（3）构音障碍记录方法：见表9-2。

表 9-2 构音障碍记录方法

表达方式	判断类型	标　记
自述引出、无构音错误	正确	○　画在正确单词上
自述、有其他音替代	置换	—　画在错误音标下
自述、省略、漏掉音	省略	／　画在省略音标下
自述、与目的音相似	歪曲	△　画在歪曲音标上
说出是哪个音	歪曲严重、很难判定	×　画在患者重复的词上
复述引出	无法判断	（）画在无法分辨的音标下

【注意事项】

注意事项
- 应尽量避开视觉与听觉的干扰，选择在有隔音设施的房间内进行
- 当患者病情不稳定或体力不支时，应及时停止评估活动
- 检查前需了解患者的背景资料，准备好需检查的内容、器具等并确认
- 评估前应向患者或家属说明检测的目的、内容及注意事项，以取得患者及家属的同意和充分配合
- 检查过程中要注意患者的疲劳度及患者的其他异常反应
- 检查过程中不要随意纠正患者的错误，从而影响评估结果
- 检查过程中要记录患者的替代语、肢体语言及书写表达等原始反应
- 对中、重度症患者，最好选项目分次进行，原则是由易到难
- 在评定时，有些患者因流涎较多而影响构音言语动作。可让患者做吞咽动作，或用纸或毛巾擦拭口水，并让患者做 1 次深吸气和呼气动作，然后再继续评定

第十一节　吞咽障碍评定

【目的】

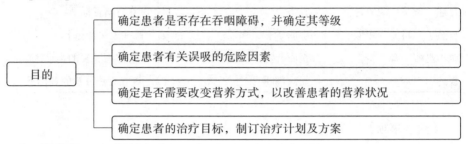

目的
- 确定患者是否存在吞咽障碍，并确定其等级
- 确定患者有关误吸的危险因素
- 确定是否需要改变营养方式，以改善患者的营养状况
- 确定患者的治疗目标，制订治疗计划及方案

【适应证】

中枢神经系统或周围神经系统损伤、肌病等引起运动功能异常、无解剖结构改变的吞咽障碍——功能性吞咽障碍（或称神经性吞咽障碍）。

【禁忌证】

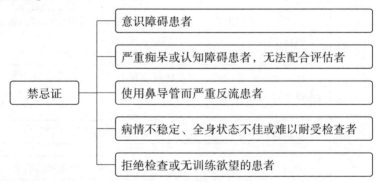

禁忌证
- 意识障碍患者
- 严重痴呆或认知障碍患者，无法配合评估者
- 使用鼻导管而严重反流患者
- 病情不稳定、全身状态不佳或难以耐受检查者
- 拒绝检查或无训练欲望的患者

【仪器设备】

呼吸训练用具（火柴、蜡烛、吸管等）、消毒大小棉棒、压舌板、消毒纱布、乳胶手套、手电筒、各种容器、餐具、保温瓶、特型杯、黏稠剂、口形矫正镜（可供两人并排使用）、节拍器、秒表、消毒器械等。

【操作程序】

1. 资料收集　要收集的资料包括患者临床资料以及个人史、患者生活环境等。

2. 初步观察　患者的一般状况及构音器官检查。

3. 洼田饮水试验　患者取坐位，以水杯盛温水 30ml，嘱患者如往常一样饮用，注意观察患者饮水过程，并记录饮水所用时间，一般可分为下列 5 种情况。

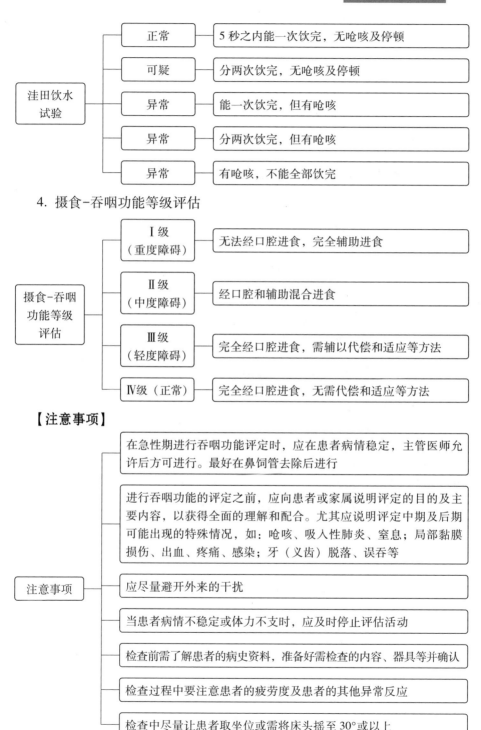

4. 摄食-吞咽功能等级评估

【注意事项】

第十二节　心肺功能评定

心肺功能是指人体心脏泵血及肺交换氧气的能力。通过心肺功能评定了解心肺功能的动态变化及功能障碍的程度，有助于临床康复疗效及预后判断。

一、心功能评定

【目的】

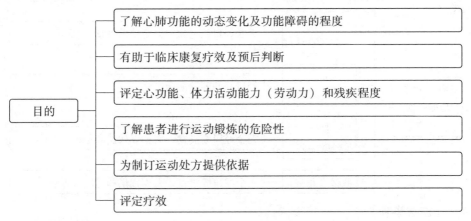

【适应证】

急性心肌梗死后、冠状动脉旁路移植术后、冠状动脉成形术后、左室功能不全、可控制的心力衰竭、先天性心脏病、后天性心瓣膜病、慢性阻塞性肺疾病等，同时病情稳定、无明显的步态和骨关节异常、无感染及活动性疾病、无精神异常，以及主观上愿意接受检查并能主动配合者。

【禁忌证】

1. 绝对禁忌证

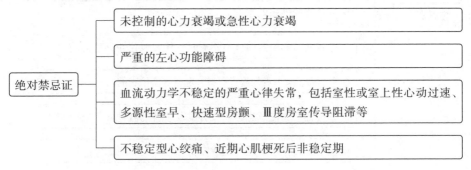

续流程

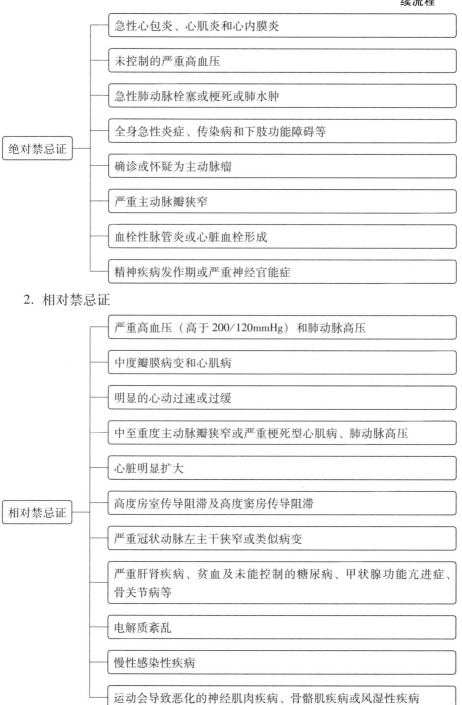

绝对禁忌证
- 急性心包炎、心肌炎和心内膜炎
- 未控制的严重高血压
- 急性肺动脉栓塞或梗死或肺水肿
- 全身急性炎症、传染病和下肢功能障碍等
- 确诊或怀疑为主动脉瘤
- 严重主动脉瓣狭窄
- 血栓性脉管炎或心脏血栓形成
- 精神疾病发作期或严重神经官能症

2. 相对禁忌证

相对禁忌证
- 严重高血压（高于 200/120mmHg）和肺动脉高压
- 中度瓣膜病变和心肌病
- 明显的心动过速或过缓
- 中至重度主动脉瓣狭窄或严重梗死型心肌病、肺动脉高压
- 心脏明显扩大
- 高度房室传导阻滞及高度窦房传导阻滞
- 严重冠状动脉左主干狭窄或类似病变
- 严重肝肾疾病、贫血及未能控制的糖尿病、甲状腺功能亢进症、骨关节病等
- 电解质紊乱
- 慢性感染性疾病
- 运动会导致恶化的神经肌肉疾病、骨骼肌疾病或风湿性疾病

续流程

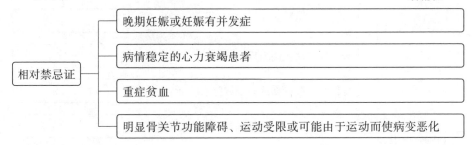

相对禁忌证
- 晚期妊娠或妊娠有并发症
- 病情稳定的心力衰竭患者
- 重症贫血
- 明显骨关节功能障碍、运动受限或可能由于运动而使病变恶化

【仪器设备】

心肺运动测试仪（由计算机、专用分析软件、测量通气流速的传感器及测量氧和二氧化碳浓度的气体分析器、十二导联运动心电图仪组成）、血压计。根据运动试验方案的不同，运动器械可采用功率自行车、活动平板、手摇车、上肢功率计、等长收缩运动器械等。

【操作程序】

1. 常用试验方案

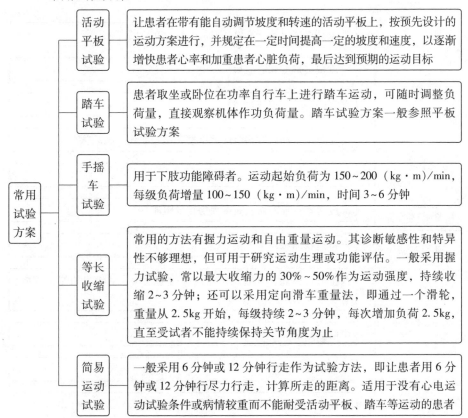

常用试验方案
- 活动平板试验：让患者在带有能自动调节坡度和转速的活动平板上，按预先设计的运动方案进行，并规定在一定时间提高一定的坡度和速度，以逐渐增快患者心率和加重患者心脏负荷，最后达到预期的运动目标
- 踏车试验：患者取坐或卧位在功率自行车上进行踏车运动，可随时调整负荷量，直接观察机体作功负荷量。踏车试验方案一般参照平板试验方案
- 手摇车试验：用于下肢功能障碍者。运动起始负荷为 150~200（kg·m）/min，每级负荷增量 100~150（kg·m）/min，时间 3~6 分钟
- 等长收缩试验：常用的方法有握力运动和自由重量运动。其诊断敏感性和特异性不够理想，但可用于研究运动生理或功能评估。一般采用握力试验，常以最大收缩力的 30%~50% 作为运动强度，持续收缩 2~3 分钟；还可以采用定向滑车重量法，即通过一个滑轮，重量从 2.5kg 开始，每级持续 2~3 分钟，每次增加负荷 2.5kg，直至受试者不能持续保持关节角度为止
- 简易运动试验：一般采用 6 分钟或 12 分钟行走作为试验方法，即让患者用 6 分钟或 12 分钟行尽力行走，计算所走的距离。适用于没有心电运动试验条件或病情较重而不能耐受活动平板、踏车等运动的患者

2. 心电运动步骤

电极安放：常规 12 导联心电图，导联电极全部移至躯干，相应位置是将两上肢电极分别移至锁骨下胸大肌与三角肌交界处或锁骨上，两下肢电极移至两季肋部或两髂前上棘内侧。胸导联的位置不变。监护导联：CM_5 正极位于 V_5，负极为胸骨柄；CC_5 正极位于 V_5，负极为 V_5R 即右胸相当于 V_5 的位置

↓

皮肤处理：贴敷电极前用乙醇或细砂纸擦皮肤到微红，以尽可能降低电阻，减少干扰

↓

血压测定：袖带法测定安静时的肱动脉血压

↓

过度通气试验：大口喘气 1 分钟后立即描记监护导联心电图

↓

按运动方案试验：运动中行连续心电图监护，每级运动末 30 秒记录心电图，同时测量血压。多数试验方案均为连续运动，各级之间不休息

↓

运动后记录：达到运动终点或出现中止试验的指征而中止运动后，于坐位或立位描记即刻和 2、4、6 分钟的心电图，同时测量血压。如有特殊情况可将观察的时间延长到 8~10 分钟，直到受试者的症状或异常表现消失为止

【注意事项】

注意事项

- 试验前必须用最通俗扼要的方式向患者介绍运动试验方法、过程及目的，取得患者的合作
- 室内温度最好为 22℃左右，湿度小于 60%，空气要流通、新鲜
- 受试者非饱餐或空腹，一般于饭后 2 小时进行试验
- 试验前 2 小时禁止吸烟、饮酒
- 试验前停用影响试验结果的药物，包括洋地黄制剂、硝酸甘油、双嘧达莫、咖啡因、麻黄碱、普鲁卡因胺、奎尼丁、钙拮抗剂、血管紧张素转换酶抑制剂、普萘洛尔、吩噻嗪类等

续流程

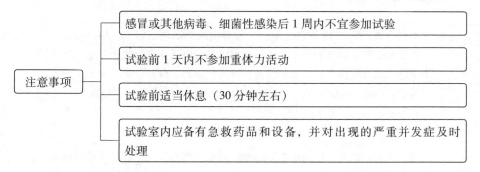

注意事项
- 感冒或其他病毒、细菌性感染后1周内不宜参加试验
- 试验前1天内不参加重体力活动
- 试验前适当休息（30分钟左右）
- 试验室内应备有急救药品和设备，并对出现的严重并发症及时处理

二、呼吸功能评定

【目的】

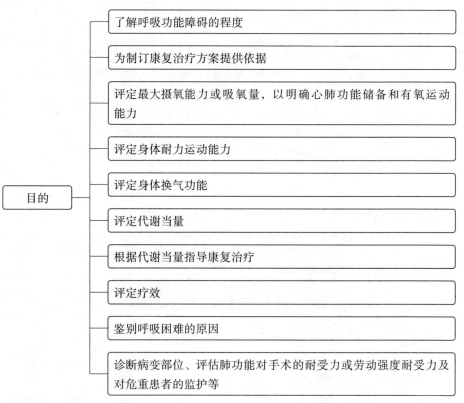

目的
- 了解呼吸功能障碍的程度
- 为制订康复治疗方案提供依据
- 评定最大摄氧能力或吸氧量，以明确心肺功能储备和有氧运动能力
- 评定身体耐力运动能力
- 评定身体换气功能
- 评定代谢当量
- 根据代谢当量指导康复治疗
- 评定疗效
- 鉴别呼吸困难的原因
- 诊断病变部位、评估肺功能对手术的耐受力或劳动强度耐受力及对危重患者的监护等

【适应证】
慢性阻塞性肺部疾病、肺气肿、慢性支气管炎等。
【禁忌证】

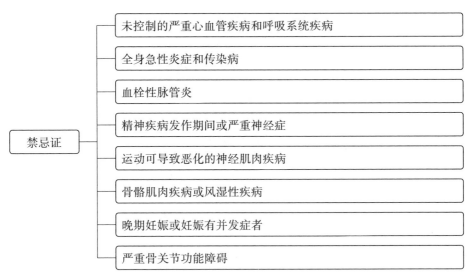

【仪器设备】

血气分析仪、呼吸气分析仪。

【操作程序】

1. 病史与体检 询问病史、家族史、吸烟史、职业及有无咳嗽、咳痰、胸闷、气喘等不适症状；体检包括体位、胸廓类型、呼吸方式、呼吸音等；了解患者胸部 X 线片检查结果。

2. 肺功能测定

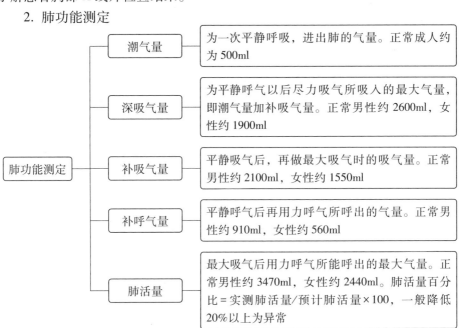

续流程

```
                                      ┌──────────────────────────────────┐
                          ┌─────────┐ │ 分别指平静呼气后和最大深呼气后残留于肺内 │
                          │功能残气量│ │ 的气量。正常人功能残气量大约等于肺总量的 │
                          │ 及残气量 │─│ 40%；男性为（2270±809）ml，女性为     │
                          └─────────┘ │（1858±552）ml。正常人残气量大约为肺总量的 │
                                      │ 25%，男性为（1380±631）ml，女性为     │
                                      │（1301±486）ml。残气量高于肺总量的35%时提 │
                                      │ 示有阻塞性肺气肿的存在。残气量减少见于弥  │
                                      │ 漫性肺间质纤维化等疾病              │
                                      └──────────────────────────────────┘
                                      ┌──────────────────────────────────┐
                                      │ 最大吸气后肺内所含的气量即肺总量，男性  │
                          ┌─────────┐ │ 为（5400±970）ml，女性为（3800±540）│
                          │  肺总量  │ │ ml。静息通气量：是静息状态下每分钟出入 │
                          │         │─│ 肺的气量，等于潮气量×每分钟呼吸频率，正 │
                          └─────────┘ │ 常男性为（6663±200）ml，女性为（4217± │
                                      │ 160）ml。>10L表示通气过度，<3L表示通 │
                                      │ 气不足                        │
                                      └──────────────────────────────────┘
┌─────────┐                           ┌──────────────────────────────────┐
│肺功能测定 │                           │ 是以最快的呼吸频率和最大的呼吸幅度呼吸1 │
└─────────┘                           │ 分钟取得的通气量，反映通气功能的最大潜力。│
                                      │ 正常男性为（104±2.71）L，女性为（82.5± │
                          ┌─────────┐ │ 2.17）L，通常亦应根据实测值占预计值百分数 │
                          │ 最大通气量│─│ 进行判定。占预计值80%以上为基本正常，低 │
                          └─────────┘ │ 于70%为异常。凡影响呼吸力学，即呼吸肌功 │
                                      │ 能、胸廓扩张度、肺的顺应性以及气道功能的 │
                                      │ 病变均可使之降低，是临床上常用通气功能障 │
                                      │ 碍的评价指标                    │
                                      └──────────────────────────────────┘
                                      ┌──────────────────────────────────┐
                                      │ 是深吸气后以最大力、最快速度呼气所呼出的 │
                                      │ 气量。正常人的用力肺活量与肺活量基本相等。│
                                      │ 第1、2、3秒用力呼气量与用力肺活量之比称 │
                          ┌─────────┐ │ 为1秒率、2秒率、3秒率，其正常值分别为  │
                          │ 用力肺活量│─│ 83%、96%、99%。正常人在3秒内可将肺活量 │
                          └─────────┘ │ 全部呼出。阻塞性通气障碍的患者呼气时间延 │
                                      │ 长，故每秒呼出气量及其占用力肺活量百分率 │
                                      │ 下降；限制性通气障碍患者则呼气时间往往提 │
                                      │ 前，其百分率增高                 │
                                      └──────────────────────────────────┘
```

3. 呼出气体分析　通过心肺运动试验测定气流及呼气中的氧和二氧化碳含量，推算出每分钟通气量、呼吸储备、最大氧耗量、氧通气当量、二氧化碳通气当量、呼吸商等参数，借此反映动态肺功能水平。测定方法有化学分析法和物理分析法，后者可使用新型的呼吸气体分析仪进行。

4. 血气分析　抽取动脉血，测定血液中 PaO_2、$PaCO_2$ 及动脉血氧含量，并以此推算全身的气体代谢和酸碱平衡情况。

5. 行走试验

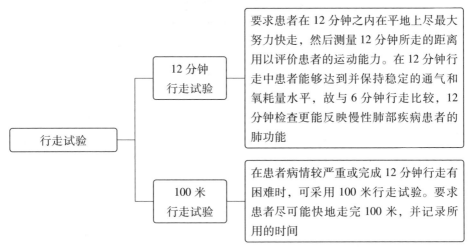

6. 日常生活活动能力评定　呼吸功能障碍患者的日常生活活动能力评定采用六级分法：

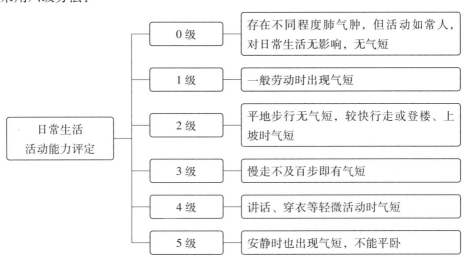

【注意事项】

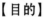

注意事项

- 患者的情绪和主观努力程度对结果有显著影响，向患者交代检查过程及注意事项，尽可能消除其紧张情绪，在患者高度配合的条件下，结果才能最准确地反映实际情况，必要时先做 1 次适应性练习
- 仪器要按规定提前预热，保证处于正常的工作状态
- 检查一般在饭后 2~4 小时内进行
- 检查前 24 小时内不服用影响代谢的药物
- 检查前 2 小时内不吸烟、不饮酒、不参加剧烈活动
- 检查时室温保持在 15~25℃，空气要流通、新鲜
- 由于活动肌数量和机械效率的差异，不同的运动方式所测得的最大吸氧量有所不同。参与运动的肌群越多，所测得的 VO_2max 越高。分析结果时应注意此问题

第十三节　认知功能评定

一、注意的评定

【目的】

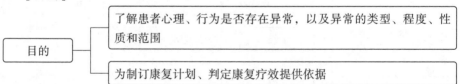

目的

- 了解患者心理、行为是否存在异常，以及异常的类型、程度、性质和范围
- 为制订康复计划、判定康复疗效提供依据

【适应证】

脑损伤、情绪及人格障碍患者引起的注意功能障碍者、老年人、各种类型痴呆。

【禁忌证】

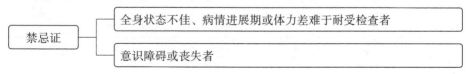

禁忌证

- 全身状态不佳、病情进展期或体力差难于耐受检查者
- 意识障碍或丧失者

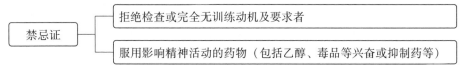

续流程

禁忌证 ── 拒绝检查或完全无训练动机及要求者

　　　　── 服用影响精神活动的药物（包括乙醇、毒品等兴奋或抑制药等）

【仪器设备】
纸、笔、录音设备、摇铃等。

【操作程序】

1. 资料收集　临床专科资料及患者个人史、生活环境资料等。
2. 初步观察　患者一般认知情况。
3. 评定方法

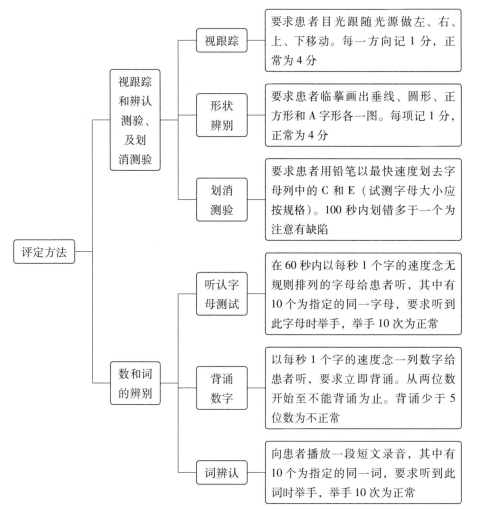

评定方法

视跟踪和辨认测验、及划消测验

- 视跟踪：要求患者目光跟随光源做左、右、上、下移动。每一方向记 1 分，正常为 4 分
- 形状辨别：要求患者临摹画出垂线、圆形、正方形和 A 字形各一图。每项记 1 分，正常为 4 分
- 划消测验：要求患者用铅笔以最快速度划去字母列中的 C 和 E（试测字母大小应按规格）。100 秒内划错多于一个为注意有缺陷

数和词的辨别

- 听认字母测试：在 60 秒内以每秒 1 个字的速度念无规则排列的字母给患者听，其中有 10 个为指定的同一字母，要求听到此字母时举手，举手 10 次为正常
- 背诵数字：以每秒 1 个字的速度念一列数字给患者听，要求立即背诵。从两位数开始至不能背诵为止。背诵少于 5 位数为不正常
- 词辨认：向患者播放一段短文录音，其中有 10 个为指定的同一词，要求听到此词时举手，举手 10 次为正常

续流程

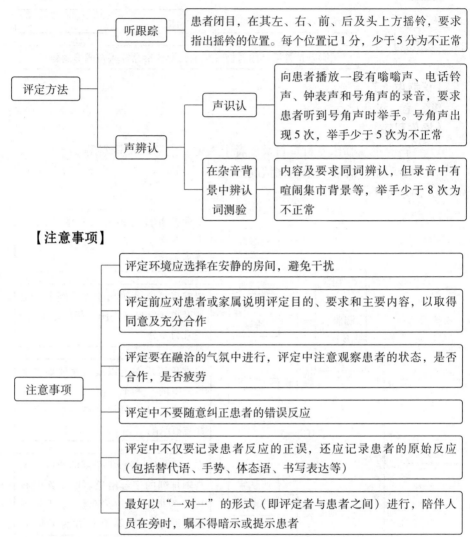

【注意事项】

注意事项

- 评定环境应选择在安静的房间，避免干扰
- 评定前应对患者或家属说明评定目的、要求和主要内容，以取得同意及充分合作
- 评定要在融洽的气氛中进行，评定中注意观察患者的状态，是否合作，是否疲劳
- 评定中不要随意纠正患者的错误反应
- 评定中不仅要记录患者反应的正误，还应记录患者的原始反应（包括替代语、手势、体态语、书写表达等）
- 最好以"一对一"的形式（即评定者与患者之间）进行，陪伴人员在旁时，嘱不得暗示或提示患者

二、记忆的评定

【目的】

目的

- 为大脑病理损伤提供定位诊断的症状学依据
- 为制订康复措施提供心理学依据
- 为治疗提供疗效和预后的判定标准

【适应证】

脑损伤、情绪及人格障碍患者引起的记忆功能障碍、老年人、各种类型的痴呆患者。

【禁忌证】

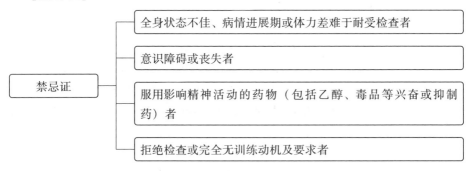

【仪器设备】

韦氏记忆量表、临床记忆量表。

【操作程序】

1. 评定方法

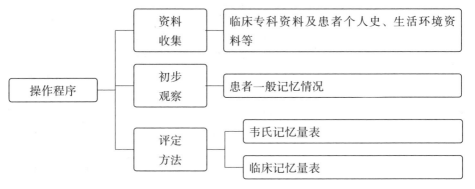

2. 韦氏记忆量表（表9-3）

表9-3　韦氏记忆量表测试项目、内容

测试项目	内容
经历	5个与个人经历有关的问题，如被试者的出生年月，国家的总理是谁等
定向	5个有关时间和空间定向的问题
数字顺序关系	从1到100顺数，从100到1倒数；从1起累加，每次加3至49为止
再认	每套识记卡片有8项内容，呈现给患者30秒后，让患者再认

续 表

测试项目	内容
图片回记	每套图片中有 20 项内容，呈现 90 秒后，要求患者说出呈现内容
视觉再生	每套图片中有 3 张，每张上有 1 或 2 个图形，呈现 10 秒后让患者画出来
联想学习	每套图片卡上有 10 对词，读给患者听，然后呈现 2 秒。10 对词显示完毕后，停 5 秒，再读每对词的前 1 个词，要患者说出后 1 个词
触觉记忆	使用一副槽板，上有 9 个图形，让患者闭眼用利手、非利手和双手分别将 3 个木块放入相应的槽中。再睁眼，将各木块的图形及其位置默画出来
逻辑记忆	3 个故事包含 14、20 和 30 个内容。将故事讲给患者听，同时让其看着卡片上的故事，念完后要求复述
背诵数目	要求顺序背诵 3~9 位数、倒序背诵 2~8 位数

3. 临床记忆量表

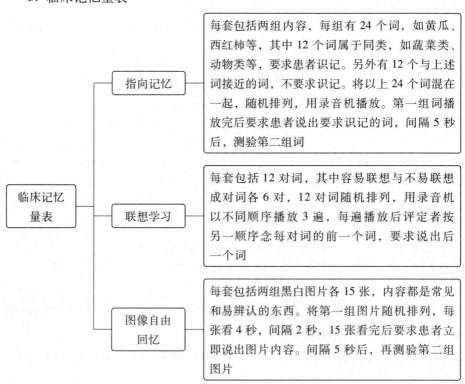

- 临床记忆量表
  - **指向记忆**：每套包括两组内容，每组有 24 个词，如黄瓜、西红柿等，其中 12 个词属于同类，如蔬菜类、动物类等，要求患者识记。另外有 12 个与上述词接近的词，不要求识记。将以上 24 个词混在一起，随机排列，用录音机播放。第一组词播放完后要求患者说出要求识记的词，间隔 5 秒后，测验第二组词
  - **联想学习**：每套包括 12 对词，其中容易联想与不易联想成对词各 6 对，12 对词随机排列，用录音机以不同顺序播放 3 遍，每遍播放后评定者按另一顺序念每对词的前一个词，要求说出后一个词
  - **图像自由回忆**：每套包括两组黑白图片各 15 张，内容都是常见和易辨认的东西。将第一组图片随机排列，每张看 4 秒，间隔 2 秒，15 张看完后要求患者立即说出图片内容。间隔 5 秒后，再测验第二组图片

续流程

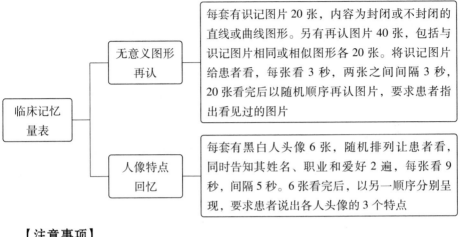

【注意事项】

注意事项

评定环境应选择在安静的房间，避免干扰

评定前应对患者或家属说明评定目的、要求和主要内容，以取得同意及充分合作

评定应在融洽的气氛中进行，评定中注意观察患者的状态，是否合作，是否疲劳

评定中不要随意纠正患者的错误反应

评定中不仅要记录患者反应的正误，还应记录患者的原始反应（包括替代语、手势、体态语、书写表达等）

最好以"一对一"的形式（即评定者与患者之间）进行，陪伴人员在旁时，嘱不得暗示或提示患者

韦氏记忆量表仅用于7岁以上儿童及成人，要求患者先学习，随后做即时回忆、学习、测试回忆三遍

临床记忆量表主要用于成人（20~90岁）；分为有文化和无文化两部分，分别建立两套正常值；并有两套性质相同、难度相当的评分量表（相关系数0.85），便于前后比较

三、失认症的评定

【目的】

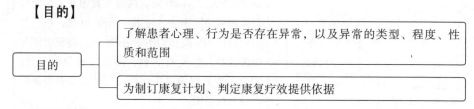

目的 ─ 了解患者心理、行为是否存在异常，以及异常的类型、程度、性质和范围

─ 为制订康复计划、判定康复疗效提供依据

【适应证】

脑血管意外、脑外伤、缺氧性脑损害、脑性瘫痪、中毒性脑病、老年变性脑病、脑部伤病引起视空间知觉障碍、单侧忽略、疾病失认、Gerstmam 综合征等。

【禁忌证】

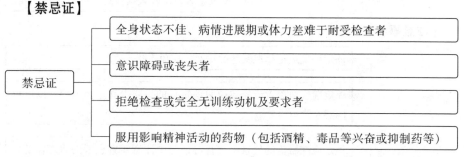

禁忌证 ─ 全身状态不佳、病情进展期或体力差难于耐受检查者

─ 意识障碍或丧失者

─ 拒绝检查或完全无训练动机及要求者

─ 服用影响精神活动的药物（包括酒精、毒品等兴奋或抑制药等）

【仪器设备】

Albert 划杠测验用品、删字测验（Diller 测验）用品、平分直线测验用品、Sheckenberg 测验用品、高声朗读测验用品、纸、笔。

【操作程序】

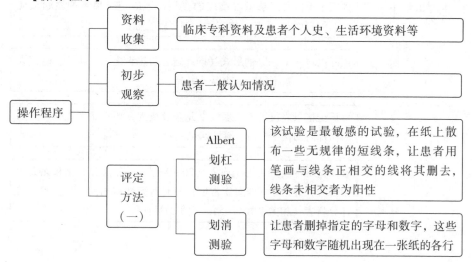

操作程序

资料收集 ─ 临床专科资料及患者个人史、生活环境资料等

初步观察 ─ 患者一般认知情况

评定方法（一）

Albert 划杠测验 ─ 该试验是最敏感的试验，在纸上散布一些无规律的短线条，让患者用笔画与线条正相交的线将其删去，线条未相交者为阳性

划消测验 ─ 让患者删掉指定的字母和数字，这些字母和数字随机出现在一张纸的各行

续流程

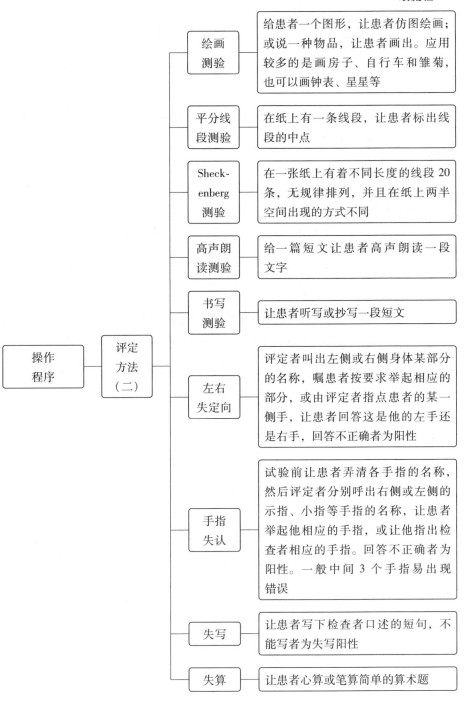

操作程序	评定方法（二）	绘画测验	给患者一个图形，让患者仿图绘画；或说一种物品，让患者画出。应用较多的是画房子、自行车和雏菊，也可以画钟表、星星等
平分线段测验	在纸上有一条线段，让患者标出线段的中点
Sheck-enberg测验	在一张纸上有着不同长度的线段20条，无规律排列，并且在纸上两半空间出现的方式不同
高声朗读测验	给一篇短文让患者高声朗读一段文字
书写测验	让患者听写或抄写一段短文
左右失定向	评定者叫出左侧或右侧身体某部分的名称，嘱患者按要求举起相应的部分，或由评定者指点患者的某一侧手，让患者回答这是他的左手还是右手，回答不正确者为阳性
手指失认	试验前让患者弄清各手指的名称，然后评定者分别呼出右侧或左侧的示指、小指等手指的名称，让患者举起他相应的手指，或让他指出检查者相应的手指。回答不正确者为阳性。一般中间3个手指易出现错误
失写	让患者写下检查者口述的短句，不能写者为失写阳性
失算	让患者心算或笔算简单的算术题

【注意事项】

```
                ┌─ 评定环境应选择在安静的房间，避免干扰
                │
                ├─ 评定前应对患者或家属说明评定目的、要求和主要内容，以取得
                │  同意及充分合作
                │
                ├─ 评定要在融洽的气氛中进行，评定中注意观察患者的状态，是否
                │  合作，是否疲劳
                │
                ├─ 评定中不要随意纠正患者的错误反应
   注意事项 ─────┤
                ├─ 评定中不仅要记录患者反应的正误，还应记录患者的原始反应
                │  （包括替代语、手势、体态语、书写表达等）
                │
                ├─ 最好以"一对一"的形式（即评定者与患者之间）进行，陪伴人
                │  员在旁时，嘱不得暗示或提示患者
                │
                ├─ 患者的身体情况不佳或情绪明显不稳定时，不得勉强继续检查。
                │  根据患者恢复情况，在适当的时候完成标准化的系统评定
                │
                └─ Albert 划杠测验、划消测验、平分线段测验、书写测验及高声朗
                   读测验等应将测定纸张放在患者的正前方，不得暗示
```

四、痴呆的评定

【目的】

```
            ┌─ 为大脑病理损伤提供定位诊断的症状学依据
            │
   目的 ─────┼─ 为制订康复措施提供心理学依据
            │
            └─ 为治疗提供疗效和预后的判定标准
```

【适应证】

病变累及皮质下结构，如帕金森病所致痴呆患者；由大脑颞叶内侧、海马乳头体、视丘下部、胼胝体等部位病变引起边缘性痴呆患者；由大脑半球白质病引起的日常生活能力下降、行为障碍、认知障碍患者；视空间技能损害、思维判断能力障碍、语言障碍、计算障碍患者；行为异常患者；局灶性神经系统症状患者，如偏瘫、吞咽困难、失语、失认和失用等。

【禁忌证】

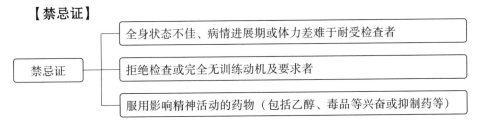

禁忌证 —— 全身状态不佳、病情进展期或体力差难于耐受检查者

拒绝检查或完全无训练动机及要求者

服用影响精神活动的药物（包括乙醇、毒品等兴奋或抑制药等）

【仪器设备】

简易精神状态检查量表、长谷川痴呆量表、纸、笔。

【操作程序】

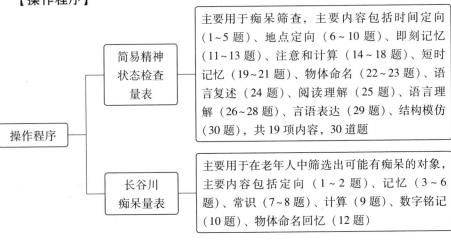

操作程序

简易精神状态检查量表：主要用于痴呆筛查，主要内容包括时间定向（1~5题）、地点定向（6~10题）、即刻记忆（11~13题）、注意和计算（14~18题）、短时记忆（19~21题）、物体命名（22~23题）、语言复述（24题）、阅读理解（25题）、语言理解（26~28题）、言语表达（29题）、结构模仿（30题），共19项内容，30道题

长谷川痴呆量表：主要用于在老年人中筛选出可能有痴呆的对象，主要内容包括定向（1~2题）、记忆（3~6题）、常识（7~8题）、计算（9题）、数字铭记（10题）、物体命名回忆（12题）

【注意事项】

注意事项

评定环境应选择在安静的房间，避免干扰

评定前应对患者或家属说明评定目的、要求和主要内容，以取得同意及充分合作

评定要在融洽的气氛中进行，评定中注意观察患者的状态，是否合作，是否疲劳

评定中不要随意纠正患者的错误反应

最好以"一对一"的形式（即评定者与患者之间）进行，陪伴人员在旁时，嘱不得暗示或提示患者

患者的身体情况不佳或情绪明显不稳定时，不得勉强继续检查。根据患者恢复情况，在适当的时候完成标准化的系统评定

五、认知功能的成套测验

【目的】

较全面地分析评定认知功能状况。

【适应证】

脑外伤、脑血管意外患者、健康儿童、成人、老年人等。

【禁忌证】

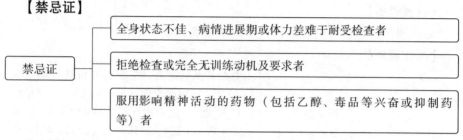

禁忌证
- 全身状态不佳、病情进展期或体力差难于耐受检查者
- 拒绝检查或完全无训练动机及要求者
- 服用影响精神活动的药物（包括乙醇、毒品等兴奋或抑制药等）者

【仪器设备】

无需特殊仪器设备。

【操作程序】

1. Halstead-Reitan 神经心理学成套测验

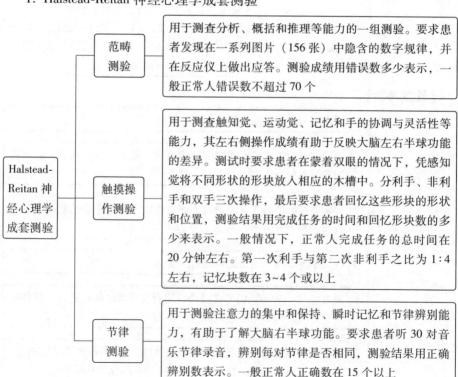

Halstead-Reitan 神经心理学成套测验

- 范畴测验：用于测查分析、概括和推理等能力的一组测验。要求患者发现在一系列图片（156 张）中隐含的数字规律，并在反应仪上做出应答。测验成绩用错误数多少表示，一般正常人错误数不超过 70 个

- 触摸操作测验：用于测查触知觉、运动觉、记忆和手的协调与灵活性等能力，其左右侧操作成绩有助于反映大脑左右半球功能的差异。测试时要求患者在蒙着双眼的情况下，凭感知觉将不同形状的形块放入相应的木槽中。分利手、非利手和双手三次操作，最后要求患者回忆这些形块的形状和位置，测验结果用完成任务的时间和回忆形块数的多少来表示。一般情况下，正常人完成任务的总时间在 20 分钟左右。第一次利手与第二次非利手之比为 1:4 左右，记忆块数在 3~4 个或以上

- 节律测验：用于测验注意力的集中和保持、瞬时记忆和节律辨别能力，有助于了解大脑右半球功能。要求患者听 30 对音乐节律录音，辨别每对节律是否相同，测验结果用正确辨别数表示。一般正常人正确数在 15 个以上

续流程

```
                  ┌─ 手指敲      检查双手精细运动，用机械装置客观记录单位时间内左
                  │  击测验  ─── 右示指敲击动作的速率。要求患者分别用左右手示指快
                  │              速敲击计算器的按键，测查精细运动能力，比较左右手
                  │              敲击快慢的差异有助于反映大脑左右半球精细运动控制
                  │              功能状况。结果用每 10 秒的平均敲击次数表示。正常
                  │              人 10 秒平均敲击 40 次左右，右手比左手快 1.1 倍左右
                  │
                  │  ┌─ 失语     用于测查语言理解和表达功能以及有无失语，包括语言
                  │  │  检查 ─── 接受和表达能力的几项测验，是语言能力的鉴别性测
                  │  │           验。要求患者回答问题、复述、临摹图形和执行简单命
                  │  │           令。结果根据有无错误、错误的多少和类型来判断。正
                  │  │           常人的错误通常在 5% 以下
                  │  │
                  │  │  ┌─ 语声知  用于测查注意力和语音知觉能力。要求患者在听到 1 个
                  │  │  │  觉测验 ── 单词或 1 对单词的录音后，从 4 个备选词中找出相应的
                  │  │  │          词，共有 30 个（对）词。结果用正确选择数表示，正
Halstead-         │  │  │          常人正确数在 20 个以上
Reitan 神─────────┤  │  │
经心理学          │  │  ┌─ 侧性优  通过患者写字、投球、拿东西的动作来测定利手、利
成套测验          │  │  │  势测验 ── 足、利眼、利肩等，进一步判断言语的优势半球
                  │  │  │
                  │  │  │  ┌─ 握力   用握力计客观测量，比较利手与非利手握力。左右握力
                  │  │  │  │  测验 ── 的比较可反映大脑左右半球功能和运动功能差异。测试
                  │  │  │  │         要求患者分别用左、右手紧握握力计，尽其最大的力
                  │  │  │  │         量，测查运动功能。结果用握力的千克数表示。一般利
                  │  │  │  │         手握力比非利手大 1.1 倍左右
                  │  │  │  │
                  │  │  │  ┌─ 连线   用于测查空间知觉、眼手协调、思维灵活性等能力。本
                  │  │  │  │  测验 ── 测验分甲乙两式，甲式要求患者将一张 16 开大小纸上
                  │  │  │  │         散的 25 个阿拉伯数字按顺序连接；乙式除数字系列
                  │  │  │  │         外，还有英文字母系列，要求患者按顺序交替连接阿拉
                  │  │  │  │         伯数字和英文字母。结果用完成时间和连接错误数表
                  │  │  │  │         示。正常人完成甲式时间为 1 分钟左右，错误 1 个以
                  │  │  │  │         内；完成乙式时间为 3 分钟左右，错误 2 个以内
                  │  │  │  │
                  └─ 感知觉       用于测查有无视野缺损、听觉、触觉和知觉障碍，内容
                     障碍   ───   包括听觉检查、视野检查、脸手触觉辨认、手指符号辨
                     检查         认和形块辨认等方面。结果用错误数多少表示。正常人
                                  在各部位感知错误少于 2 次。比较左、右两侧错误数的
                                  差别有助于了解大脑两半球功能的差别
```

2. 洛文斯顿作业认知评定成套测验

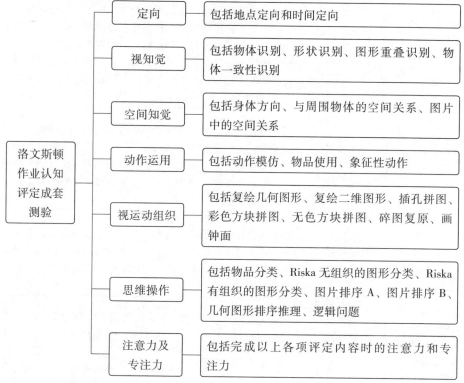

洛文斯顿作业认知评定成套测验

- 定向 —— 包括地点定向和时间定向
- 视知觉 —— 包括物体识别、形状识别、图形重叠识别、物体一致性识别
- 空间知觉 —— 包括身体方向、与周围物体的空间关系、图片中的空间关系
- 动作运用 —— 包括动作模仿、物品使用、象征性动作
- 视运动组织 —— 包括复绘几何图形、复绘二维图形、插孔拼图、彩色方块拼图、无色方块拼图、碎图复原、画钟面
- 思维操作 —— 包括物品分类、Riska 无组织的图形分类、Riska 有组织的图形分类、图片排序 A、图片排序 B、几何图形排序推理、逻辑问题
- 注意力及专注力 —— 包括完成以上各项评定内容时的注意力和专注力

【注意事项】

使用洛文斯顿作业认知评定成套测验进行认知功能评定时应使用标准的测试问题、图片，并按照标准的测试步骤进行检查评定。

第十四节　心理功能评定

一、智力测验

【目的】

以量化的手段测量伤、病致残者，慢性病患者和老年人心理和行为的变化，提高疾病治疗效果，改善生活质量。

【适应证】

脑血管意外、脑外伤、缺氧性脑损害、脑性瘫痪、中毒性脑病、老年性脑病等脑部疾患的智力障碍等。

【禁忌证】

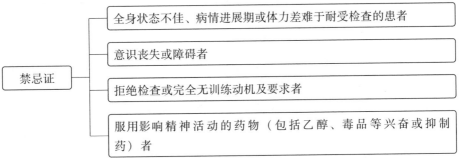

【仪器设备】

韦克斯勒智力量表（国内采用修订韦氏量表：包括韦氏成人智力量表、韦氏幼儿智力量表及韦氏儿童智力量表）、简易精神状态检查表、纸张、笔。

【操作程序】

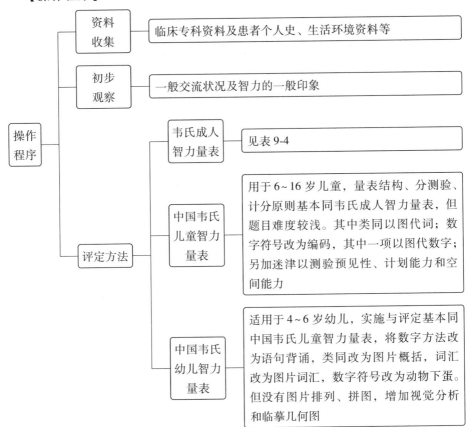

表 9-4　韦氏成人智力量表测试项目、内容

测验方法和名称	测试题目和评分
Ⅰ 言语测试	
知识	29 个题目，包括历史、地理、天文、文学、自然等知识。答对 1 题得 1 分，最高分为 29 分
领悟	14 个题目，涉及社会风俗、价值观、成语等。根据回答的概括水平和质量每题记 2、1 或 0 分，最高分为 28 分
算术	4 个心算题，限时回答。时限内答对 1 题记 1 分，后面 4 题提前完成且正确者另加分，最高分为 18 分
相似性	有 13 对词，念给患者听，要求说出每对词的相似性。根据回答的概括水平每题记 2、1 或 0 分，最高分为 26 分
数字广度	念给患者听一组数字，要求顺序背诵 3~12 位数、倒序背诵 2~10 位数。以背诵出的最高位数为记分数。最高顺序背诵为 12 分，倒序背诵为 10 分
词汇	40 个词汇，如疲劳、丰收、准绳、笑柄等，念给患者听，要求在词汇表上指出并说明其含义。在时限内回答的，根据质量每词记 2、1 或 0 分，最高分为 80 分
Ⅱ 操作测验	
数字符号	阿拉伯数字 1~9 各配一符号，要求患者给测验表上 90 个无顺序的阿拉伯数字配上相应的符号，限时 90 秒。每 1 正确符号记 1 分，符号倒转记 0.5 分，最高分为 90 分
图画填充	21 个图画，都缺失一个重要部分；要求患者回答缺失什么并指出缺失部分。限时回答，回答正确 1 题记 1 分，最高分为 21 分
木块图案	要求患者用 9 块红白两色的立方体木块，按照木块测验图卡组合成图案。共 7 个图案，限时内完成 1 个记 4 分，提前完成另加分，最高分为 48 分
图片排列	把说明一个故事的一组图片打乱顺序后给患者看，要求摆成应有的顺序。共 8 组图片，限时内完成一组记 2 分，后面 3 组提前完成另加分，最高分为 38 分
图形拼凑	把人体、头像的图形的碎片呈现给患者，要求拼成完整的图形。共 4 个图形，限时内完成按各图形标准记分，提前完成另加分，最高分为 44 分

【注意事项】

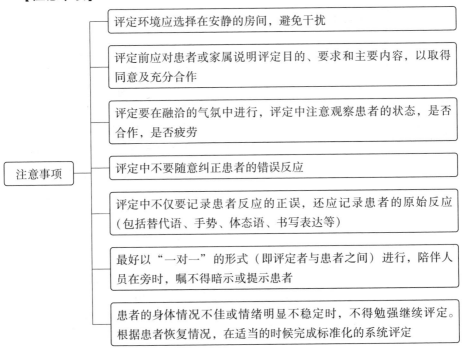

注意事项 — 评定环境应选择在安静的房间，避免干扰

评定前应对患者或家属说明评定目的、要求和主要内容，以取得同意及充分合作

评定要在融洽的气氛中进行，评定中注意观察患者的状态，是否合作，是否疲劳

评定中不要随意纠正患者的错误反应

评定中不仅要记录患者反应的正误，还应记录患者的原始反应（包括替代语、手势、体态语、书写表达等）

最好以"一对一"的形式（即评定者与患者之间）进行，陪伴人员在旁时，嘱不得暗示或提示患者

患者的身体情况不佳或情绪明显不稳定时，不得勉强继续评定。根据患者恢复情况，在适当的时候完成标准化的系统评定

二、人格测验

【目的】
提高疾病治疗效果，改善生活质量。

【适应证】
脑血管意外、脑外伤、缺氧性脑损害、脑性瘫痪、中毒性脑病以及老年退行性变脑病等脑部伤病引起行为和情感的障碍；慢性疾病及残疾引起的行为和情感障碍；药物性情感及行为障碍（包括乙醇、毒品等神经兴奋或抑制药）。

【禁忌证】

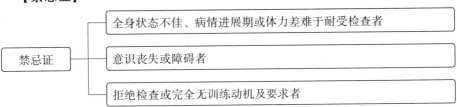

禁忌证 — 全身状态不佳、病情进展期或体力差难于耐受检查者

意识丧失或障碍者

拒绝检查或完全无训练动机及要求者

【仪器设备】
艾森克人格问卷（EPQ）（儿童和成人两种形式）、明尼苏达多相人格测验（MMPI）。

【操作程序】

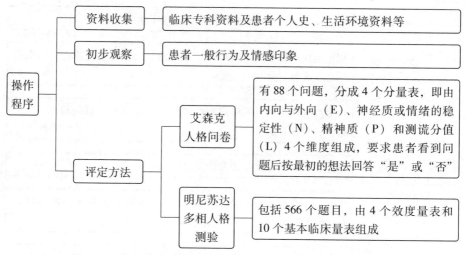

【注意事项】

```
                ┌─ 评定环境应选择在安静的房间，避免干扰
                │
                ├─ 评定前应对患者或家属说明评定目的、要求和主要内容，以取得
                │  同意及充分合作
                │
                ├─ 评定要在融洽的气氛中进行，评定中注意观察患者的状态，是否
                │  合作，是否疲劳
                │
                ├─ 评定中不要随意纠正患者的错误反应
                │
  注意事项 ─────┤  评定中不仅要记录患者反应的正误，还应记录患者的原始反应
                ├─ （包括替代语、手势、体态语、书写表达等）
                │
                ├─ 最好以"一对一"的形式（即评定者与患者之间）进行，陪伴人
                │  员在旁时，嘱不得暗示或提示患者
                │
                ├─ 患者的身体情况不佳或情绪明显不稳定时，不得勉强继续评定。
                │  根据患者恢复情况，在适当的时候完成标准化的系统评定
                │
                └─ 明尼苏达多相人格测验适合年满16岁，小学毕业以上文化，无明
                   显生理缺陷（视觉障碍或书写障碍）的患者。13~15岁的青少年
                   也可做此测验，但要用青少年的常模做比较。测验仅采"是"和
                   "否"两种选择方式
```

三、情绪测验

【目的】

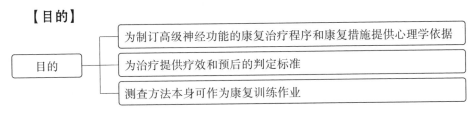

【适应证】

脑血管意外、脑外伤、缺氧性脑损害、脑性瘫痪、中毒性脑病以及老年退行性变脑病等脑部伤病引起情绪障碍；慢性疾病及残疾引起的情绪障碍；心因性情绪障碍（包括环境、社会等因素）；药物性情绪障碍（包括服用乙醇、毒品等神经兴奋或抑制药等）。

【禁忌证】

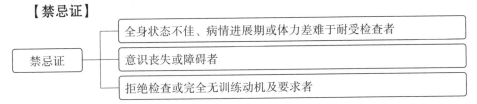

【仪器设备】

汉密尔顿焦虑量表、汉密尔顿抑郁量表。

【操作程序】

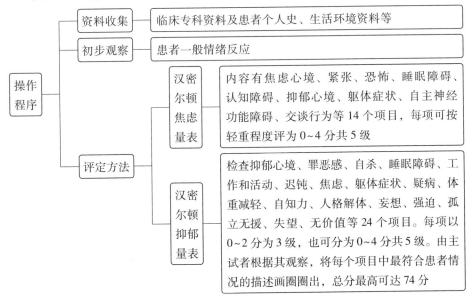

【注意事项】

```
                    ┌─ 评定环境应选择在安静的房间，避免干扰

                    ├─ 评定前应对患者或家属说明评定目的、要求和主要内容，以取得
                    │   同意及充分合作

                    ├─ 评定要在融洽的气氛中进行，评定中注意观察患者的状态，是否
                    │   合作，是否疲劳

                    ├─ 评定中不要随意纠正患者的错误反应

                    ├─ 评定中不仅要记录患者反应的正误，还应记录患者的原始反应
   注意事项 ───────┤   （包括替代语、手势、体态语、书写表达等）

                    ├─ 最好以"一对一"的形式（即评定者与患者之间）进行，陪伴人
                    │   员在旁时，嘱不得暗示或提示患者

                    ├─ 评定对象须自行独立填写问卷

                    ├─ 评分员读指导语

                    ├─ 评定范围为过去一周

                    └─ 评定结束后，评分员检查，不能漏评、复评
```

第十五节　日常生活能力评定

【目的】

```
              ┌─ 确定患者的日常生活独立活动能力

              ├─ 明确患者的残疾程度
   目的 ──────┤
              ├─ 为确立康复目标、制订康复治疗方案提供依据

              └─ 为制订环境改造方案提供参考
```

续流程

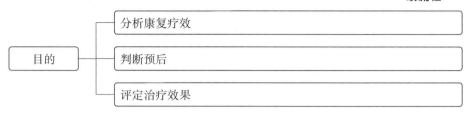

【适应证】

各种原因（如肢体、认知、社会心理损伤或环境与个人因素）导致不能完成作业活动或者作业活动困难者。

【禁忌证】

意识障碍、严重痴呆、疾病处于急性期患者，病情不稳定者。

【仪器设备】

评定基本日常生活活动能力的改良 Barthel 指数和功能独立性量表、评定器具性日常生活活动能力的诺顿器具性日常生活活动测量、日常生活用品和辅助用具、模拟或真实的家居环境等。

【操作程序】

1. 功能独立性评定

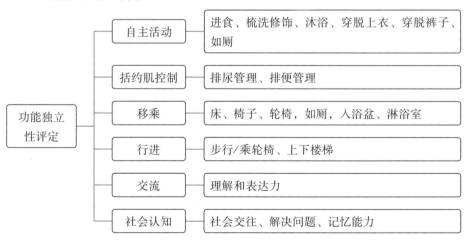

2. PULSES 评定　PULSES 评定方法包括躯体状况、上肢功能、下肢功能、感觉、排泄和支持因素等六个方面，简称 PULSES。评定时按各项评出分数后相加，其和为总评分。6 分为功能最佳；>12 分表示独立自理生活严重受限；>16 分表示有严重残疾。

3. 改良 Barthel　具有更高的敏感性，分值为 5 个等级（0、2、5、8、10）。其基本的评定标准如下。

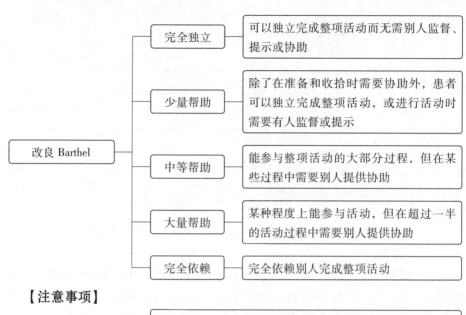

【注意事项】

注意事项

尊重患者的文化、宗教背景及隐私等

对于不能一次性完成评定的日常生活活动者，应在评定前确定好要评定的项目、所需用品和时间安排等。不能顺利完成某一项活动者，例如下肢肌力很差，不能从坐位到站立位，此时可给予一定的体力帮助，然后继续评定下一项目

评定过程中发现受检者有疲劳的表现，出现不安全因素或明显不能完成，应停止评定，并做好记录，等受检者体力恢复后再进行评定

如受检者在出院前未能完成必要的日常生活活动能力评定，出院后应确保有人跟进并完成评定，或使受检者得到额外的治疗和训练

某些标准化量表可能需要授权和对评定者进行培训及付费后方可使用，例如功能独立性量表

日常生活活动能力的评定不同于其他评定，它是从实用的角度进行的，因此在选择或指定评定表时，应考虑患者日常生活中的实际功能需要

续流程

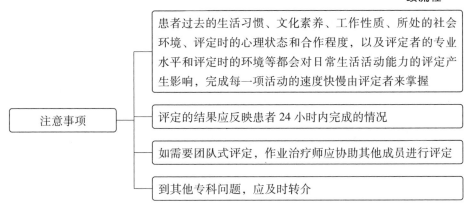

注意事项

患者过去的生活习惯、文化素养、工作性质、所处的社会环境、评定时的心理状态和合作程度，以及评定者的专业水平和评定时的环境等都会对日常生活活动能力的评定产生影响，完成每一项活动的速度快慢由评定者来掌握

评定的结果应反映患者 24 小时内完成的情况

如需要团队式评定，作业治疗师应协助其他成员进行评定

到其他专科问题，应及时转介

第十六节　生活质量评定

【目的】

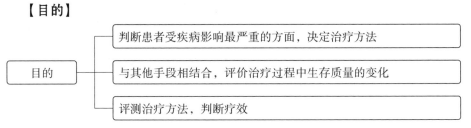

目的

判断患者受疾病影响最严重的方面，决定治疗方法

与其他手段相结合，评价治疗过程中生存质量的变化

评测治疗方法，判断疗效

【适应证】

健康人群和意识清醒、能自己完成或在评定者的帮助下完成量表填写的非健康人群。

【禁忌证】

无绝对禁忌证，但任何原因引起的不能配合评定的患者不宜进行。

【仪器设备】

一般采用生存质量测定量表评定，例如，健康状况调查问卷（SF-36）、世界卫生组织生存质量测定量表、世界卫生组织生存质量测定简表等。

【操作程序】

1. 评定方法

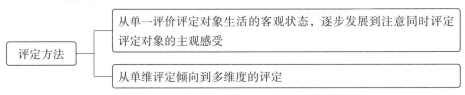

评定方法

从单一评价评定对象生活的客观状态，逐步发展到注意同时评定评定对象的主观感受

从单维评定倾向到多维度的评定

续流程

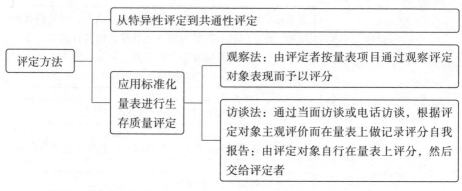

评定方法	从特异性评定到共通性评定	
	应用标准化量表进行生存质量评定	观察法：由评定者按量表项目通过观察评定对象表现而予以评分
		访谈法：通过当面访谈或电话访谈，根据评定对象主观评价而在量表上做记录评分自我报告；由评定对象自行在量表上评分，然后交给评定者

2. 常用生存质量量表

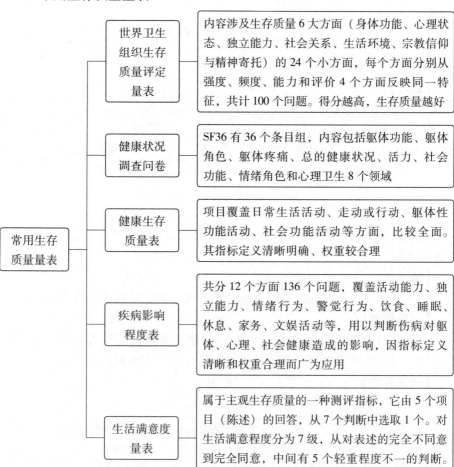

常用生存质量量表	世界卫生组织生存质量评定量表	内容涉及生存质量6大方面（身体功能、心理状态、独立能力、社会关系、生活环境、宗教信仰与精神寄托）的24个小方面，每个方面分别从强度、频度、能力和评价4个方面反映同一特征，共计100个问题。得分越高，生存质量越好
	健康状况调查问卷	SF36有36个条目组，内容包括躯体功能、躯体角色、躯体疼痛、总的健康状况、活力、社会功能、情绪角色和心理卫生8个领域
	健康生存质量表	项目覆盖日常生活活动、走动或行动、躯体性功能活动、社会功能活动等方面，比较全面。其指标定义清晰明确、权重较合理
	疾病影响程度表	共分12个方面136个问题，覆盖活动能力、独立能力、情绪行为、警觉行为、饮食、睡眠、休息、家务、文娱活动等，用以判断伤病对躯体、心理、社会健康造成的影响，因指标定义清晰和权重合理而广为应用
	生活满意度量表	属于主观生存质量的一种测评指标，它由5个项目（陈述）的回答，从7个判断中选取1个。对生活满意程度分为7级，从对表述的完全不同意到完全同意，中间有5个轻重程度不一的判断。简单易行，且能较敏感地反映生存情况的改变

【注意事项】

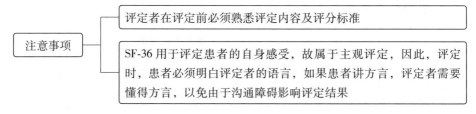

第十七节 神经电生理检查

神经电生理检查是康复评定的重要内容和手段，范围包括周围神经和中枢神经的检查，其方法包括肌电图、神经传导测定、各种反射检查、诱发电位检查，还包括低频电诊断（直流-感应电诊断、强度-时间曲线检查等）。

一、肌电图检查

【目的】

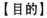

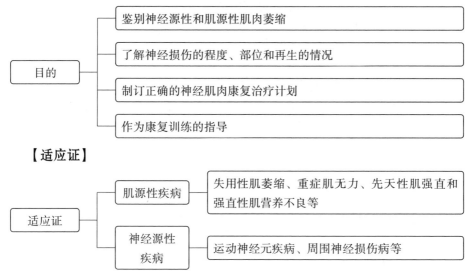

【禁忌证】
无特殊禁忌证。
【仪器设备】
肌电图仪、刺激器、扬声器、录音设备、打印设备。

【操作程序】

1. 检查前准备

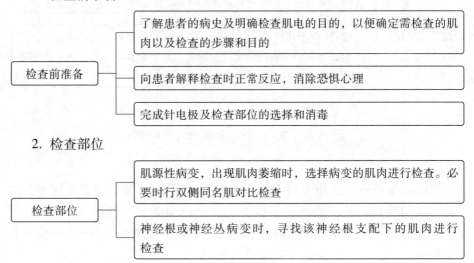

检查前准备 ── 了解患者的病史及明确检查肌电的目的，以便确定需检查的肌肉以及检查的步骤和目的

向患者解释检查时正常反应，消除恐惧心理

完成针电极及检查部位的选择和消毒

2. 检查部位

检查部位 ── 肌源性病变，出现肌肉萎缩时，选择病变的肌肉进行检查。必要时行双侧同名肌对比检查

神经根或神经丛病变时，寻找该神经根支配下的肌肉进行检查

3. 步骤

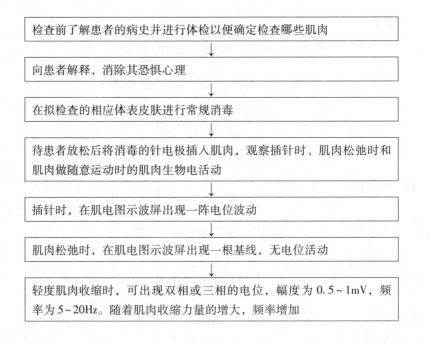

检查前了解患者的病史并进行体检以便确定检查哪些肌肉

↓

向患者解释，消除其恐惧心理

↓

在拟检查的相应体表皮肤进行常规消毒

↓

待患者放松后将消毒的针电极插入肌肉，观察插针时、肌肉松弛时和肌肉做随意运动时的肌肉生物电活动

↓

插针时，在肌电图示波屏出现一阵电位波动

↓

肌肉松弛时，在肌电图示波屏出现一根基线，无电位活动

↓

轻度肌肉收缩时，可出现双相或三相的电位，幅度为 0.5~1mV，频率为 5~20Hz。随着肌肉收缩力量的增大，频率增加

4. 诊断 肌肉病变时，肌肉松弛可出现自发电位，常见的有纤颤电位、正峰波、束颤电位等。纤颤电位有诊断意义。

【注意事项】

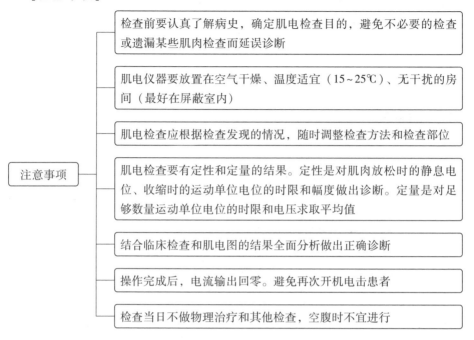

注意事项

- 检查前要认真了解病史，确定肌电检查目的，避免不必要的检查或遗漏某些肌肉检查而延误诊断
- 肌电仪器要放置在空气干燥、温度适宜（15~25℃）、无干扰的房间（最好在屏蔽室内）
- 肌电检查应根据检查发现的情况，随时调整检查方法和检查部位
- 肌电检查要有定性和定量的结果。定性是对肌肉放松时的静息电位、收缩时的运动单位电位的时限和幅度做出诊断。定量是对足够数量运动单位电位的时限和电压求取平均值
- 结合临床检查和肌电图的结果全面分析做出正确诊断
- 操作完成后，电流输出回零。避免再次开机电击患者
- 检查当日不做物理治疗和其他检查，空腹时不宜进行

二、神经电图检查

（一）运动神经传导速度的测定

【目的】

有助于研究周围神经的感觉或运动兴奋传导功能。

【适应证】

周围神经损伤、周围神经炎、肌肉疾病等。

【禁忌证】

无特殊禁忌证。

【仪器设备】

使用肌电图仪，包括刺激和记录两部分。刺激仪采用输出恒压或恒流式的方波电流，脉宽为 0.5~1ms，频率为 1Hz，使用超强强度刺激。刺激电极采用直径 5~7mm 的表面双电极。记录电极置于该神经干所支配的肌肉表面。

【操作程序】

测定运动神经和传导速度，使用间距为 20~30mm 的双电极，选择神经干近、远两点作为刺激点。记录电极置于神经所支配的肌肉表面，测定以下参数。

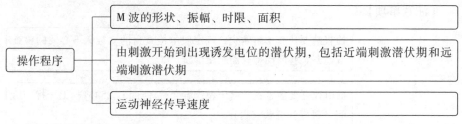

操作程序
- M 波的形状、振幅、时限、面积
- 由刺激开始到出现诱发电位的潜伏期，包括近端刺激潜伏期和远端刺激潜伏期
- 运动神经传导速度

【注意事项】

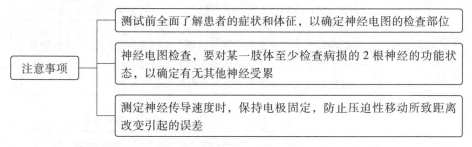

注意事项
- 测试前全面了解患者的症状和体征，以确定神经电图的检查部位
- 神经电图检查，要对某一肢体至少检查病损的 2 根神经的功能状态，以确定有无其他神经受累
- 测定神经传导速度时，保持电极固定，防止压迫性移动所致距离改变引起的误差

（二）感觉神经传导速度的测定

【目的】

测定感觉神经的兴奋性和传导性。

【适应证】

周围神经损伤、周围神经炎、肌肉疾病等。

【禁忌证】

无特殊禁忌证。

【仪器设备】

使用肌电图仪，选择输出的持续时间为 0.1~0.2ms、刺激频率 1~2Hz、超强刺激。分别使用环状表面电极进行刺激和记录。

【操作程序】

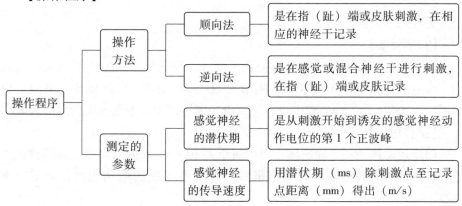

操作程序
- 操作方法
  - 顺向法：是在指（趾）端或皮肤刺激，在相应的神经干记录
  - 逆向法：是在感觉或混合神经干进行刺激，在指（趾）端或皮肤记录
- 测定的参数
  - 感觉神经的潜伏期：是从刺激开始到诱发的感觉神经动作电位的第 1 个正波峰
  - 感觉神经的传导速度：用潜伏期（ms）除刺激点至记录点距离（mm）得出（m/s）

【注意事项】

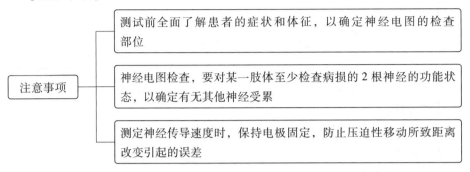

（三）F 波的传导速度

【目的】

测定兴奋波在运动神经元的纤维上往返传导的速度。

【适应证】

周围神经损伤、周围神经炎、肌肉疾病等。

【禁忌证】

无特殊禁忌证。

【仪器设备】

使用肌电图仪，包括刺激和记录两部分。刺激仪采用输出恒压或恒流式的方波电流，脉宽为 0.5 ~ 1ms，频率为 1Hz，使用超强强度刺激。刺激电极采用直径 5 ~ 7mm 的表面双电极。记录电极置于该神经干所支配的肌肉表面。

【操作程序】

以超强电量刺激运动神经，在其支配的远端肌肉上记录到出现 M 波后潜伏期较长、变异大的动作电位。刺激电极置于神经干的近端，刺激强度较运动传导速度再加大 20% ~ 100%。

【注意事项】

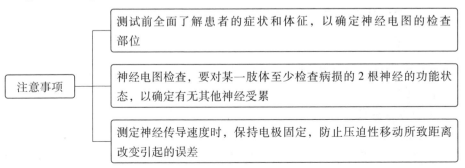

（四）H 反射

【目的】

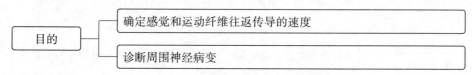

目的 ── 确定感觉和运动纤维往返传导的速度

── 诊断周围神经病变

【适应证】

周围神经损伤、周围神经炎、肌肉疾病等。

【禁忌证】

无特殊禁忌证。

【仪器设备】

使用肌电图仪，包括刺激和记录两部分。刺激仪采用输出恒压或恒流式的方波电流，脉宽为 0.5~1ms，频率为 1Hz，使用超强强度刺激。刺激电极采用直径 5~7mm 的表面双电极。记录电极置于该神经干所支配的肌肉表面。

【操作程序】

采用 10~20V 的低电压，2~3Hz 的刺激频率，刺激胫神经，并在腓肠肌上记录。

【注意事项】

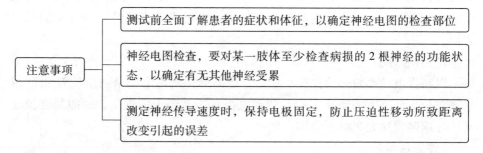

注意事项 ── 测试前全面了解患者的症状和体征，以确定神经电图的检查部位

── 神经电图检查，要对某一肢体至少检查病损的 2 根神经的功能状态，以确定有无其他神经受累

── 测定神经传导速度时，保持电极固定，防止压迫性移动所致距离改变引起的误差

三、诱发电位检查

【适应证】

周围神经损伤、周围神经炎、肌肉疾病等。

【禁忌证】

无特殊禁忌证。

【仪器设备】

躯体感觉诱发电位检测需放大器放大 20 万倍，通频在 100~2000Hz，用

表面电极刺激混合神经，刺激波宽为 0.1~1ms，频率为 0.5~1Hz。刺激强度接近运动阈。记录电极放置中央后回感觉皮质投影区。参考电极常规放置前额、头部或耳垂。

【操作程序】

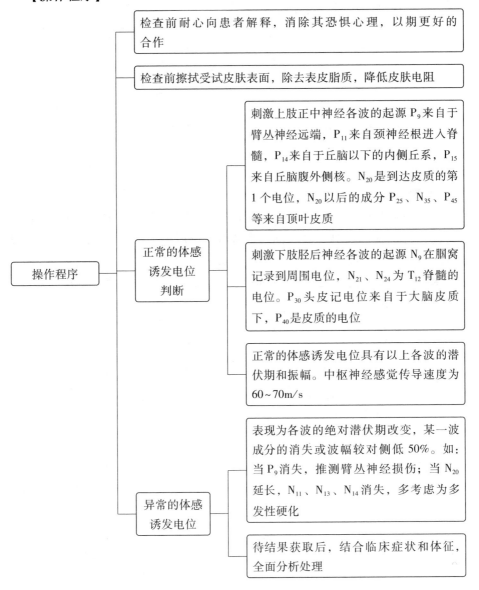

正常的体感诱发电位判断：

刺激上肢正中神经各波的起源 P_9 来自于臂丛神经远端，P_{11} 来自颈神经根进入脊髓，P_{14} 来自于丘脑以下的内侧丘系，P_{15} 来自丘脑腹外侧核。N_{20} 是到达皮质的第 1 个电位，N_{20} 以后的成分 P_{25}、N_{35}、P_{45} 等来自顶叶皮质

刺激下肢胫后神经各波的起源 N_9 在腘窝记录到周围电位，N_{21}、N_{24} 为 T_{12} 脊髓的电位。P_{30} 头皮记电位来源于大脑皮质下，P_{40} 是皮质的电位

正常的体感诱发电位具有以上各波的潜伏期和振幅。中枢神经感觉传导速度为 60~70m/s

异常的体感诱发电位：

表现为各波的绝对潜伏期改变，某一波成分的消失或波幅较对侧低 50%。如：当 P_9 消失，推测臂丛神经损伤；当 N_{20} 延长，N_{11}、N_{13}、N_{14} 消失，多考虑为多发性硬化

待结果获取后，结合临床症状和体征，全面分析处理

检查前耐心向患者解释，消除其恐惧心理，以期更好的合作

检查前擦拭受试皮肤表面，除去表皮脂质，降低皮肤电阻

四、低频电诊断

（一）直流-感应电检查

【目的】

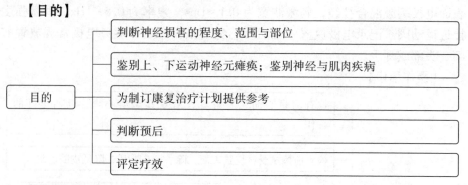

目的
- 判断神经损害的程度、范围与部位
- 鉴别上、下运动神经元瘫痪；鉴别神经与肌肉疾病
- 为制订康复治疗计划提供参考
- 判断预后
- 评定疗效

【适应证】

周围神经损伤、周围神经炎、肌肉疾病等。

【禁忌证】

无特殊禁忌证。

【仪器设备】

直流-感应电治疗机：直流电部分要求能输出波宽为 100~1000ms 的方波，电压为 0~80~100V，称为间断直流电，感应电部分要求能输出波宽不大于 1ms 的三角波脉冲，间歇时间为 9~19ms；两个电极：一个为直径 10mm 的以盐水纱布包裹的主电极（刺激电极），一个为约 100mm² 的辅电极。

【操作程序】

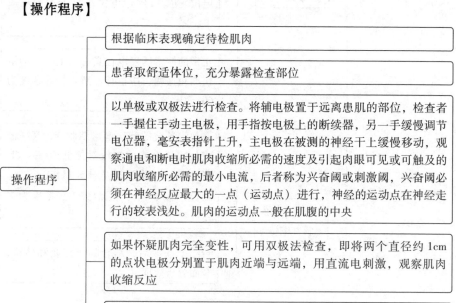

操作程序
- 根据临床表现确定待检肌肉
- 患者取舒适体位，充分暴露检查部位
- 以单极或双极法进行检查。将辅电极置于远离患肌的部位，检查者一手握住手动主电极，用手指按电极上的断续器，另一手缓慢调节电位器，毫安表指针上升，主电极在被测的神经干上缓慢移动，观察通电和断电时肌肉收缩所必需的速度及引起肉眼可见或可触及的肌肉收缩所必需的最小电流，后者称为兴奋阈或刺激阈，兴奋阈必须在神经反应最大的一点（运动点）进行，神经的运动点在神经走行的较表浅处。肌肉的运动点一般在肌腹的中央
- 如果怀疑肌肉完全变性，可用双极法检查，即将两个直径约 1cm 的点状电极分别置于肌肉近端与远端，用直流电刺激，观察肌肉收缩反应
- 检查顺序一般为先检查健侧，后检查患侧；先用感应电流刺激，后用直流电刺激；先检查神经，后检查肌肉

续流程

操作程序 ─┬─ 直流电检查时先用阴极电刺激求得兴奋阈，在电流强度不变的情况下，转换电流方向用阳极刺激，比较阴极和阳极电刺激时的肌肉收缩强度

└─ 根据所记录的肌肉收缩情况和电流数值，做出分析判断

【注意事项】

注意事项 ─┬─ 检查前了解被检查部位的皮肤是否清洁无损

├─ 手动电极应保持湿润，发现电极变干时应及时蘸水

├─ 观察时应注意与健侧比较，所得阈值高于健侧 50% 以上时始有诊断意义。两侧均为病侧时则与经验值对照

├─ 为保持阈值稳定，对同一患者最好由同一医师用同一仪器进行检查

├─ 检查时局部有瘢痕、水肿、解剖关系异常、神经移位等异常情况时，分析结果时必须予以充分考虑

├─ 电刺激引起患者不适时，可休息片刻再继续检查。如检查时间超过 1 小时，患者已出现疲劳不适而又无肯定结果时，应终止检查，待 2~3 天后再查

└─ 检查当日不做其他物理治疗及检查。空腹时不宜进行电诊断检查

（二）强度-时间曲线检查

【目的】

目的 ─┬─ 判断神经损害的程度、范围与部位

├─ 鉴别上、下运动神经元瘫痪；鉴别神经与肌肉疾病

├─ 为制订康复治疗计划提供参考

├─ 判断预后

└─ 评定疗效

【适应证】

周围神经损伤、周围神经炎、肌肉疾病等。

【禁忌证】

无特殊禁忌证。

【仪器设备】

强度-时间曲线检查仪：应能输出频率 0.5 ~ 1Hz，波宽 0.01 （或 0.03）~1000ms 的方波与三角波脉冲，以 1、2、5 或 1、3 的间隔分成 10~15 档脉冲宽度，恒压或恒流输出强度连续可调；电极：刺激电极直径约 1mm，副电极 100cm^2 左右，也可用相距 20mm 的两个直径 10mm 的电极，称为双极电极。

【操作程序】

操作程序 ─┬─ 根据临床表现确定待检肌肉

├─ 患者取舒适体位，充分暴露检查部位

└─ 将刺激电极置于运动点上。从最短或最长的波宽开始，用肉眼观察肌肉反应，求取兴奋阈，记录在坐标纸上。然后依次延长或缩短脉冲宽度，求取兴奋阈。横坐标标记刺激波宽的对数，纵坐标则为兴奋阈的真值（恒压刺激时）或对数值（恒流刺激时）。然后连接各点形成曲线，根据曲线的形态和在坐标纸上的位置进行分析

【注意事项】

注意事项 ─┬─ 一般在神经损伤后 7~10 天进行

├─ 只检查肌肉而不检查神经，只检查患侧而不检查健侧

├─ 检查时电极应与皮肤保持良好接触，压力要适当

└─ 其他注意事项同直流-感应电检查

第十章

物理因子疗法

第一节　电　疗　法

一、直流电与直流电离子导入疗法

（一）直流电疗法
【目的】

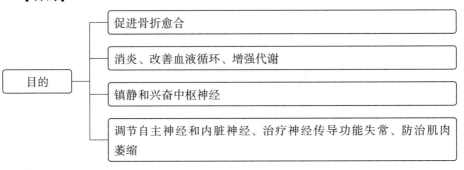

目的 ┬ 促进骨折愈合
　　　├ 消炎、改善血液循环、增强代谢
　　　├ 镇静和兴奋中枢神经
　　　└ 调节自主神经和内脏神经、治疗神经传导功能失常、防治肌肉萎缩

【适应证】

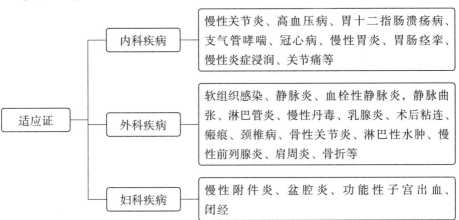

适应证 ┬ 内科疾病 ── 慢性关节炎、高血压病、胃十二指肠溃疡病、支气管哮喘、冠心病、慢性胃炎、胃肠痉挛、慢性炎症浸润、关节痛等
　　　　├ 外科疾病 ── 软组织感染、静脉炎、血栓性静脉炎，静脉曲张、淋巴管炎、慢性丹毒、乳腺炎、术后粘连、瘢痕、颈椎病、骨性关节炎、淋巴性水肿、慢性前列腺炎、肩周炎、骨折等
　　　　└ 妇科疾病 ── 慢性附件炎、盆腔炎、功能性子宫出血、闭经

续流程

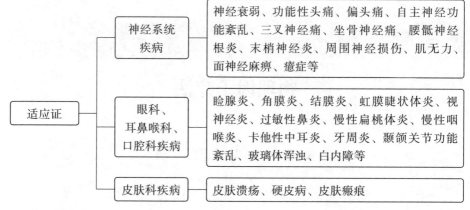

神经系统疾病 → 神经衰弱、功能性头痛、偏头痛、自主神经功能紊乱、三叉神经痛、坐骨神经痛、腰骶神经根炎、末梢神经炎、周围神经损伤、肌无力、面神经麻痹、癔症等

适应证 → 眼科、耳鼻喉科、口腔科疾病 → 睑腺炎、角膜炎、结膜炎、虹膜睫状体炎、视神经炎、过敏性鼻炎、慢性扁桃体炎、慢性咽喉炎、卡他性中耳炎、牙周炎、颞颌关节功能紊乱、玻璃体浑浊、白内障等

皮肤科疾病 → 皮肤溃疡、硬皮病、皮肤瘢痕

【禁忌证】

恶性血液系统疾病、恶性肿瘤、急性传染病、急性湿疹、对电流不能耐受、高热、恶病质、出血倾向、心力衰竭、局部金属异物、昏迷者；孕妇腰腹部和骶尾部、皮肤破损局部、心脏起搏器局部及其邻近处。对皮肤感觉障碍者进行治疗时要慎重，避免烧伤。

【仪器设备】

直流电疗机：输出电压在 100V 以下，输出电流为 0~100mA 的直流电且连续可调，电极线插口标明阳极（+）、阴极（−）；仪器辅助配件：电极板、衬垫、导线、绝缘布、沙袋固定带等。

【操作程序】

检查患者皮肤有无知觉障碍或破损情况，如有抓痕、擦伤需贴敷胶布或涂以凡士林遮盖，如毛发过多，宜剃去或用温水浸湿，如有知觉丧失和损伤严重，则不宜在此部位治疗，以防电灼伤

↓

根据治疗部位选择所需电极及衬垫，极板宜平坦。以导线连于电疗机的输出端。衬垫要微温而湿润

↓

衬垫紧密接触于皮肤，其上放置治疗极板，然后盖以绝缘胶布或塑料布，视情况用沙袋、尼龙搭扣、绷带或患者自身重力将电极固定稳妥

↓

开机前向患者交代通电时产生的各种感觉，如轻微的针刺感或蚁走感等；眼部治疗时可能出现闪光感，色感；头部治疗时口腔内可能出现金属异味等，以便取得患者合作，防止意外情况发生

检查电疗机各指针和输出调节旋钮，应均在"0"位，转向开关指向正确，导线所接极性应准确无误，电流倍数开关所指的量程应符合治疗量的要求，然后开启电疗机

打开电源开关，缓慢旋转电位器输出钮，逐渐增加电流强度至所需量的1/2左右，再渐增至所需电流的强度

治疗开始、结束和中途调节电流量时，动作必须缓慢，否则患者可出现电击感

治疗中途不能变动极性变换开关、量程选择钮的位置，也不得关断电源开关，如需变动上述三者的位置，均需先将输出钮缓调回"0"位，再行变动

治疗中应经常注意询问患者的感觉，一般治疗局部可有针刺样感或蚁走感，如出现灼痛感应检查电流强度，必要时关闭机器，检查电极导线夹和治疗部位的皮肤反应，如发生皮肤灼伤应停止治疗，妥善处置

治疗完毕，缓慢向逆时针方向旋回电位器，将电流降至"0"位，再关闭开关，取下电极板等，检查皮肤有无异常

【注意事项】

注意事项

确认患者姓名、主诉、治疗部位等情况，并向其交代治疗时的感觉。使用治疗仪前都需检查治疗仪的输出是否平稳、正常，各开关旋钮能否正常工作，导线、导线夹、电极、导线电极焊接点是否完整无损。导电橡胶电极有否老化、裂隙。治疗仪的各部件均正常时方能用于治疗

治疗前去除治疗部位及其附近的金属物，在皮肤小破损处贴以胶布或垫上绝缘布，以防止烧伤。若治疗部位毛发过多，宜用温水浸湿或刮净

主极与辅极等大，或辅极大于主极，两极可对置、斜对置或并置，应注意两极不能接触，以防短路

续流程

注意事项

- 衬垫有电极套时，应注意检查衬垫部分是否紧贴皮肤，严防放反，而使电极与患者皮肤之间只隔一单层布

- 电极与衬垫必须平整，尤其在治疗体表凸凹不平的部位时，必须使衬垫均匀接触皮肤，通电时电流得以均匀作用于皮肤，不使电流集中于某点

- 最好选用两种不同颜色的导线，以方便检查正负极连接是否正确无误

- 导线夹下必须垫以绝缘布，电极插头必须紧紧插入电极的导线插口，切勿使导线夹和导线的金属裸露部分直接接触皮肤

- 在患者治疗过程中，操作者应经常检查电流表的指针是否平稳，是否在所调节的电流强度读数上，注意观察患者表情，询问患者感觉。对有局部感觉障碍、血液循环障碍的患者尤应注意巡视观察，防止烧伤

- 治疗中患者不得任意挪动体位，以免电极衬垫位置移动、电极脱落直接接触皮肤而发生烧伤。如患者感觉电极下有局限性疼痛或烧灼感，应立即调节电流至"0"位，中断治疗，并检查电流强度是否过大、电极衬垫是否有滑脱、导线夹是否裸露直接接触皮肤，局部皮肤有无烧伤。对不符合要求的情况予以纠正或处理。如有皮肤烧伤，则应停止治疗，予以妥善处理。如无明显异常或错误，则可继续治疗

- 在患者治疗过程中，需调换电极极性或电流分流档时，必须先将电流输出调至"0"位，再行调节

- 在治疗过程中，患者不得触摸治疗仪或接地的金属物

- 治疗结束时应先调节电流至"0"位，关闭电源，才能从患者身上取下电极和衬垫

- 治疗结束后局部皮肤出现刺痒或小丘疹等刺激反应时，告诉患者不要搔抓治疗部位皮肤，必要时可使用护肤剂，并予解释说明

续流程

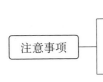

| 注意事项 | 治疗使用过的衬垫，必须彻底冲洗干净，煮沸消毒，整平后在阴凉处晾干备用。破旧的衬垫应予修补或更新 |
| | 电极用于治疗后，必须用肥皂水刷洗，去除电极表面的污垢与电解产物。铅板电极应予碾平。破裂电极应予更新 |

（二）直流电药物离子导入疗法

【目的】

利用直流电将药物离子经皮肤、黏膜导入人体用以治疗疾病。

【适应证】

神经炎、神经痛、神经根痛、软组织损伤、角膜浑浊、角膜炎、虹膜睫状体炎、高血压、冠状动脉供血不足、胃十二指肠溃疡、慢性胃炎、过敏性紫癜、荨麻疹。

【禁忌证】

急性湿疹、心力衰竭、有出血倾向性疾病、恶性血液系统疾病、恶性肿瘤者；对直流电过敏者。

【仪器设备】

直流电疗仪及辅助配件的规格要求（电源电压）与直流电疗法基本相同。遵医嘱选择不同的药物配制成不同浓度的导入药液备用，药物必须新鲜，无污染。另配浸药所用的滤纸、纱布、衬垫，并注明阳极（+），阴极（-）。眼杯治疗法需采用特制眼杯电极，底部孔内插入碳棒或白金电极。

【操作程序】

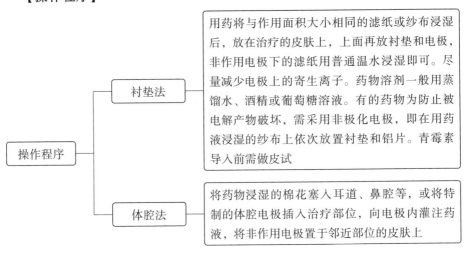

| 操作程序 | 衬垫法 | 用药将与作用面积大小相同的滤纸或纱布浸湿后，放在治疗的皮肤上，上面再放衬垫和电极，非作用电极下的滤纸用普通温水浸湿即可。尽量减少电极上的寄生离子。药物溶剂一般用蒸馏水、酒精或葡萄糖溶液。有的药物为防止被电解产物破坏，需采用非极化电极，即在用药液浸湿的纱布上依次放置衬垫和铝片。青霉素导入前需做皮试 |
| | 体腔法 | 将药物浸湿的棉花塞入耳道、鼻腔等，或将特制的体腔电极插入治疗部位，向电极内灌注药液，将非作用电极置于邻近部位的皮肤上 |

续流程

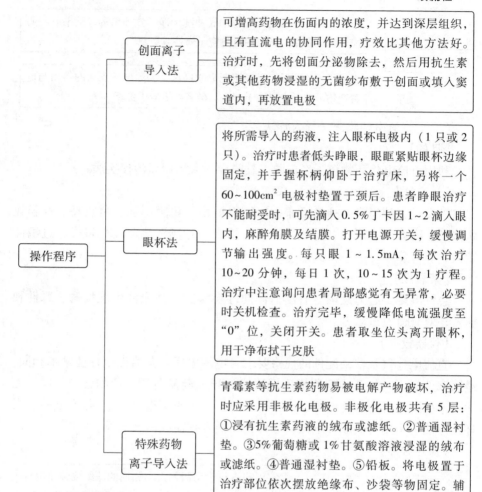

操作程序 —— 创面离子导入法：可增高药物在伤面内的浓度，并达到深层组织，且有直流电的协同作用，疗效比其他方法好。治疗时，先将创面分泌物除去，然后用抗生素或其他药物浸湿的无菌纱布敷于创面或填入窦道内，再放置电极

眼杯法：将所需导入的药液，注入眼杯电极内（1只或2只）。治疗时患者低头睁眼，眼眶紧贴眼杯边缘固定，并手握杯柄仰卧于治疗床，另将一个 $60\sim100cm^2$ 电极衬垫置于颈后。患者睁眼治疗不能耐受时，可先滴入0.5%丁卡因1~2滴入眼内，麻醉角膜及结膜。打开电源开关，缓慢调节输出强度。每只眼 1~1.5mA，每次治疗10~20分钟，每日1次，10~15次为1疗程。治疗中注意询问患者局部感觉有无异常，必要时关机检查。治疗完毕，缓慢降低电流强度至"0"位，关闭开关。患者取坐位头离开眼杯，用干净布拭干皮肤

特殊药物离子导入法：青霉素等抗生素药物易被电解产物破坏，治疗时应采用非极化电极。非极化电极共有5层：①浸有抗生素药液的绒布或滤纸。②普通湿衬垫。③5%葡萄糖或1%甘氨酸溶液浸湿的绒布或滤纸。④普通湿衬垫。⑤铅板。将电极置于治疗部位依次摆放绝缘布、沙袋等物固定。辅电极同直流电疗法不放药物，置于相应部位。仪器操作与直流电疗法相同

【注意事项】

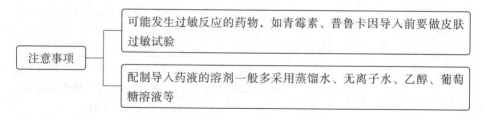

注意事项 —— 可能发生过敏反应的药物，如青霉素、普鲁卡因导入前要做皮肤过敏试验

配制导入药液的溶剂一般多采用蒸馏水、无离子水、乙醇、葡萄糖溶液等

续流程

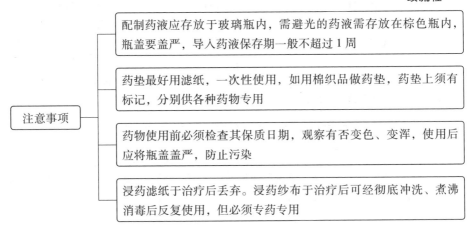

注意事项	配制药液应存放于玻璃瓶内，需避光的药液需存放在棕色瓶内，瓶盖要盖严，导入药液保存期一般不超过1周
	药垫最好用滤纸，一次性使用，如用棉织品做药垫，药垫上须有标记，分别供各种药物专用
	药物使用前必须检查其保质日期，观察有否变色、变浑，使用后应将瓶盖盖严，防止污染
	浸药滤纸于治疗后丢弃。浸药纱布于治疗后可经彻底冲洗、煮沸消毒后反复使用，但必须专药专用

（三）直流电水浴疗法

【目的】

将人体所需治疗部位置于盛有水溶液的容器内，并将电流引入溶液中，以达到治疗疾病的目的。

【适应证】

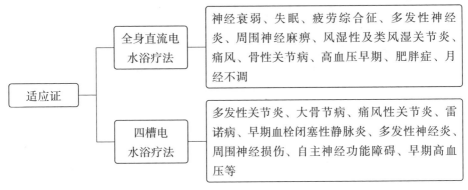

| 适应证 | 全身直流电水浴疗法 | 神经衰弱、失眠、疲劳综合征、多发性神经炎、周围神经麻痹、风湿性及类风湿关节炎、痛风、骨性关节病、高血压早期、肥胖症、月经不调 |
| | 四槽电水浴疗法 | 多发性关节炎、大骨节病、痛风性关节炎、雷诺病、早期血栓闭塞性静脉炎、多发性神经炎、周围神经损伤、自主神经功能障碍、早期高血压等 |

【禁忌证】

高热、昏迷、恶性肿瘤、心肺肝肾功能不全、出血倾向、急性化脓性炎症、妊娠、急性传染病以及皮肤感染、皮肤破损局部、置入金属异物局部、心脏起搏器局部及其邻近处、对直流电过敏、对拟导入药物过敏。

【仪器设备】

直流电疗机、全身浴盆（瓷质）和浴槽（瓷质、木质和塑料）、碳质电极、导线等。

【操作程序】

1. 全身电水浴疗法

先在浴盆内注入 36~38℃温水。遵医嘱将一对或数对电极置于浴盆前后或两侧，让患者半卧于盆内，水位以没过治疗部位、不超过乳头为界。视病情浴水中可加入适量药物

↓

检查电极极性是否准确无误后，打开电源开关，缓慢增加电流强度，一般电流强度为 50~150mA

↓

治疗时注意观察患者的全身反应

↓

治疗结束时，缓慢将电流调节钮旋回"0"位，切断电源，然后让患者离开浴盆，休息片刻离开

↓

将浴盆内水排尽，用甲酚皂溶液冲洗消毒

2. 四槽电水浴疗法

先检查治疗部位皮肤有无破损，若伤口较大或化脓感染，暂不宜进行治疗

↓

依治疗所需选用 1~2 个手槽、足槽，或同时应用四槽，向各槽内注入 36~38℃温水。四槽浴时可遵医嘱加入适量药物，其浓度为衬垫内药物浓度的 1/10 左右

↓

治疗时患者取舒适坐位，将所需治疗的患肢伸入浴槽内，水平面以没过治疗部位为度，一般手槽水位没过上臂的下 1/3，足槽水位达小腿的上 1/3。缩变局限者应减少水量，以刚浸过病变部位为宜。左右浴槽水温、水量应相等，以免电流分布不均

↓

单槽、双槽直流电水浴时，应将一极连于水槽，另一极用衬垫电极固定于患者身体的其他部位，衬垫面积在 150cm² 以下，应按衬垫面积计算电流强度，方法与一般直流电疗法相同

↓

接好各槽电极导线，极性检查无误后打开电源开关，缓慢增加电流强度至治疗量的 1/2~2/3。电流强度一般按每槽 10~15mA 计算。阴、阳极各接两槽时或四槽浴治疗时电流强度为 20~30mA

↓

治疗结束时，将电流调节钮旋回"0"位，关闭电源，患者休息片刻离开

↓

将浴盆内水排尽，用甲酚皂溶液冲洗消毒

【注意事项】

```
         ┌─ 电水浴槽应绝缘良好，不接地。浴槽出水口不得与下水道直接相
         │  连，应间断开数厘米
         │
         ├─ 患者入浴前绝对不能先行打开电源开关
         │
         ├─ 治疗过程中不能让水流入或流出水槽
         │
         ├─ 患者出浴前，须先关闭电源开关
         │
         ├─ 空腹、饭后或过度疲劳时不宜进行治疗。在治疗过程中患者出现
注意事项 ─┤  不良反应或晕厥，应立即停止治疗，及时处理
         │
         ├─ 治疗部位出现皮疹或瘙痒，不要抓挠，可外涂止痒液
         │
         ├─ 注意绝缘，防止触电
         │
         ├─ 经常清洗碳棒电极，去除电解产物，保持浴槽清洁
         │
         └─ 每次使用浴槽后应将槽内水放尽或倒尽，保持清洁，消毒。禁用
            于有传染性疾病的患者。患者浴衣、浴巾、拖鞋使用后应予消毒，
            或专人专用。疗效不明显时，应与医师交流患者的治疗反应，确
            定是否调整处方
```

二、低频电疗法

（一）感应电疗法

【目的】

治疗急、慢性疼痛，训练肌肉做新的动作，防止粘连，促进肢体血液和淋巴循环，镇静镇痛。

【适应证】

失用性肌萎缩、下运动神经元轻度或中度受损、肌张力低下、习惯性便秘、肛门括约肌松弛、胃下垂、尿潴留、癔症性瘫痪、癔症性失语、脊柱侧弯等。

【禁忌证】

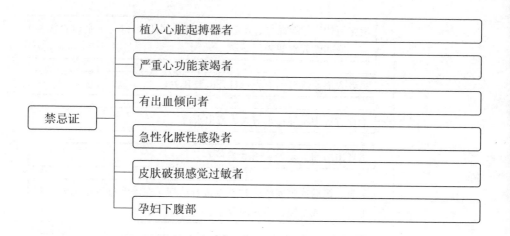

禁忌证
- 植入心脏起搏器者
- 严重心功能衰竭者
- 有出血倾向者
- 急性化脓性感染者
- 皮肤破损感觉过敏者
- 孕妇下腹部

【仪器设备】

感应电疗机、板状电极、手柄电极、碾式滚动电极、金属电极板、衬垫、导线等。

【操作程序】

治疗开始前，将仪器输出钮处于"0"位，选择所需电流种类，调节所需治疗频率

↓

使用手柄电极时，将直径 2~3.5cm 的圆盘电极作为主极浸湿后固定于运动点或患处。辅极为 50~100cm² 的板状电极，置于相应的部位；使用滚式电极时将一个 100~150cm² 的副电极放置在肌肉较少的部位，另将碾式滚动电极作为主极置于肌肉表面来回滚动引起肌肉收缩，其余操作与手柄电极治疗相同

↓

打开电源开关，缓慢旋转输出钮至所需电流强度，患者可有针刺感和肌肉收缩反应

↓

治疗中调节手柄上方断续开关予以间断刺激，电流强度以引起明显肌肉收缩为度

↓

治疗结束，将输出钮旋回"0"位，切断电源，取下电极等物

【注意事项】

```
                ┌─ 感应电疗法不分极性
                │
                ├─ 治疗前应了解是否存在皮肤感觉异常，对于感觉缺失者，应控制
                │  电流强度以免灼伤
                │
                ├─ 治疗中电极放置时应避开伤口及瘢痕以免电流集中引起烧伤。如
                │  有刺痛感出现，表示电流量偏大，应将电量适当减少
                │
                ├─ 感应电疗法的电流强度难以精确表示，一般以治疗部位肌肉收缩
                │  反应与电极下的麻刺感为度，但不应出现灼痛感。对有感觉障碍
                │  患者治疗时，电流强度不宜过大
                │
   注意事项 ─────┤  电极不适宜置于颈前，因颈前区有咽喉部肌肉、膈神经、颈动脉
                ├─ 窦、迷走神经等，电刺激可引起咽喉肌、膈肌痉挛，引发呼吸、
                │  血压、心率等改变
                │
                ├─ 对于骨科术后需制动的患者，电刺激以引起肌肉 I 级收缩为宜，
                │  既可防止肌肉失用性萎缩，又不引起关节活动
                │
                ├─ 治疗癔症时需采用引起肌肉明显收缩的电流强度为宜，并配合语
                │  言和动作暗示
                │
                ├─ 治疗过程中，患者不可移动体位，不可擅自调节治疗仪输出及触
                │  碰接地金属物品
                │
                └─ 治疗后衬垫、电极板的清洗消毒同直流电疗法
```

（二）电兴奋疗法

【目的】

综合应用感应电和直流电来达到治疗疾病的目的。

【适应证】

神经衰弱、股外侧皮神经炎、肌纤维组织炎、胆道蛔虫、扭挫伤、坐骨神经痛、松弛性瘫痪（弛缓性瘫痪）、胃肠功能紊乱、膀胱收缩无力、内脏下垂等。

【禁忌证】

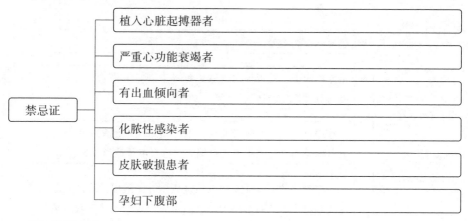

【仪器设备】

直流感应电疗仪、交直流两用晶体管 Dh-3 型治疗仪、手柄电极、其他用品有沙袋、固定带等。

【操作程序】

治疗前向患者解释治疗中应有的麻刺感和肌肉强烈收缩反应，以便取得合作

↓

检查治疗仪，将各指针和输出强度旋钮处于"0"位，按医嘱依次选择治疗电流种类，（感应电或直流电）及电流频率，并将手柄电极置于所需治疗部位或相应部位

↓

打开电源开关，徐徐转动电位器至所需电流强度，达到适宜的治疗剂量

↓

将电极置于上述治疗部位或穴位，采用固定法或滑动法进行治疗，在穴位上通断电数秒，反复刺激，治疗时可先用感应电后用直流电进行治疗，亦可单用一种电流治疗

↓

治疗完毕，缓慢逆时针方向转动电位器至"0"位，关闭电源，取下电极、衬垫、纱布等物清洗消毒备用

【注意事项】

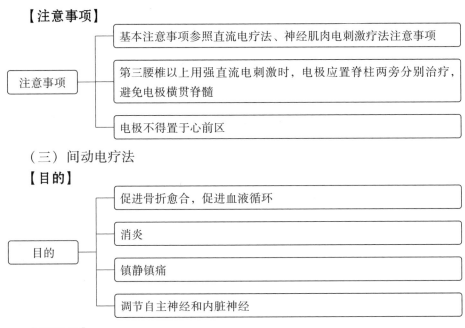

注意事项 ── 基本注意事项参照直流电疗法、神经肌肉电刺激疗法注意事项

第三腰椎以上用强直流电刺激时，电极应置脊柱两旁分别治疗，避免电极横贯脊髓

电极不得置于心前区

（三）间动电疗法

【目的】

目的 ── 促进骨折愈合，促进血液循环

消炎

镇静镇痛

调节自主神经和内脏神经

【适应证】

软组织扭伤、挫伤、关节脱位复位后、肌肉撕裂伤、网球肘、肩周炎、腰肌劳损、坐骨神经痛、三叉神经痛、肱骨外上髁炎、雷诺现象、肋间神经痛和枕大神经痛、交感神经综合征等。

【禁忌证】

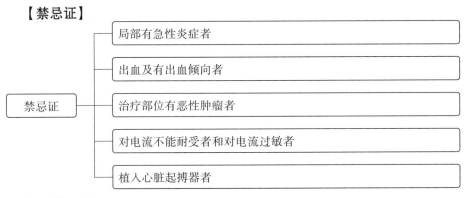

禁忌证 ── 局部有急性炎症者

出血及有出血倾向者

治疗部位有恶性肿瘤者

对电流不能耐受者和对电流过敏者

植入心脏起搏器者

【仪器设备】

间动电疗仪、导线、衬垫（按治疗部位制成圆形、矩形或方形电极、特殊形电极）、圆形手柄电极、沙袋、固定带等。

【操作程序】

每次治疗采用1~3种波形，每个部位治疗3~6分钟，电流强度以引起肌肉收缩、患者能耐受为限，每日1~2次，10次为一疗程。

选好治疗所需的电极和衬垫，衬垫以温水浸透

↓

患者取舒适体位，暴露治疗部位。按医嘱选好电极置于相关点上，紧密接触皮肤

↓

打开电源开关，预热，检查仪器各旋钮是否在正常位置

↓

向患者交代治疗中正常感觉（如麻、针刺感、振动感、紧压感）及异常感觉

↓

先开直流电调至 1～3mA，然后开启脉冲电流至所需剂量，记录时间，并根据病情选择脉冲波形

↓

治疗完毕，将脉冲电流和直流电降至零，取下电极，检查皮肤，关闭治疗仪

【注意事项】

注意事项

- 治疗时先开直流电，在此基础上再叠加脉冲电流
- 治疗 3～5 次未见效者，应更换电流种类
- 使用治疗仪前都需检查治疗仪的输出是否平稳、正常，各开关旋钮能否正常工作，导线、导线夹、电极、导线电极焊接点是否完整无损，导电橡胶电极有无老化、裂隙。治疗仪的各部件均正常时方能用于治疗
- 治疗前去除治疗部位及其附近的金属物，在皮肤小破损处贴以胶布或垫上绝缘布，间动电流有直流电的成分，衬垫应采用棉布或海绵垫一厘米以上的厚度，以防止烧伤。衬垫应湿透与皮肤应紧密接触以免作用于治疗区的电流强度减弱而影响疗效
- 主极与辅极等大，或辅极大于主极，两极可对置、斜对置或并置，应注意两极不能接触，以防短路
- 衬垫有电极套时，应注意检查衬垫部分是否紧贴皮肤，严防放反，而使电极与患者皮肤之间只隔一层单布

续流程

注意事项

电极与衬垫必须平整，尤其在治疗体表凸凹不平的部位时，必须使衬垫均匀接触皮肤，通电时电流得以均匀作用于皮肤，不使电流集中于某点

最好选用两种不同颜色的导线，以便确认正负极连接正确无误

导线夹下必须垫以绝缘布，电极插头必须紧紧插入电极的导线插口，切勿使导线夹和导线的金属裸露部分直接接触皮肤

在治疗过程中，操作者应经常检查电流表的指针是否平稳，是否在所调节的电流强度读数上，注意观察患者表情，询问患者感觉。对有局部感觉障碍、血液循环障碍的患者尤应注意巡视观察，防止烧伤

治疗中患者不得任意挪动体位，以免电极衬垫位置移动、电极脱落直接接触皮肤而发生烧伤。如患者感觉电极下有局限性疼痛或烧灼感，应即调节电流至"0"位，中断治疗进行检查，检查电流强度是否过大，电极衬垫是否有滑脱、导线夹有无裸露直接接触皮肤，局部皮肤有无烧伤。对不符合要求的情况予以纠正或处理。如有皮肤烧伤，则应停止治疗，予以妥善处理。如无明显异常或错误，则可继续治疗

在患者治疗过程中，需调换电极极性或电流分流档时，必须先将电流输出调至"0"位，再行调节

在治疗过程中，患者不得触摸治疗仪或接地的金属物

治疗结束时应先调节电流至"0"位，关闭电源，才能从患者身上取下电极和衬垫

治疗结束后局部皮肤出现刺痒或小丘疹等刺激反应时，告诉患者不要搔抓治疗部位皮肤，必要时可使用护肤剂，并予解释说明

治疗使用过的衬垫，必须彻底冲洗干净，煮沸消毒，整平后在阴凉处晾干备用。破旧的衬垫应予修补或更新

电极用于治疗后，必须用肥皂水刷洗，去除电极表面的污垢与电解产物。铅板电极应予碾平。破裂电极应予更新

（四）经皮神经电刺激疗法

【目的】

以一定技术参数的低频脉冲电流，经过皮肤输入人体，达到治疗急、慢性疼痛的目的。

【适应证】

用于急慢性疼痛如各种神经痛、关节痛、肌痛、术后伤口痛、牙痛、癌性疼痛、分娩宫缩痛、短期疼痛、长期疼痛、周围循环障碍、退行性骨关节病、风湿性关节炎、三叉神经痛、带状疱疹后遗神经痛、偏头痛、紧张性头痛，截肢后幻肢痛，骨折后愈合不良、伤口延迟愈合所致疼痛，也可用于小手术及致痛性操作过程中以加强镇痛效果等。

【禁忌证】

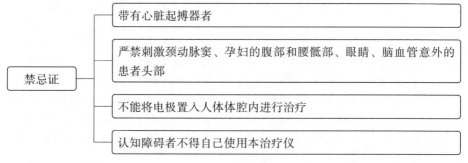

禁忌证
- 带有心脏起搏器者
- 严禁刺激颈动脉窦、孕妇的腹部和腰骶部、眼睛、脑血管意外的患者头部
- 不能将电极置入人体体腔内进行治疗
- 认知障碍者不得自己使用本治疗仪

【仪器设备】

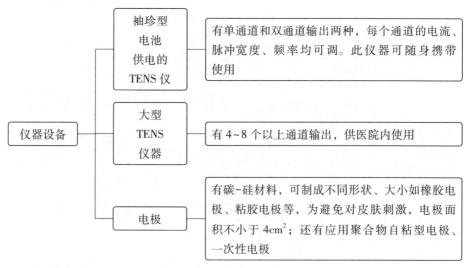

仪器设备
- 袖珍型电池供电的TENS仪：有单通道和双通道输出两种，每个通道的电流、脉冲宽度、频率均可调。此仪器可随身携带使用
- 大型TENS仪器：有4~8个以上通道输出，供医院内使用
- 电极：有碳-硅材料，可制成不同形状、大小如橡胶电极、粘胶电极等，为避免对皮肤刺激，电极面积不小于4cm²；还有应用聚合物自粘型电极、一次性电极

【操作程序】

1. 治疗方法

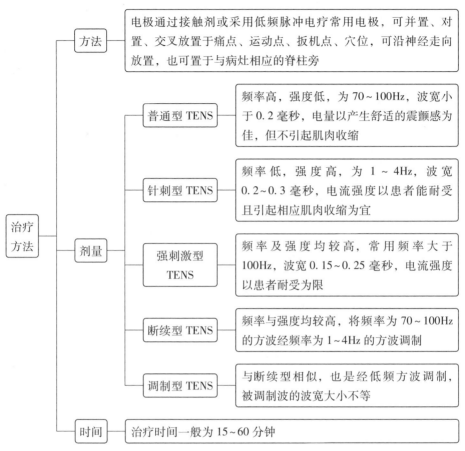

治疗方法

- 方法 —— 电极通过接触剂或采用低频脉冲电疗常用电极，可并置、对置、交叉放置于痛点、运动点、扳机点、穴位，可沿神经走向放置，也可置于与病灶相应的脊柱旁

- 剂量
  - 普通型 TENS —— 频率高，强度低，为 70~100Hz，波宽小于 0.2 毫秒，电量以产生舒适的震颤感为佳，但不引起肌肉收缩
  - 针刺型 TENS —— 频率低，强度高，为 1~4Hz，波宽 0.2~0.3 毫秒，电流强度以患者能耐受且引起相应肌肉收缩为宜
  - 强刺激型 TENS —— 频率及强度均较高，常用频率大于 100Hz，波宽 0.15~0.25 毫秒，电流强度以患者耐受为限
  - 断续型 TENS —— 频率与强度均较高，将频率为 70~100Hz 的方波经频率为 1~4Hz 的方波调制
  - 调制型 TENS —— 与断续型相似，也是经低频方波调制，被调制波的波宽大小不等

- 时间 —— 治疗时间一般为 15~60 分钟

2. 操作程序

患者取舒适体位，暴露治疗部位，选好痛点、穴位

↓

治疗前向患者解释治疗中出现的麻颤感、震颤感或肌肉抽动感等应有感觉

↓

遵医嘱将电极固定于相应部位

↓

打开电源，选择治疗频率、脉宽、治疗时间，再调节输出旋钮，逐渐增加电流量至所需强度

↓

治疗结束，将输出旋钮复位，关闭电源，取下电极

【注意事项】

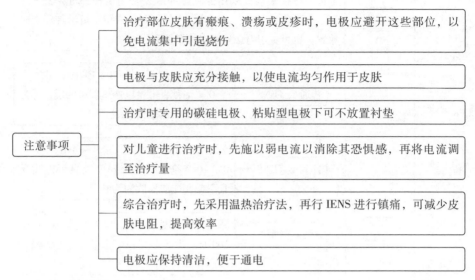

注意事项

治疗部位皮肤有瘢痕、溃疡或皮疹时，电极应避开这些部位，以免电流集中引起烧伤

电极与皮肤应充分接触，以使电流均匀作用于皮肤

治疗时专用的碳硅电极、粘贴型电极下可不放置衬垫

对儿童进行治疗时，先施以弱电流以消除其恐惧感，再将电流调至治疗量

综合治疗时，先采用温热治疗法，再行 IENS 进行镇痛，可减少皮肤电阻，提高效率

电极应保持清洁，便于通电

（五）神经肌肉电刺激疗法

【目的】

应用低频脉冲电流（调制型或非调制型）刺激运动神经或肌肉引起肌肉收缩，达到治疗疾病的目的。

【适应证】

防止及治疗肌肉的失用性萎缩，肌腱移植等手术后形成的姿势性肌肉软弱，因长期卧床活动减少等所致的轻度静脉回流不畅等，下运动神经元病损所致的失神经支配肌肉等；增加和维持关节活动度；锻炼及增强正常肌肉的力量；治疗肌痉挛，脑血管意外后遗症；治疗轻度偏瘫，儿童脑性瘫痪，多发性硬化性瘫痪，脑脊髓外伤引起的痉挛性瘫痪，帕金森病等；矫正畸形，如脊柱侧弯、扁平足、肩关节脱垂等；治疗内脏平滑肌无力，如胃下垂、习惯性便秘、尿潴留、宫缩乏力等。

【禁忌证】

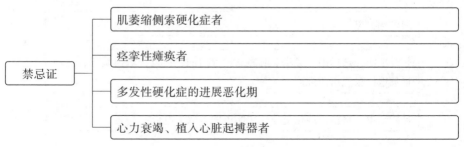

禁忌证

肌萎缩侧索硬化症者

痉挛性瘫痪者

多发性硬化症的进展恶化期

心力衰竭、植入心脏起搏器者

续流程

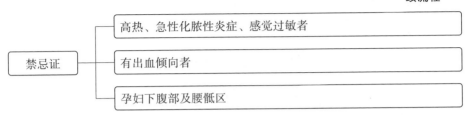

禁忌证
- 高热、急性化脓性炎症、感觉过敏者
- 有出血倾向者
- 孕妇下腹部及腰骶区

【仪器设备】

国产或进口的专用神经肌肉电刺激治疗仪或可调制的低频脉冲电疗仪（仪器的频率、周期、t 宽、t 升、t 降应在低频范围内任意可调，且能输出调制或非调制型电流）、电极、衬垫、导线、沙袋等用品。

【操作程序】

1. 治疗方法

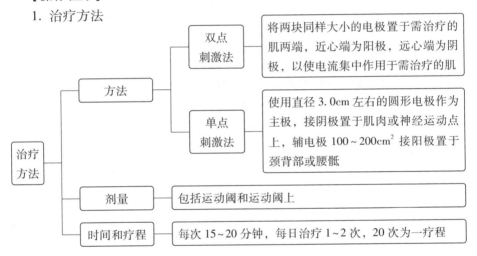

治疗方法
- 方法
  - 双点刺激法：将两块同样大小的电极置于需治疗的肌两端，近心端为阳极，远心端为阴极，以使电流集中作用于需治疗的肌
  - 单点刺激法：使用直径 3.0cm 左右的圆形电极作为主极，接阴极置于肌肉或神经运动点上，辅电极 100~200cm² 接阳极置于颈背部或腰骶
- 剂量：包括运动阈和运动阈上
- 时间和疗程：每次 15~20 分钟，每日治疗 1~2 次，20 次为一疗程

2. 操作程序

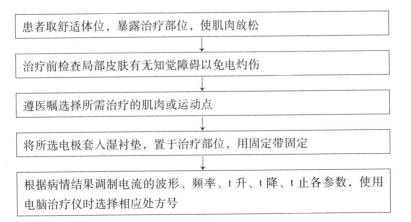

- 患者取舒适体位，暴露治疗部位，使肌肉放松
- 治疗前检查局部皮肤有无知觉障碍以免电灼伤
- 遵医嘱选择所需治疗的肌肉或运动点
- 将所选电极套入湿衬垫，置于治疗部位，用固定带固定
- 根据病情结果调制电流的波形、频率、t 升、t 降、t 止各参数，使用电脑治疗仪时选择相应处方号

检查治疗仪各旋钮是否在"0"位，然后接通电源

拨动电源开关，缓慢调节输出旋钮，逐渐增加电流强度以引起肌肉收缩为度

治疗结束，将各旋钮调回"0"位，取下电极，切断电源

【注意事项】

有条件时，病情发生变化时可再进行 1 次强度–时间曲线检查，以及时调整电流参数

治疗前，调节旋钮要调节至最低位置；治疗过程中，要逐渐加大电量，切忌先大后小或忽大忽小而使患者难以接受

使用治疗仪前要检查治疗仪的输出是否平稳、正常，各开关旋钮能否正常工作，导线、导线夹、电极、导线电极焊接点是否完整无损。导电橡胶电极有无老化、裂隙。治疗仪的各部件均正常时方能用于治疗

治疗前去除治疗部位及其附近的金属物，在皮肤小破损处贴以胶布或垫上绝缘布，以防止烧伤

电极放置应避开伤口及瘢痕，防止电流集中引起烧伤

电极不能置于颈前区，避免咽喉肌、膈肌痉挛，引起呼吸、血压、心率变化

手术后需要制动的患者，电刺激以引起肌肉 I 级收缩为宜，既可防止肌肉失用性萎缩，又不引起关节活动

主极与辅极等大，或辅极大于主极，两极可对置、斜对置或并置，应注意两极不能接触，以防短路

衬垫有电极套时，应注意检查衬垫部分是否紧贴皮肤，严防放反，而使电极与患者皮肤之间只隔一层布

电极与衬垫必须平整，尤其在治疗体表凸凹不平的部位时，必须使衬垫均匀接触皮肤，通电时电流得以均匀作用于皮肤，不致电流集中于某点

注意事项

续流程

注意事项

- 最好选用两种不同颜色的导线，以便确认正负极连接正确无误

- 导线夹下必须垫以绝缘布，电极插头必须紧紧插入电极的导线插口，切勿使导线夹和导线的金属裸露部分直接接触皮肤

- 在患者治疗过程中，操作者应经常检查电流表的指针是否平稳，是否在所调节的电流强度读数上，注意观察患者表情，询问患者的感觉。对有局部感觉障碍、血液循环障碍的患者尤应注意巡视观察，防止烧伤

- 治疗中患者不得任意挪动体位，以免电极衬垫位置移动、电极脱落直接接触皮肤而发生烧伤。如患者感觉电极下有局限性疼痛或烧灼感，应立即调节电流至"0"位，中断治疗进行检查，检查电流强度是否过大，电极衬垫是否有滑脱、导线夹是否裸露直接接触皮肤，局部皮肤是否烧伤。对不符合要求的情况予以纠正或处理。如有皮肤烧伤，则应停止治疗，予以妥善处理。如无明显异常或错误，则可继续治疗

- 在患者治疗过程中，需调换电极极性或电流分流档时，必须先将电流输出调至"0"位，再行调节

- 在治疗过程中，患者不得触摸治疗仪或接地的金属物

- 治疗结束时应先调节电流至"0"位，关闭电源，才能从患者身上取下电极和衬垫

- 治疗结束后局部皮肤出现刺痒或小丘疹等刺激反应时，告诉患者不要搔抓治疗部位皮肤，必要时可使用护肤剂，并予解释说明

- 治疗使用过的衬垫，必须彻底冲洗干净，煮沸消毒，整平后在阴凉处晾干备用。破旧的衬垫应予修补或更新

- 电极用于治疗后，必须用肥皂水刷洗，以去除电极表面的污垢与电解产物。铅板电极应予碾平。破裂电极应予更新

- 仪器出现故障，需请专门人员或厂家维修，切勿自行拆装，以免破坏仪器治疗的安全性

（六）低频温热电疗法

【目的】

采用混合通电方式，将低频电与温调导子作用于人体而达到治疗疾病的目的。

【适应证】

颈椎病、肩关节周围炎、腰椎间盘突出症、骨性关节病等；臂丛神经炎、坐骨神经痛等周围神经损伤或周围神经疾病；扭伤、挫伤、劳损等软组织损伤等。

【禁忌证】

恶性肿瘤、高热、严重心脏病、癫痫、急性疼痛、醉酒、服用大量安眠药者及孕妇；治疗部位皮肤过敏、破损、皮疹、感觉异常者；体内金属异物局部、心脏起搏器局部及邻近处。

【仪器设备】

温热低频治疗仪、温热电极 3 个（大的 1 个，小的 2 个）、导线 2 条、固定带 3 条（大的 1 条，小的 2 条）、温水（40℃左右）一杯。

【操作程序】

接通电源开关，蜂鸣器发出"哔"声。治疗器自动选择标准的"自动 I"，计时器显示 10 分钟，频率显示 10Hz

↓

将大导子插入中央"+"极孔内，小导子插入左右"−"极孔内

↓

用约 40℃温水浸透导子布面，变软以不滴水为度。逐个将正负导子布面合起，按下导子水分测定钮。水分不够时，红灯亮，蜂鸣器鸣叫，应补充水分直至变成绿灯

↓

遵医嘱，将正极放在所需治疗部位中央；两负极置于正极两侧，或上两侧与下两侧

↓

按医嘱使用自动治疗程序时，启动"自动 I""自动 II""自动 III"或"自动 IV"按钮，也可从频率调整选项中选择：①拍打：1Hz、3Hz、7Hz、10Hz。②推压：50Hz、100Hz、500Hz、1000Hz。③按摩：100Hz、500Hz、1000Hz。④左右变换按摩：7Hz、100Hz、250Hz、500Hz

向右转动温度调节钮，以合适温度为宜，一般分为 43℃、38℃、30℃ 三挡。使用强挡不要超过 5 分钟，防止灼伤

调整治疗输出旋钮从"0"位开始，缓慢右移，直至患者感到适宜 为止

根据患者感觉，左右移动平衡调整旋钮，直至两个负导子强度一致

治疗时间按时间钮，范围 1~15 分钟，如需增加治疗时间按上箭头钮， 减少治疗时间按下箭头钮

治疗完毕，定时器显示为"0"，频率显示"END"，同时响起蜂鸣器 声，将治疗输出钮旋置"起点"，取下导子，切断电源

【注意事项】

注意事项

- 仪器不得放在浴室或湿度高的场所使用
- 治疗前检查各旋钮是否处在正常位置，导线是否连接，导子摆放 是否正确，治疗部位如有汗水应予擦干。并告诉患者治疗中的感 觉和注意事项
- 治疗中注意患者反应，老人、幼儿、体弱者治疗时间要短，输出 强度要弱
- 停电时，切断电流，将操作键全部恢复至原位
- 避免与其他治疗仪同时并用，不要让导子碰触金属物，发现故障 立即终止使用
- 治疗后切断电源，治疗电极需放在通风处晾干

三、中频电疗法

（一）音频电疗法

【目的】

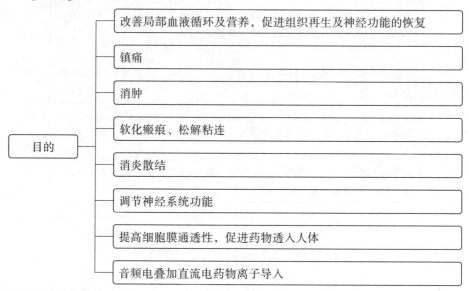

目的
- 改善局部血液循环及营养，促进组织再生及神经功能的恢复
- 镇痛
- 消肿
- 软化瘢痕、松解粘连
- 消炎散结
- 调节神经系统功能
- 提高细胞膜通透性，促进药物透入人体
- 音频电叠加直流电药物离子导入

【适应证】

瘢痕疙瘩（对蟹足肿无效），纤维结缔组织增生、肥厚、粘连、挛缩，关节纤维性强直、外伤性血肿、神经痛、雷诺综合征、寒冷性多形红斑、周围神经病损、外伤后或手术后皮下浸润粘连、血肿机化、注射后组织浸润、浅静脉炎后残留硬索状肿块、声带肥厚、乳腺小叶增生、外伤后或术后肠粘连、内脏粘连、腔道内粘连狭窄等，肌肉、韧带、关节劳损，风湿性关节炎、尿潴留、便秘、颈椎病、腰腿痛、带状疱疹、硬皮病、骨关节及软组织扭挫伤、狭窄性腱鞘炎、风湿性肌炎、关节炎、静脉炎、血栓性静脉炎、淋巴管炎、股外侧皮神经炎、慢性炎症，非特异性炎症如周围神经病（神经炎、神经痛等）等。

【禁忌证】

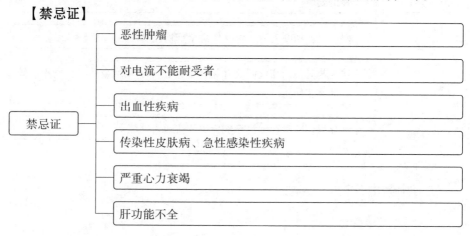

禁忌证
- 恶性肿瘤
- 对电流不能耐受者
- 出血性疾病
- 传染性皮肤病、急性感染性疾病
- 严重心力衰竭
- 肝功能不全

续流程

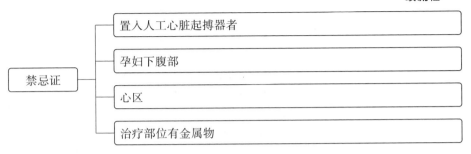

【仪器设备】

音频电疗仪或有音频电处方的电脑中频治疗仪，输出电流多为 1000～5000Hz，或为 2000Hz、4000Hz 两种频率。多数治疗机的电极为铅极或铜片。

【操作程序】

每日或隔日 1 次，15～30 次为 1 个疗程，每次治疗 15～30 分钟，可重复几个疗程。

选好治疗需用的电极和衬垫，金属电极应予碾平。衬垫应冲洗干净，以温水浸透，以不烫手、不滴水为度，并予展平。将电极插入电极套。将导线的两端分别与电极和治疗仪的输出插口相接

↓

患者取舒适体位，暴露治疗部位

将电极和衬垫对置或并置于治疗部位，使衬垫紧贴皮肤，处于电极与皮肤之间，电极应在衬垫各边之内，以沙袋、固定带固定电极

↓

检查治疗仪的输出旋钮是否在"0"位，开启电源

告诉患者治疗时电极下应有麻刺、颤动感

以顺时针方向缓慢调节电流输出，使电流表指针上升，逐渐增大电流强度以患者可耐受为度。治疗数分钟后患者的电极下感觉逐渐减弱，可再次加大电流强度。电流密度以衬垫面积计算，一般为 0.1～0.3mA/cm²

↓

每次治疗 20～30 分钟。治疗完毕，逆时针方向缓慢旋动调节器使电流归零，关闭电源，取下电极和衬垫

【注意事项】

注意事项
- 治疗时不可接触机器，不可随便活动
瘢痕部位感觉障碍者应注意电流强度的调节，不应以患者感觉为准
- 治疗前应检查治疗仪的输出是否平稳，导线、电极、衬垫是否完整无损，导电橡胶电极有无老化、裂隙
- 治疗前除去治疗部位及其附近的金属异物；体内有金属异物的部位应严格掌握电流强度，<0.3mA/cm² 方可避免组织损伤
- 如治疗部位皮肤有破损应避开或贴小胶布保护之
- 严防将电极或导线夹和导线裸露部分直接接触皮肤。使用硅胶电极时必须将导线插头完全插入导线插孔。电极不能在心前区及其附近并置和对置治疗，心脏病患者电流不易过强，并注意观察患者的反应，如有不良反应立即停止治疗。孕妇忌用于下腹部、腰骶部及邻近部位治疗；置于心脏起搏器者禁用中频电疗法
- 电极衬垫必须均匀紧贴皮肤，防止电流集中于某一局部或某一点
- 电流密度不得过大，不应产生疼痛感。治疗期间，治疗师应该注意巡视，观察患者有无不适或其他异常反应。如在治疗中患者感到电极下疼痛时，应立即终止治疗。若皮肤局部出现斑点状潮红时，应立即涂烫伤油膏，并及时处理，并向患者解释清楚。治疗结束后，注意观察治疗区域的皮肤有无发红烧伤等异常。如有异常，应及时处理并向患者解释清楚
- 治疗过程中患者不得任意挪动体位。治疗时电极下不应有痛灼感。如治疗中出现疼痛，应中止治疗，检查是否电极滑脱接触皮肤或电极、衬垫不平，使电流集中于一点。如未出现烧伤，应予纠正。如已出现烧伤应中断治疗，处理烧伤
- 患者的手不要接触治疗仪以免受电击
- 包裹电极的纱布须保持足够的湿度，以使机器输出比较稳定，治疗时如纱布干燥，可适时滴加盐水
- 少数患者在治疗中有头晕、胸闷、嗜睡、疲乏等现象，停止治疗可缓解、消失

（二）传统干扰电疗法

【目的】

镇痛、消炎、促进血液循环、软化瘢痕、松解粘连、神经肌肉刺激作用。

【适应证】

扭挫伤、肌筋膜炎、软组织劳损、骨折延迟愈合、坐骨神经痛、肩关节周围炎、颈椎病、腰椎间盘突出症、退行性骨关节病、强直性脊柱炎，周围神经麻痹、神经炎、带状疱疹、肠粘连、注射后硬结、腱鞘炎、尿潴留、胃下垂、习惯性便秘、雷诺病、手术或外伤后软组织粘连、缺血性肌痉挛、骨折延迟愈合、外周神经损伤或炎症引起的神经麻痹和肌肉萎缩、术后肠粘连、术后肠麻痹、内脏平滑肌张力低下、胃肠功能紊乱、儿童遗尿症、闭塞性动脉内膜炎、肢端发绀症、肌力低下、肌肉萎缩，妇科的慢性炎症如盆腔炎性疾病等。

【禁忌证】

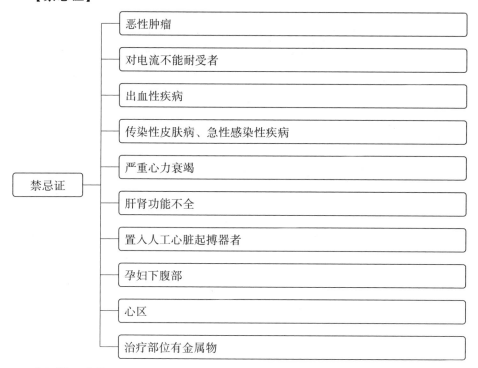

【仪器设备】

可输出两组差频为 0~100Hz 等幅中频正弦交流电的干扰电疗仪，2 对输出导线、4 个铅板电极或导电橡胶电极、衬垫、固定带等，有的治疗机配有一种四联电极、手套电极、产生负压的装置和专门的吸附电极。

【操作程序】

1. 治疗方法

（1）固定法

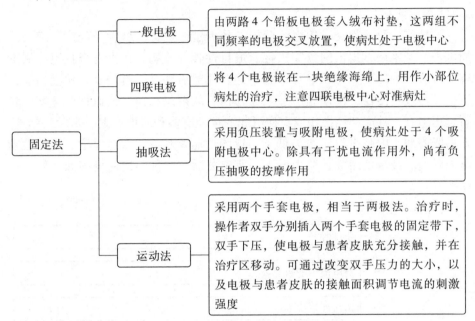

（2）治疗剂量：治疗电流的强度一般在 50mA 以内，参照患者的感觉或肌肉收缩的强度，将治疗剂量分为六级。

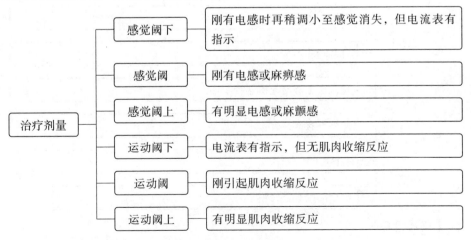

也可参照患者的耐受程度来调节电流强度。

（3）时间、疗程：治疗时间一般为 20~30 分钟，每日或隔日 1 次，10 次为 1 疗程。

2. 操作程序

> 患者取舒适体位，暴露治疗部位
>
> ↓
>
> 检查仪器输出调节旋钮是否在 "0" 位
>
> ↓
>
> 遵医嘱选好电极，衬垫用温水浸湿后，交叉放置于治疗部位，或用导电橡胶电极，使电流在病灶处交叉
>
> ↓
>
> 选择差频频率与治疗时间
>
> ↓
>
> 缓慢转动两路输出旋钮，达到所需电流量，电流强度以患者感觉阈、运动阈、运动阈上或耐受量为准

【注意事项】

注意事项
- 禁用情况同音频电疗法
- 同组电极在无电阻情况下不可相碰，以免发生短路。两组电极应交叉放置。调节电流强度时，必须两组电流同时调节，速度一致、强度相同。使用抽吸电极时，要注意时间不宜过长，一般每组频率不超过 10 分钟，以免发生局部淤血而影响治疗；有出血倾向者不得使用此法。治疗时注意星状电极的各个小极应与皮肤接触良好，以使三路电流都能充分进入人体。电流不可穿过心脏、脑、孕妇下腹部及体内有金属物的部位
- 瘢痕部位感觉障碍者应注意电流强度的调节，不应以患者感觉为准
- 治疗前应检查治疗仪的输出是否平稳，导线、电极、衬垫是否完整无损，导电橡胶电极有无老化、裂隙
- 治疗前除去治疗部位及其附近的金属异物
- 如治疗部位皮肤有破损应避开或贴小胶布保护之
- 严防将电极或导线夹和导线裸露部分直接接触皮肤。使用硅胶电极时必须将导线插头完全插入导线插孔

续流程

注意事项

- 电极衬垫必须均匀紧贴皮肤，防止电流集中于某一局部或某一点
- 电流密度不得过大，不应产生疼痛感
- 治疗过程中患者不得任意挪动体位。治疗时电极下不应有痛灼感。如治疗中出现疼痛，应中止治疗，检查是否电极滑脱接触皮肤或电极、衬垫不平，使电流集中于一点。如未出现烧伤，应予纠正。如已出现烧伤应中断治疗，处理烧伤
- 患者的手不要接触治疗仪以免电击
- 包裹电极的纱布须保持足够的湿度，以使机器输出比较稳定，治疗时如纱布干燥，可适时滴加盐水
- 少数患者在治疗中有头晕、胸闷、嗜睡、疲乏等现象，停止治疗可缓解、消失

（三）动态干扰电疗法

是在传统干扰电的基础上使中频电流的幅度被波宽为 6 秒的三角波所调制，发生一个周期为 6 秒的缓慢的低幅度变化，两组电流的输出强度发生周期为 6 秒的节律性交替变化，甲组电流增强时乙组电流减弱，乙组电流增强时甲组电流减弱，形成在 XY 轴方向上的节律性变化，如此反复循环，因此称为动态干扰电。

【目的】

镇痛、消炎、促进血液循环、治疗和预防肌肉萎缩、调节自主神经与调整内脏功能、促进骨折愈合。

【适应证】

颈椎病、关节炎、肩关节周围炎、扭挫伤、肌纤维组织炎、骨折延迟愈合、术后肠粘连、肠麻痹、弛缓性便秘、尿潴留、压迫性张力性尿失禁、胃下垂、失用性肌萎缩、雷诺现象（雷诺病）、坐骨神经痛等。

【禁忌证】

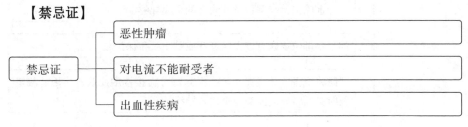

禁忌证

- 恶性肿瘤
- 对电流不能耐受者
- 出血性疾病

续流程

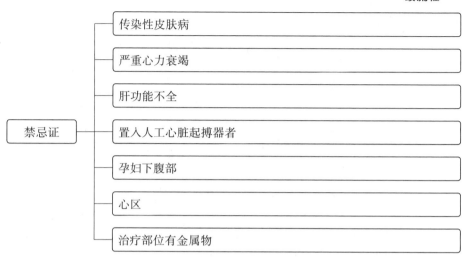

禁忌证
- 传染性皮肤病
- 严重心力衰竭
- 肝功能不全
- 置入人工心脏起搏器者
- 孕妇下腹部
- 心区
- 治疗部位有金属物

【仪器设备】

可输出两组差频为 0~100Hz 等幅中频正弦交流电的干扰电疗仪，2 对输出导线，4 个铅板电极或导电橡胶电极、衬垫、固定带等。有的治疗机配有一种四联电极、手套电极、产生负压的装置和专门的吸附电极。

【操作程序】

1. 治疗方法

（1）固定法

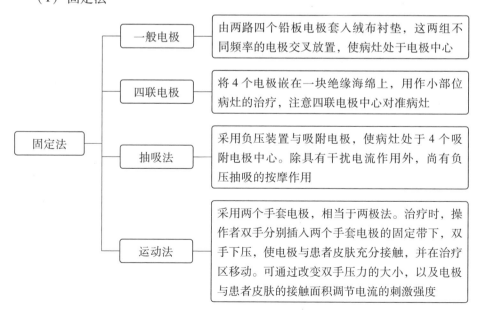

固定法
- 一般电极：由两路四个铅板电极套入绒布衬垫，这两组不同频率的电极交叉放置，使病灶处于电极中心
- 四联电极：将 4 个电极嵌在一块绝缘海绵上，用作小部位病灶的治疗，注意四联电极中心对准病灶
- 抽吸法：采用负压装置与吸附电极，使病灶处于 4 个吸附电极中心。除具有干扰电流作用外，尚有负压抽吸的按摩作用
- 运动法：采用两个手套电极，相当于两极法。治疗时，操作者双手分别插入两个手套电极的固定带下，双手下压，使电极与患者皮肤充分接触，并在治疗区移动。可通过改变双手压力的大小，以及电极与患者皮肤的接触面积调节电流的刺激强度

（2）治疗剂量：治疗电流的强度一般在 50mA 以内，参照患者的感觉或肌肉收缩的强度，将治疗剂量分为六级。

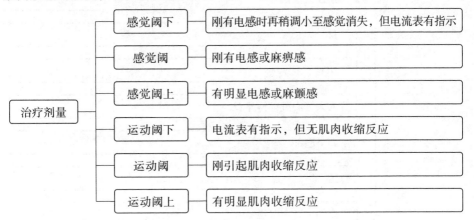

也可参照患者的耐受程度来调节电流程度。

（3）时间、疗程：治疗时间一般为 20～30 分钟，每日或隔日 1 次，15～20 次为 1 疗程。

2. 操作程序

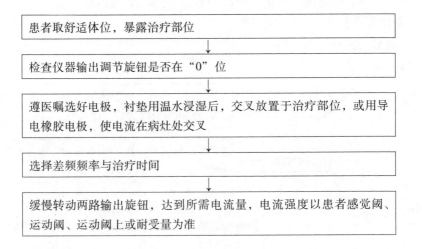

【注意事项】

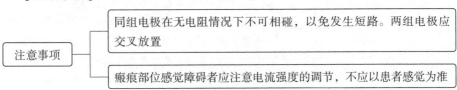

续流程

注意事项
- 治疗前应检查治疗仪的输出是否平稳，导线、电极、衬垫是否完整无损，导电橡胶电极有无老化、裂隙
- 治疗前除去治疗部位及其附近的金属异物
- 如治疗部位皮肤有破损应避开或贴小胶布保护之
- 严防将电极或导线夹和导线裸露部分直接接触皮肤。使用硅胶电极时必须将导线插头完全插入导线插孔
- 电极衬垫必须均匀紧贴皮肤，防止电流集中于某一局部或某一点
- 电流密度不得过大，不应产生疼痛感
- 治疗过程中患者不得任意挪动体位。治疗时电极下不应有痛灼感。如治疗中出现疼痛，应中止治疗，检查是否电极滑脱接触皮肤或电极、衬垫不平，使电流集中于一点。如未出现烧伤，应予纠正。如已出现烧伤应中断治疗，处理烧伤
- 患者的手不要接触治疗仪以免受电击
- 包裹电极的纱布须保持足够的湿度，以使机器输出比较稳定，治疗时如纱布干燥，可适时滴加盐水
- 少数患者在治疗中有头晕、胸闷、嗜睡、疲乏等现象，停止治疗可缓解、消失

（四）立体动态干扰电疗法

立体动态干扰电疗法是在传统干扰电疗法与动态干扰电疗法的基础上将三路在三维空间流动的 5kHz 中频电互相交叉输入人体。

【目的】

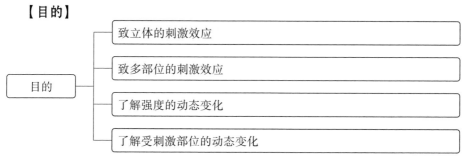

目的
- 致立体的刺激效应
- 致多部位的刺激效应
- 了解强度的动态变化
- 了解受刺激部位的动态变化

【适应证】

扭挫伤、肌筋膜炎、软组织劳损、骨折延迟愈合、坐骨神经痛、肩关节周围炎、颈椎病、腰椎间盘突出症、退行性骨关节病、强直性脊柱炎、周围神经麻痹、神经炎、带状疱疹、肠粘连、注射后硬结、腱鞘炎、尿潴留、胃下垂、习惯性便秘、雷诺病。

【禁忌证】

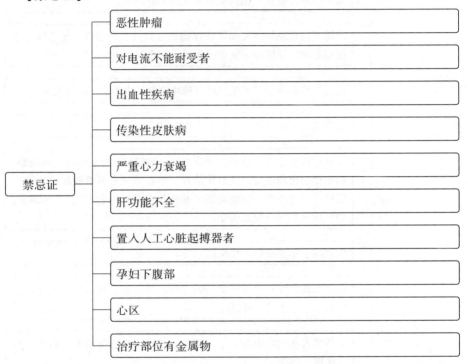

【仪器设备】

立体动态干扰电疗机、2 对不同大小的星状电极，每次治疗采用 1 对电极。每个星状电极上有排列成三角形的 3 个小电极，每对星状电极的左右两对小电极的方向是相反的。每对星状电极相应方向的 3 对小电极分成 3 组，每组 2 个小电极，连接治疗仪的一路输出，3 对小电极可同时输出三路电流。

【操作程序】

1. 治疗方法

（1）方法

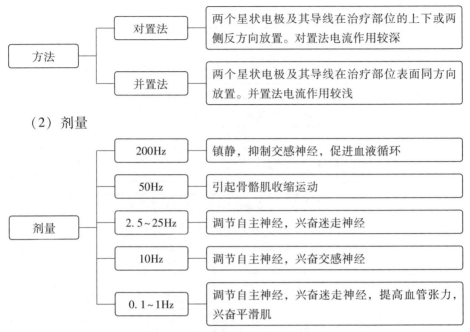

方法	对置法	两个星状电极及其导线在治疗部位的上下或两侧反方向放置。对置法电流作用较深
	并置法	两个星状电极及其导线在治疗部位表面同方向放置。并置法电流作用较浅

（2）剂量

剂量	200Hz	镇静，抑制交感神经，促进血液循环
	50Hz	引起骨骼肌收缩运动
	2.5~25Hz	调节自主神经，兴奋迷走神经
	10Hz	调节自主神经，兴奋交感神经
	0.1~1Hz	调节自主神经，兴奋迷走神经，提高血管张力，兴奋平滑肌

（3）时间及疗程：电流强度一般用 $0.5 \sim 0.8 mA/cm^2$，根据需要，每次治疗选用 1~2 种或 3 种差频，每种差频治疗 5~10 分钟，每次治疗 20 分钟，每日或隔日 1 次，15~20 次为 1 疗程。

2. 操作程序

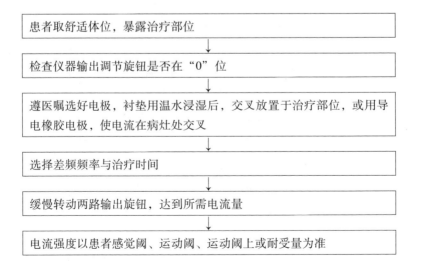

患者取舒适体位，暴露治疗部位

↓

检查仪器输出调节旋钮是否在"0"位

↓

遵医嘱选好电极，衬垫用温水浸湿后，交叉放置于治疗部位，或用导电橡胶电极，使电流在病灶处交叉

↓

选择差频频率与治疗时间

↓

缓慢转动两路输出旋钮，达到所需电流量

↓

电流强度以患者感觉阈、运动阈、运动阈上或耐受量为准

【注意事项】

注意事项 ——

- 治疗时注意星状电极的各个小极应与皮肤接触良好，以使三路电流都能充分进入人体

- 同组电极在无电阻情况下不可相碰，以免发生短路。两组电极应交叉放置

- 瘢痕部位感觉障碍者应注意电流强度的调节，不应以患者感觉为准

- 治疗前应检查治疗仪的输出是否平稳，导线、电极、衬垫是否完整无损，导电橡胶电极有无老化、裂隙

- 治疗前除去治疗部位及其附近的金属异物

- 如治疗部位皮肤有破损应避开或贴小胶布保护之

- 严防将电极或导线夹和导线裸露部分直接接触皮肤。使用硅胶电极时必须将导线插头完全插入导线插孔

- 电极衬垫必须均匀紧贴皮肤，防止电流集中于某一局部或某一点

- 电流密度不得过大，不应产生疼痛感

- 治疗过程中患者不得任意挪动体位。治疗时电极下不应有痛灼感。如治疗中出现疼痛，应中止治疗，检查是否电极滑脱接触皮肤或电极、衬垫不平，使电流集中于一点。如未出现烧伤，应予纠正。如已出现烧伤应中断治疗，处理烧伤

- 患者的手不要接触治疗仪以免受电击

- 包裹电极的纱布须保持足够的湿度，以使机器输出比较稳定，治疗时如纱布干燥，可适时滴加盐水

- 少数患者在治疗中有头晕、胸闷、嗜睡、疲乏等现象，停止治疗可缓解、消失

（五）调制中频电疗法

【目的】

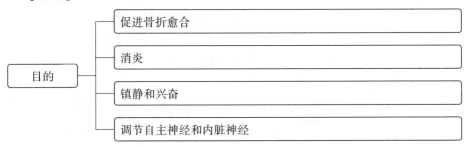

目的
- 促进骨折愈合
- 消炎
- 镇静和兴奋
- 调节自主神经和内脏神经

【适应证】

颈椎病、肩关节周围炎、骨性关节病、肱骨外上髁炎、软组织扭挫伤、肌纤维组织炎、腱鞘炎、瘢痕、粘连、血肿机化、注射后硬结、术后肠麻痹、尿潴留、坐骨神经痛、面神经炎、周围神经伤病、失用性肌萎缩、溃疡病、胃肠张力低下、尿路结石、慢性盆腔炎、弛缓性便秘、疼痛、中枢与外周神经损伤等。

【禁忌证】

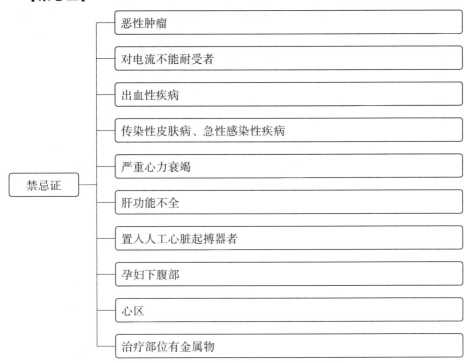

禁忌证
- 恶性肿瘤
- 对电流不能耐受者
- 出血性疾病
- 传染性皮肤病、急性感染性疾病
- 严重心力衰竭
- 肝功能不全
- 置入人工心脏起搏器者
- 孕妇下腹部
- 心区
- 治疗部位有金属物

【仪器设备】

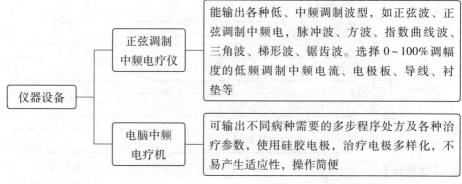

仪器设备

正弦调制中频电疗仪：能输出各种低、中频调制波型，如正弦波、正弦调制中频电，脉冲波、方波、指数曲线波、三角波、梯形波、锯齿波。选择 0~100% 调幅度的低频调制中频电流、电极板、导线、衬垫等

电脑中频电疗机：可输出不同病种需要的多步程序处方及各种治疗参数，使用硅胶电极，治疗电极多样化，不易产生适应性，操作简便

【操作程序】

1. 治疗方法

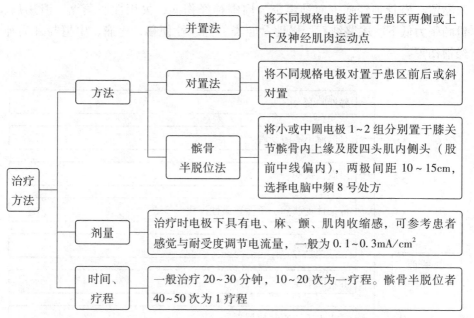

治疗方法

方法

并置法：将不同规格电极并置于患区两侧或上下及神经肌肉运动点

对置法：将不同规格电极对置于患区前后或斜对置

髌骨半脱位法：将小或中圆电极 1~2 组分别置于膝关节髌骨内上缘及股四头肌内侧头（股前中线偏内），两极间距 10~15cm，选择电脑中频 8 号处方

剂量：治疗时电极下具有电、麻、颤、肌肉收缩感，可参考患者感觉与耐受度调节电流量，一般为 0.1~0.3mA/cm^2

时间、疗程：一般治疗 20~30 分钟，10~20 次为一疗程。髌骨半脱位者 40~50 次为 1 疗程

2. 操作程序

患者取舒适体位，暴露治疗部位

↓

检查仪器旋钮是否在正常位置，输出旋钮是否在"0"位，根据病情调节调制频率和调制深度、波形等治疗参数，打开电源预热。使用电脑治疗仪，开机选择处方号

↓

按医嘱选好电极，将电极置于治疗部位，用沙袋、绷带或患者自身体重固定好

↓

缓慢调节输出至所需剂量，并向患者说明局部正常感觉及异常感觉，记录治疗时间。应用电脑中频治疗仪按输出键至患者最大耐受量

治疗中注意了解患者反应，如有异常及时将输出电流降至"0"位，查找原因处理后方能继续治疗

↓

治疗完毕将输出旋钮调至"0"位，取下电极，检查皮肤，关闭电源。电脑中频治疗仪结束时自动断电

【注意事项】

注意事项

根据患者的病情选择合适的处方。其他注意事项与等幅正弦中频电相同。连续采用两个治疗处方治疗或使用一个治疗处方而需更改电流处方前，应先将电流输出调回"0"位，不要在治疗中途更换电流处方

瘢痕部位感觉障碍者应注意电流强度的调节，不应以患者感觉为准

治疗前应检查治疗仪的输出是否平稳，导线、电极、衬垫是否完整无损，导电橡胶电极有无老化、裂隙

治疗前除去治疗部位及其附近的金属异物

如治疗部位皮肤有破损应避开或贴小胶布保护之

严防将电极或导线夹和导线裸露部分直接接触皮肤。使用硅胶电极时必须将导线插头完全插入导线插孔

电极衬垫必须均匀紧贴皮肤，防止电流集中于某一局部或某一点

电流密度不得过大，不应产生疼痛感

治疗过程中患者不得任意挪动体位。治疗时电极下不应有痛灼感。如治疗中出现疼痛，应中止治疗，检查是否电极滑脱接触皮肤或电极、衬垫不平，使电流集中于一点。如未出现烧伤，应予纠正。如已出现烧伤应中断治疗，处理烧伤

续流程

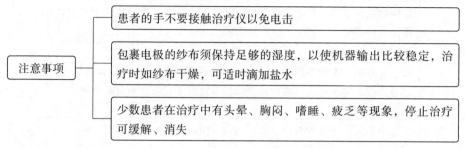

注意事项 —— 患者的手不要接触治疗仪以免电击

包裹电极的纱布须保持足够的湿度，以使机器输出比较稳定，治疗时如纱布干燥，可适时滴加盐水

少数患者在治疗中有头晕、胸闷、嗜睡、疲乏等现象，停止治疗可缓解、消失

四、高频电疗法

（一）共鸣火花电疗法
【目的】

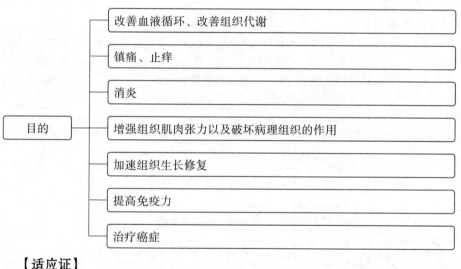

目的 —— 改善血液循环、改善组织代谢

镇痛、止痒

消炎

增强组织肌肉张力以及破坏病理组织的作用

加速组织生长修复

提高免疫力

治疗癌症

【适应证】

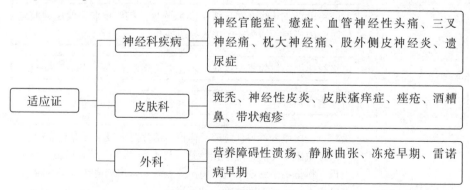

适应证 —— 神经科疾病 —— 神经官能症、癔症、血管神经性头痛、三叉神经痛、枕大神经痛、股外侧皮神经炎、遗尿症

皮肤科 —— 斑秃、神经性皮炎、皮肤瘙痒症、痤疮、酒糟鼻、带状疱疹

外科 —— 营养障碍性溃疡、静脉曲张、冻疮早期、雷诺病早期

【禁忌证】

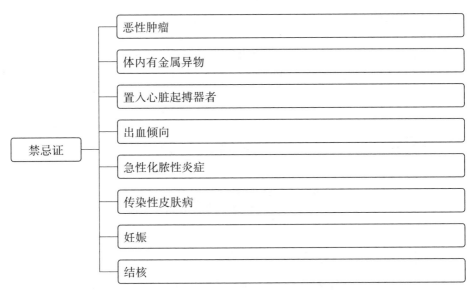

【仪器设备】

共鸣火花电疗仪（波长 300～2000m，频率 150～1000kHz，电压 10～30kV，电流强度 30mA 以下，输出高频高压低强度减幅振荡电流），附不同形状真空玻璃电极，备电极消毒用酒精、接触剂用滑石粉。

【操作程序】

1. 治疗方法

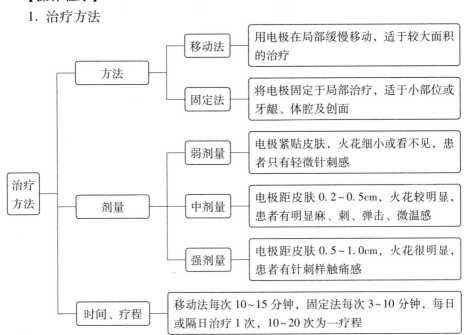

2. 操作程序

取下治疗师和患者身上一切金属物品或便携电器，如手表、发夹、钥匙、首饰、手机、录放机等

↓

患者取坐位并暴露治疗部位

↓

开机前检查仪器面板，确保电源开关在关位、输出调节器等指示在最小位

↓

选用适当电极并插入治疗手柄内，将电极放在治疗局部后开启电源，调节输出强度，计时

↓

（1）移动法：先撒少许滑石粉于皮肤上（头发、创面等除外），再缓慢移动电极治疗，创面治疗前需先清洁，再将电极置于创面上方非接触治疗，电极与皮肤的距离依治疗强度而定，一般不超过 1cm

（2）固定法：行牙龈治疗时，需在电极上套一橡皮管，只露出电极前部。用非金属压舌板推开唇、舌、颊，将电极对准病变牙龈，且勿使电极接触牙；行体腔治疗时，需在电极上涂消毒凡士林或液状石蜡再将电极缓慢伸入体腔内，电极尾部留在体外，以沙袋固定好

↓

治疗结束时，先关机再移开电极，拔出手柄，并用 75% 酒精擦拭消毒；拭净治疗局部，结束治疗

【注意事项】

注意事项

- 治疗床、椅必须为非金属材料制成，治疗师必须在干燥木地板或橡胶垫上操作
- 取下治疗师与患者身上一切金属物品，确保患者和治疗师身上无金属物品
- 体腔治疗前应先排空大小便
- 治疗局部应干燥无汗，治疗师手若有汗，宜戴干手套或用干布包裹治疗手柄

续流程

注意事项
- 治疗手柄和导线不可接触患者和治疗师的裸露部位
- 治疗中治疗师或其他人之间不得接触，也不能触及任何金属物以免发生强火花放电
- 开机及关机前电极不可离开治疗局部，关机前不可将电极拔出手柄
- 治疗中若有不适应立即告知治疗师
- 固定治疗时，不可改变体位
- 体腔电极使用前、后必须消毒。注意电极的金属插头不可浸泡，电极不可煮沸
- 忌用于恶性肿瘤、皮肤化脓性病变、体内有金属物、置入心脏起搏器及传染性皮肤病者

（二）短波疗法

【目的】

目的
- 消炎、消肿
- 镇静、解痉、镇痛
- 增强肝脏的解毒功能
- 增加肾脏的血流，改善肾功能
- 缓解胃部痉挛，改善分泌运动功能
- 增强细胞免疫功能
- 促进组织修复
- 杀灭肿瘤细胞或抑制其增生

【适应证】

亚急性、慢性炎症与疾病，妇科疾病、神经痛、周围神经损伤、神经根炎、

脊髓炎、多发性硬化症、痉挛性疾病、骨关节疾病、风湿性疾病、肿瘤等。

【禁忌证】

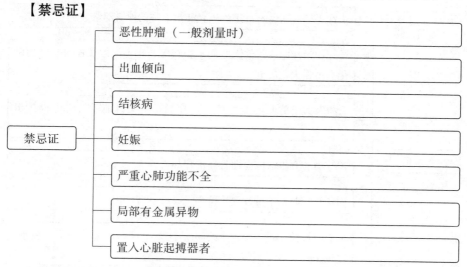

禁忌证
- 恶性肿瘤（一般剂量时）
- 出血倾向
- 结核病
- 妊娠
- 严重心肺功能不全
- 局部有金属异物
- 置入心脏起搏器者

【仪器设备】

短波治疗机，有台式和落地式两种。输出的短波电流有两种：波长 22.12m，频率 13.56MHz；波长 11.06m，频率 27.12MHz。

【操作程序】

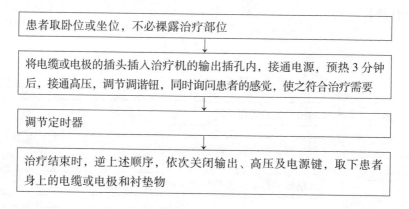

患者取卧位或坐位，不必裸露治疗部位

将电缆或电极的插头插入治疗机的输出插孔内，接通电源，预热 3 分钟后，接通高压，调节调谐钮，同时询问患者的感觉，使之符合治疗需要

调节定时器

治疗结束时，逆上述顺序，依次关闭输出、高压及电源键，取下患者身上的电缆或电极和衬垫物

【注意事项】

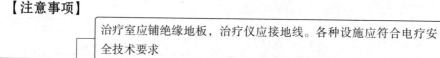

注意事项
- 治疗室应铺绝缘地板，治疗仪应接地线。各种设施应符合电疗安全技术要求
- 患者应在木床和木椅上治疗。如遇特殊情况需在金属床上治疗时，应避免治疗仪、电缆、电极与金属床相接触，电缆、电极下方垫以棉被或橡胶布

续流程

注意事项
- 治疗前检查治疗仪各部件能否正常工作，电缆电极是否完好无损，电极插头是否牢固，不得使用破损有故障的治疗仪与附件
- 治疗过程中，患者不得任意挪动体位或触摸金属物
- 治疗中避免治疗仪的两根输出电缆相搭或交叉、打结，间距不宜小于治疗仪输出插孔的距离，以免形成短路、损坏电缆并减弱治疗剂量。电缆也不得直接搭在患者身上，以免引起烫伤
- 头面、眼、睾丸部位，尤其在婴幼儿，不得进行温热量与热量治疗
- 行感觉障碍与血液循环障碍的部位治疗时，不应依靠患者的主诉来调节剂量，谨防过热烧伤
- 手表、手机、电视机、移动电话、精密电子仪器应远离治疗仪，以免损坏仪器和发生干扰

（三）超短波疗法

【目的】

目的
- 消炎、镇痛、解痉、治疗癌症、提高免疫力、非热效应，改善局部血液循环
- 对神经系统的作用：中小剂量作用于受损伤的周围神经，可加速神经的再生，过大剂量则抑制再生；中小剂量作用于脑部，出现嗜睡等中枢神经系统抑制现象，大剂量则使脑脊髓膜血管通透性增高
- 肾上腺皮质的功能增强，皮质类固醇的合成增加，周围血液中可的松类激素增加
- 缓解胃肠平滑肌痉挛，增加其黏膜血流量，改善其吸收和分泌功能
- 增强肝脏解毒功能，促进胆汁分泌
- 改善肺部呼吸功能
- 加快损伤组织的修复和肉芽组织的生长
- 杀灭肿瘤细胞或抑制其增殖

【适应证】

急性、亚急性炎症及损伤性疾病，神经科疾病、眼耳鼻咽喉口腔感染、颞颌关节功能紊乱、疼痛性疾病、血管和自主神经功能紊乱、消化系统疾病，软组织、骨关节疾病等。

【禁忌证】

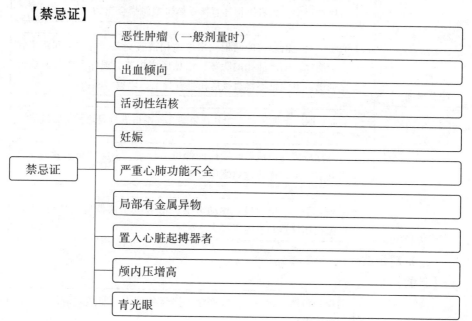

禁忌证
- 恶性肿瘤（一般剂量时）
- 出血倾向
- 活动性结核
- 妊娠
- 严重心肺功能不全
- 局部有金属异物
- 置入心脏起搏器者
- 颅内压增高
- 青光眼

【仪器设备】

超短波治疗机，通常采用波长为 7.37m、6m，相应频率为 40.68MHz、50MHz 的电流。

【操作程序】

患者取卧位或坐位，不必裸露治疗部位

选择电极，务必使电极的面积稍大于病变的面积，以免电极周缘的电力线向外扩散，使病变周缘部位的治疗作用减弱，而且治疗范围包括病灶周围的健康组织时将有利于动员健康组织的免疫力

电容电场法：治疗时的操作和电极的放置方法有对置法、并置法、交叉法、单极法，其中以对置法和并置法最常用

将电极的电缆插头插入治疗机的输出插孔内，接通电源，治疗机预热 3 分钟后，接通高压，调节调谐钮，同时询问患者的感觉，使之符合治疗需要

```
                              ↓
┌──────────────────────────────────────────────────────┐
│ 调节定时器                                             │
└──────────────────────────────────────────────────────┘
┌──────────────────────────────────────────────────────┐
│ 治疗结束时，逆上述顺序，依次关闭输出、高压及电源键。取下患者 │
│ 身上的电极和衬垫物                                      │
└──────────────────────────────────────────────────────┘
```

【注意事项】

```
          ┌─ 脂肪层厚的部位进行电容场法Ⅳ级（热量）剂量治疗时，有的患
          │  者会出现因脂肪过热所引起的皮下痛性硬结，不需特殊处理，停
          │  止治疗后可自行消散
          │
          ├─ 治疗室需木地板，治疗床、椅为木制品，暖气片及水管等遮以隔
          │  离罩，治疗仪应接地线
          │
          ├─ 除去患者身上一切金属物，禁止在有金属异物的局部治疗
          │
          ├─ 治疗局部应干燥，禁穿潮湿衣服及金属织物治疗，治疗前擦去汗
          │  液，除去伤口的湿敷料及伤口的分泌物
          │
          ├─ 使患者保持适宜的治疗姿位，维持治疗局部的平整，对不平的局
注意事项 ─┤  部宜适当加大治疗间隙；行双膝或踝两侧对置的治疗时宜置衬垫
          │  于膝（踝）间，以免电力线集中于突起处，保证电力线的均匀
          │  分布
          │
          ├─ 电极面积应略大于病灶且与体表平行
          │
          ├─ 两电极电缆不能接触、交叉或打圈，以防短路等；电缆与电极的
          │  接头处及电缆与皮肤间需以衬垫隔离，以免烫伤
          │
          ├─ 治疗中患者不能触摸仪器及其他物品，要询问患者的治疗感觉，
          │  尤其是对有感觉障碍者，以免烫伤
          │
          └─ 禁用于恶性肿瘤（大功率热疗除外）、出血倾向、结核、妊娠、
             局部有金属异物、置入心脏起搏器者。小儿的骨骺、眼、睾丸、
             心脏、神经节对超短波敏感，不宜采用大剂量。妇女月经期应避
             免进行下腹部治疗。大功率超短波不宜采用单极法
```

（四）微波疗法

1. 分米波疗法

【目的】

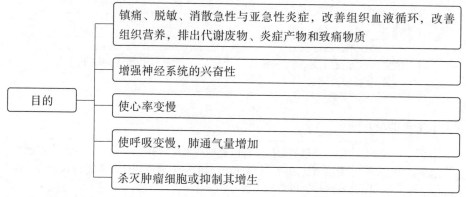

目的
- 镇痛、脱敏、消散急性与亚急性炎症，改善组织血液循环，改善组织营养，排出代谢废物、炎症产物和致痛物质
- 增强神经系统的兴奋性
- 使心率变慢
- 使呼吸变慢，肺通气量增加
- 杀灭肿瘤细胞或抑制其增生

【适应证】

丹毒、蜂窝织炎等软组织化脓性炎症吸收期，软组织扭挫伤恢复期、肌纤维组织炎、肌筋膜炎、关节炎、骨性关节病、颈椎病、腰椎间盘突出症、坐骨神经痛；慢性支气管炎、迁延性肺炎、慢性胃炎、胃、十二指肠溃疡、慢性盆腔炎等；皮肤癌、淋巴结转移癌、恶性淋巴瘤、甲状腺癌、食管癌、乳腺癌、结肠癌、直肠癌、膀胱癌、宫颈癌、前列腺癌、骨肿瘤；神经炎、神经根炎等。

【禁忌证】

眼部、睾丸、小儿骨骺部位；恶性肿瘤（高热治疗时除外）、出血倾向、局部有金属异物、置入心脏起搏器、心肺功能不全、颅内压增高、青光眼、妊娠、活动性结核者。

【仪器设备】

分米波治疗仪，输出的电磁波波长为 33cm、频率为 915MHz，也有输出的电磁波波长为 69cm、频率为 433.92MHz。

【操作程序】

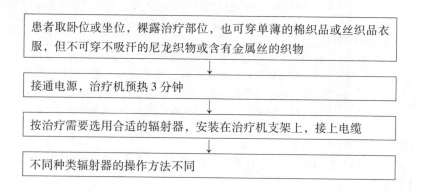

- 患者取卧位或坐位，裸露治疗部位，也可穿单薄的棉织品或丝织品衣服，但不可穿不吸汗的尼龙织物或含有金属丝的织物
- 接通电源，治疗机预热 3 分钟
- 按治疗需要选用合适的辐射器，安装在治疗机支架上，接上电缆
- 不同种类辐射器的操作方法不同

辐射器方向位置调节好后接通高压，调节输出

治疗结束时逆上述顺序关闭输出、高压与电源键，将辐射器从患者身上取下或移开

【注意事项】

注意事项 —

治疗前检查治疗仪各部件能否正常工作，支臂有无松动、辐射器馈线是否完好无损

辐射器与输出电缆必须紧密接触，未接辐射器前不得开机

辐射器有输出时不得空载，更不能朝向四周空间，尤其不能朝向金属物与人的眼部。有输出的辐射器只能朝向患者的治疗部位或盛有水的塑料盆

治疗时治疗部位体表要保持干燥，伤口的湿敷料及油膏应予除去

腹部治疗前患者必须先排空大小便，也不得在饱餐后治疗

有感觉障碍或血液循环障碍的部位行治疗时，不应依靠患者的感觉来调节剂量，治疗剂量宜稍小

手表、手机、电视机、精密电子仪器必须远离治疗仪，以免发生干扰

眼部、睾丸区忌用微波辐射；行头面部治疗时，患者需戴专用的微波防护眼镜或40目铜网保护眼睛；行下腹、腹股沟、大腿上部治疗时，应用防护罩或40目铜网保护阴囊、睾丸

小儿慎用微波，尤其是骨骺部位更应避免

2. 厘米波疗法

【目的】

目的 —

消散炎症，加速水肿吸收

保护骨髓造血功能，促进骨骼增生

增强免疫功能

【适应证】

丹毒、蜂窝织炎、乳腺炎等软组织化脓性炎症吸收期、软组织扭挫伤恢复期、肌纤维组织炎、棘间韧带损伤、肩关节周围炎、肱骨外上髁炎、术后伤口愈合迟缓、慢性溃疡、压疮、烧伤、冻伤等；高热疗法与放疗、化疗综合治疗适用于皮肤癌、甲状腺癌、颈淋巴结转移癌、食管癌、乳腺癌、宫颈癌、直肠癌、前列腺癌等；组织凝固治疗适用于皮肤良性与恶性赘生物、鼻息肉、食管癌、胃溃疡出血、胃癌、直肠息肉、直肠癌、宫颈息肉、宫颈癌等。

【禁忌证】

与分米波疗法相同。

【仪器设备】

厘米波治疗机，有台式和落地式，输出的波长为 12.24cm、频率为 2450MHz、功率为 200W。

【操作程序】

```
┌─────────────────────────────────────────────────────────┐
│ 患者取卧位或坐位，裸露治疗部位，也可穿单薄的棉织品或丝织品衣 │
│ 服，但不可穿不吸汗的尼龙织物或含有金属丝的织物               │
└─────────────────────────────────────────────────────────┘
                            ↓
┌─────────────────────────────────────────────────────────┐
│ 接通电源，治疗机预热 3 分钟                                  │
└─────────────────────────────────────────────────────────┘
                            ↓
┌─────────────────────────────────────────────────────────┐
│ 按治疗需要选用合适的辐射器，安装在治疗机支架上，接上电缆       │
└─────────────────────────────────────────────────────────┘
                            ↓
┌─────────────────────────────────────────────────────────┐
│ 辐射器方向位置调节好后接通高压，调节输出                      │
└─────────────────────────────────────────────────────────┘
                            ↓
┌─────────────────────────────────────────────────────────┐
│ 治疗结束时逆上述顺序关闭输出、高压与电源键，将辐射器从患者身   │
│ 上取下或移开                                               │
└─────────────────────────────────────────────────────────┘
```

【注意事项】

与分米波疗法相同。

3. 毫米波疗法

【目的】

与厘米波疗法相同。

【适应证】

各种伤病的各个时期及面神经麻痹、神经根炎、神经痛、脑瘫等；盆腔炎、输卵管积水、附件炎性肿块等；五官炎症感染、颞颌关节功能紊乱等；较浅表肿瘤（配合放疗、化疗）、放疗化疗后骨髓抑制等。

【禁忌证】

眼和睾丸部位；妊娠期妇女、局部有金属异物及置入心脏起搏器者。

【仪器设备】

毫米波治疗仪、圆柱形辐射器、毫米波辐射强度测试仪等。

【操作程序】

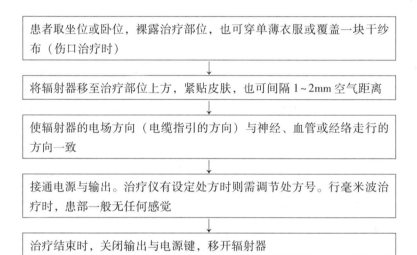

患者取坐位或卧位，裸露治疗部位，也可穿单薄衣服或覆盖一块干纱布（伤口治疗时）

↓

将辐射器移至治疗部位上方，紧贴皮肤，也可间隔 1~2mm 空气距离

↓

使辐射器的电场方向（电缆指引的方向）与神经、血管或经络走行的方向一致

↓

接通电源与输出。治疗仪有设定处方时则需调节处方号。行毫米波治疗时，患部一般无任何感觉

↓

治疗结束时，关闭输出与电源键，移开辐射器

【注意事项】

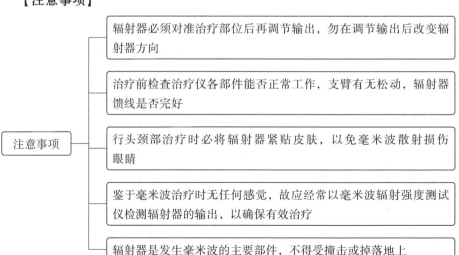

注意事项

辐射器必须对准治疗部位后再调节输出，勿在调节输出后改变辐射器方向

治疗前检查治疗仪各部件能否正常工作，支臂有无松动，辐射器馈线是否完好

行头颈部治疗时必将辐射器紧贴皮肤，以免毫米波散射损伤眼睛

鉴于毫米波治疗时无任何感觉，故应经常以毫米波辐射强度测试仪检测辐射器的输出，以确保有效治疗

辐射器是发生毫米波的主要部件，不得受撞击或掉落地上

续流程

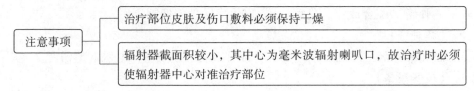

注意事项 —— 治疗部位皮肤及伤口敷料必须保持干燥

辐射器截面积较小，其中心为毫米波辐射喇叭口，故治疗时必须使辐射器中心对准治疗部位

（五）高频电热疗法

【目的】

与厘米波疗法相同。

【适应证】

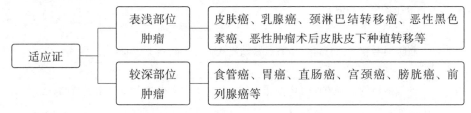

适应证 —— 表浅部位肿瘤 —— 皮肤癌、乳腺癌、颈淋巴结转移癌、恶性黑色素癌、恶性肿瘤术后皮肤皮下种植转移等

较深部位肿瘤 —— 食管癌、胃癌、直肠癌、宫颈癌、膀胱癌、前列腺癌等

【禁忌证】

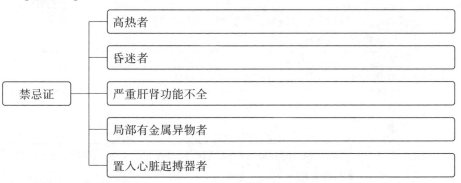

禁忌证 —— 高热者

昏迷者

严重肝肾功能不全

局部有金属异物者

置入心脏起搏器者

【仪器设备】

治疗仪、半导体皮肤点温计、热敏电阻测温计等。

【操作程序】

1. 短波、超短波（射频）热疗

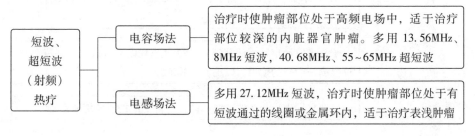

短波、超短波（射频）热疗 —— 电容场法 —— 治疗时使肿瘤部位处于高频电场中，适于治疗部位较深的内脏器官肿瘤。多用 13.56MHz、8MHz 短波，40.68MHz、55~65MHz 超短波

电感场法 —— 多用 27.12MHz 短波，治疗时使肿瘤部位处于有短波通过的线圈或金属环内，适于治疗表浅肿瘤

续流程

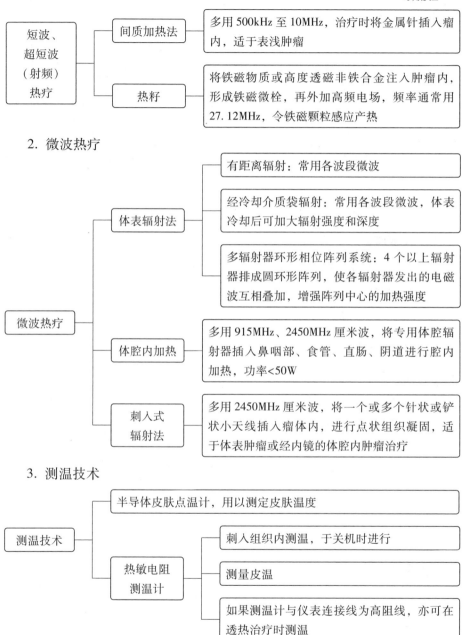

短波、超短波（射频）热疗
- 间质加热法：多用 500kHz 至 10MHz，治疗时将金属针插入瘤内，适于表浅肿瘤
- 热籽：将铁磁物质或高度透磁非铁合金注入肿瘤内，形成铁磁微栓，再外加高频电场，频率通常用 27.12MHz，令铁磁颗粒感应产热

2. 微波热疗

微波热疗
- 体表辐射法
  - 有距离辐射：常用各波段微波
  - 经冷却介质袋辐射：常用各波段微波，体表冷却后可加大辐射强度和深度
  - 多辐射器环形相位阵列系统：4 个以上辐射器排成圆环形阵列，使各辐射器发出的电磁波互相叠加，增强阵列中心的加热强度
- 体腔内加热：多用 915MHz、2450MHz 厘米波，将专用体腔辐射器插入鼻咽部、食管、直肠、阴道进行腔内加热，功率<50W
- 刺入式辐射法：多用 2450MHz 厘米波，将一个或多个针状或铲状小天线插入瘤体内，进行点状组织凝固，适于体表肿瘤或经内镜的体腔内肿瘤治疗

3. 测温技术

测温技术
- 半导体皮肤点温计，用以测定皮肤温度
- 热敏电阻测温计
  - 刺入组织内测温，于关机时进行
  - 测量皮温
  - 如果测温计与仪表连接线为高阻线，亦可在透热治疗时测温

4. 剂量、时间、疗程　应用热量级（Ⅳ级）剂量，使肿瘤温度达到 43℃以上，每次治疗 30~60 分钟，每周 1~2 次，5~15 次为一疗程。刺入式治疗时，每点每次点凝数秒钟，温度为 200~300℃，一般只需 1 次治疗，必要时 1

周后再重复 1 次。

5. 综合治疗

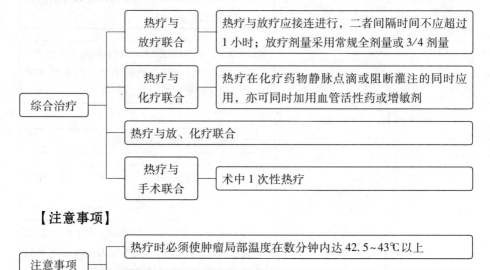

【注意事项】

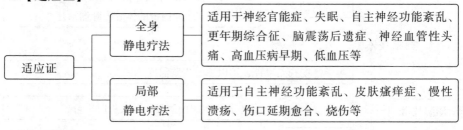

五、静电疗法

【目的】

改善血液循环、增强代谢。

【适应证】

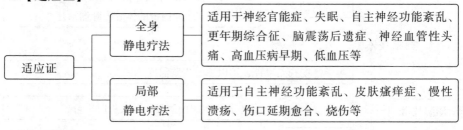

【禁忌证】

置入心脏起搏器、人工呼吸装置、吸氧装置、药物自动泵、人工耳蜗、金属人工心脏瓣膜、体内金属异物者；恶性肿瘤、高热、严重脑血管疾病、严重心血管疾病、妊娠期、月经期者。

【仪器设备】

高压静电治疗机、低压静电治疗机、各式电极及针状电极、木桌椅、足踏板等。

【操作程序】

1. 全身静电淋浴 采用高压静电治疗仪,每日或隔日 1 次,15~20 次为 1 个疗程。

> 开始治疗前先检查治疗仪的电源开关是否在"关"位,输出电压调节钮是否在"0"位

> 患者取下身上所有的金属物

> 患者坐在木椅上,双脚踏在脚踏电极板上,接阳极。或患者双脚踏在木板地面上,使阳极直接接地

> 接通电源,治疗仪预热 0.5~1 分钟

> 按治疗需要调节输出电压,通常用 30~45kV,患者头发竖起,头部有微风吹拂感

> 治疗过程中患者必须静坐不动,不得起立,不得触摸周围物品和人,不得触摸仪器面板上的电压控制钮

> 一般每次治疗 10~15 分钟,治疗完毕时将电压输出关至"0"位,关闭电源

> 治疗结束时患者不能立即起立,以免碰到帽状电极,受其上所残留的余电电击。应先由操作者以带有绝缘手柄的导体,使帽状电极放电,然后移开电极,患者才起立离椅

2. 全身静电浸浴 采用高压静电治疗仪或低压静电治疗仪。采用低压静电治疗仪时采用 300~450V 电压,治疗 15~20 分钟。

> 患者取下身上所有的金属物

> 开始治疗前,先检查治疗仪的电源开关是否在"关"位,输出电压调节钮是否在"0"位

> 患者坐在木椅上,双脚踏在脚踏电极板上,接阴极。不用帽状电极,阳极接地

> 其他操作方法和程序与静电淋浴法相同

3. 局部静电疗法 采用高压静电治疗仪，每日或隔日 1 次，10、15 或 20 次为 1 个疗程。

患者取下身上所有的金属物

↓

开始治疗前，先检查治疗仪的电源开关是否在"关"位，输出电压调节钮是否在"0"位

↓

行躯干治疗时患者暴露上身，坐在木椅上，双脚踏在脚踏电极板上，接阳极；以支架接上局部治疗电极朝向躯干病变部位，距离皮肤 5~10cm，接阴极 行肢体治疗时，在木床上放一板状电极，患者暴露患肢，使与病变相对应的面压在电极上，接阳极；有病变的一面向上，以支架接上局部治疗电极朝向肢体病变部位，距离皮肤 5~10cm，接阴极

↓

接通电源，治疗仪预热 0.5~1 分钟

↓

按治疗需要调节输出电压，一般采用 10~20kV

↓

治疗过程中，患者不得挪动体位，也不得触摸周围物品和人

↓

一般每次治疗 5、10 或 15 分钟，治疗完毕时将电压输出调至"0"位，关闭电源

↓

治疗刚结束时患者不得接触治疗电极。由操作者手持带有绝缘手柄的导体将电极上的余电放完，然后移开电极，患者起身

【注意事项】

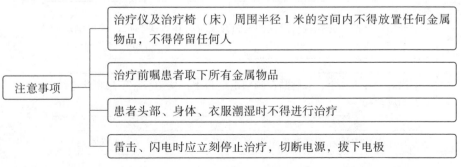

注意事项

- 治疗仪及治疗椅（床）周围半径 1 米的空间内不得放置任何金属物品，不得停留任何人
- 治疗前嘱患者取下所有金属物品
- 患者头部、身体、衣服潮湿时不得进行治疗
- 雷击、闪电时应立刻停止治疗，切断电源，拔下电极

续流程

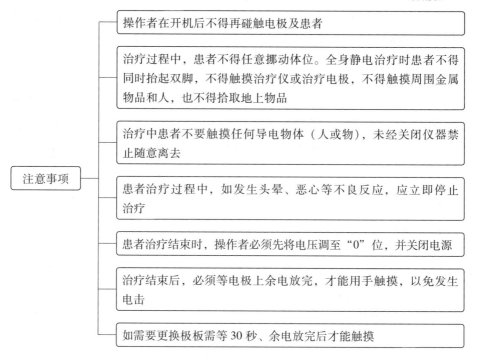

注意事项
- 操作者在开机后不得再碰触电极及患者
- 治疗过程中，患者不得任意挪动体位。全身静电治疗时患者不得同时抬起双脚，不得触摸治疗仪或治疗电极，不得触摸周围金属物品和人，也不得拾取地上物品
- 治疗中患者不要触摸任何导电物体（人或物），未经关闭仪器禁止随意离去
- 患者治疗过程中，如发生头晕、恶心等不良反应，应立即停止治疗
- 患者治疗结束时，操作者必须先将电压调至"0"位，并关闭电源
- 治疗结束后，必须等电极上余电放完，才能用手触摸，以免发生电击
- 如需要更换极板需等30秒、余电放完后才能触摸

第二节　光　疗　法

一、红外线疗法

【目的】

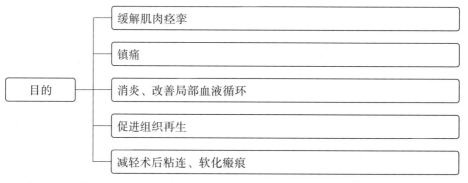

目的
- 缓解肌肉痉挛
- 镇痛
- 消炎、改善局部血液循环
- 促进组织再生
- 减轻术后粘连、软化瘢痕

【适应证】

各种慢性损伤，如肌肉劳损、扭伤、牵拉伤等；各种慢性无菌性炎症，

如腱鞘炎、滑囊炎、慢性淋巴炎、慢性胃炎、术后粘连、愈合挛缩、肌痉挛、压疮、风湿性关节炎、神经炎及神经痛等；各种慢性、亚急性感染性软组织炎症，如蜂窝织炎、丹毒、烧伤创面、乳腺炎、慢性盆腔炎及延迟愈合的伤口、产后缺乳、外阴炎、盆腔炎等。

【禁忌证】

恶性肿瘤局部；有出血倾向、高热、活动性肺结核、急性损伤者（伤后24小时内）；急性感染性炎症的早期、闭塞性脉管炎者；重度动脉硬化、局部皮肤感觉障碍、认知功能障碍、系统性红斑狼疮者等。

【仪器设备】

红外线辐射器、光浴装置、白炽灯等。

【操作程序】

每次照射 15~30 分钟，每日 1~2 次，15~20 次为一个疗程。

患者取适当体位，裸露照射部位

↓

检查需照射部位对温热感是否正常

↓

将灯移至需照射部位的上方或侧方

↓

应用局部或全身光浴时，光浴箱的两端需用布单遮盖。通电后 3~5 分钟，应询问患者的温热感是否适宜。光浴箱内的温度应保持在 40~50℃

↓

治疗结束时，将照射部位的汗液擦干，患者应在室内休息 10~15 分钟后方可外出

【注意事项】

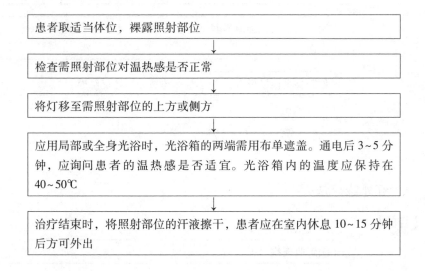

注意事项

治疗时患者不得随意移动体位，以防碰触灯具引起烫伤。对皮肤感觉障碍、瘢痕、植皮部位和骨突出部位行治疗时，应特别小心并经常询问、观察局部反应。治疗中患者如诉头晕、疲乏无力等不适，应停止治疗，对症处理

行红外线治疗时应保护眼部，可戴防护眼镜或以浸水棉花敷于患者眼部，以免引起白内障或视网膜的热损伤

续流程

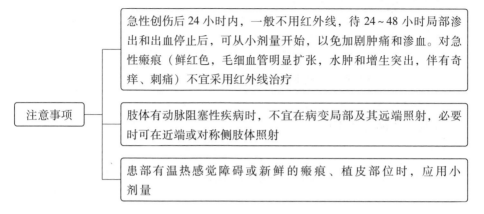

注意事项
- 急性创伤后 24 小时内，一般不用红外线，待 24~48 小时局部渗出和出血停止后，可从小剂量开始，以免加剧肿痛和渗血。对急性瘢痕（鲜红色，毛细血管明显扩张，水肿和增生突出，伴有奇痒、刺痛）不宜采用红外线治疗
- 肢体有动脉阻塞性疾病时，不宜在病变局部及其远端照射，必要时可在近端或对称侧肢体照射
- 患部有温热感觉障碍或新鲜的瘢痕、植皮部位时，应用小剂量

二、可见光疗法

【目的】

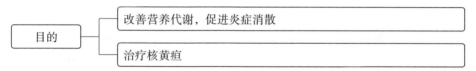

目的
- 改善营养代谢，促进炎症消散
- 治疗核黄疸

【适应证】

各种慢性损伤，如肌肉劳损、扭伤及牵拉伤等；各种慢性无菌性炎症，如腱鞘炎、滑囊炎、慢性淋巴炎、慢性胃炎、术后粘连、愈合挛缩、肌痉挛、压疮、风湿性关节炎、神经炎及神经痛等；各种慢性、亚急性感染性软组织疾病，如蜂窝织炎、丹毒、烧伤创面、乳腺炎、慢性盆腔炎及延迟愈合的伤口、带状疱疹、甲沟炎、小儿肺炎、附件炎、产后感染、新生儿高胆红素血症、结节性红斑、皮肤感觉过敏。

【禁忌证】

恶性肿瘤局部；有出血倾向、高热、活动性肺结核、急性损伤者（伤后 24 小时内）；急性感染性炎症的早期、闭塞性脉管炎者；重度动脉硬化、局部皮肤感觉障碍、认知功能障碍、严重的免疫系统疾病如红斑狼疮者。

【仪器设备】

白炽灯、红光灯、蓝光灯、蓝光荧光灯、日光荧光灯。

【操作程序】

1. 普通可见光疗

患者取适当体位，裸露照射部位

↓

检查需照射部位对温热感是否正常

↓

将灯移至需照射部位的上方或侧方

2. 核黄疸的蓝紫光疗法

采用蓝光荧光灯的光浴器，内宽 1m，安置 10 支荧光灯管，且与床的长轴平行，呈弧形并列排开，光浴器功率 200W 左右，功率密度 $0.25 \sim 0.4 \mathrm{mW/cm}^2$

↓

将患儿裸露平卧于治疗床上荧光浴罩内并遮盖双眼，光源中心对正婴儿胸部

↓

连续或间断照射，总照射时为 24 ～ 48 小时，行间断照射时可照射 6 ～ 12 小时间歇 2 ～ 4 小时。照射总时达 24 小时后，若病儿黄疸不见消退或血中胆红素无下降时，应考虑改换其他方法治疗。对早产儿，可在孵箱上方行照射治疗

【注意事项】

注意事项

- 避免直接照射眼部，照射部位接近眼时，患者应戴深色防护眼镜
- 照射中应常给婴儿翻身及保护婴儿眼睛。并使体温维持在 37.5 ～ 37.7℃ 以下
- 急性扭挫伤的早期一般不用红光照射，而应采用冷敷 15 ～ 20 分钟。冷敷超过 20 分钟可引起继发性血管扩张，渗出增多，肿胀加重
- 检查患者治疗部位的皮肤对温度觉是否正常，以防烫伤
- 照射部位有创面时应先行处理
- 治疗过程中要注意观察，经常询问患者感觉

三、紫外线疗法

【目的】

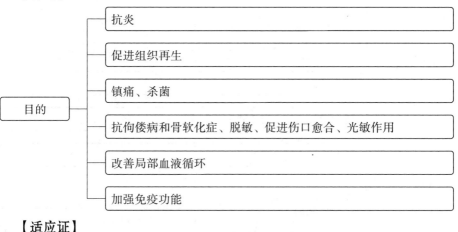

	抗炎
	促进组织再生
目的	镇痛、杀菌
	抗佝偻病和骨软化症、脱敏、促进伤口愈合、光敏作用
	改善局部血液循环
	加强免疫功能

【适应证】

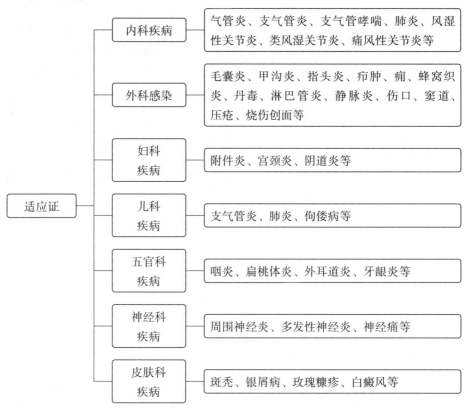

	内科疾病	气管炎、支气管炎、支气管哮喘、肺炎、风湿性关节炎、类风湿关节炎、痛风性关节炎等
	外科感染	毛囊炎、甲沟炎、指头炎、疖肿、痈、蜂窝织炎、丹毒、淋巴管炎、静脉炎、伤口、窦道、压疮、烧伤创面等
	妇科疾病	附件炎、宫颈炎、阴道炎等
适应证	儿科疾病	支气管炎、肺炎、佝偻病等
	五官科疾病	咽炎、扁桃体炎、外耳道炎、牙龈炎等
	神经科疾病	周围神经炎、多发性神经炎、神经痛等
	皮肤科疾病	斑秃、银屑病、玫瑰糠疹、白癜风等

【禁忌证】

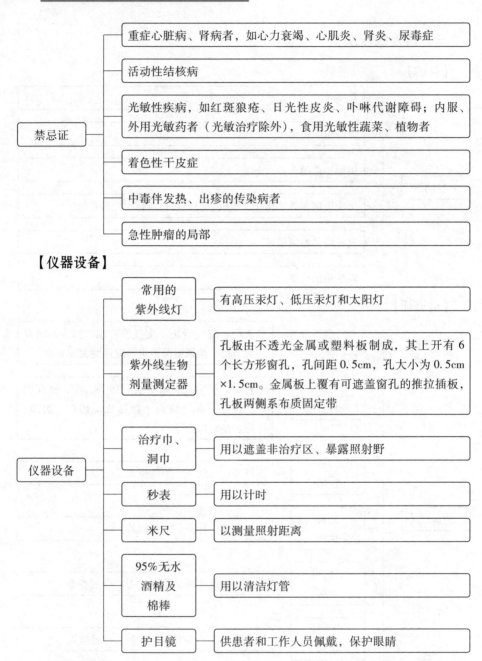

禁忌证
- 重症心脏病、肾病者，如心力衰竭、心肌炎、肾炎、尿毒症
- 活动性结核病
- 光敏性疾病，如红斑狼疮、日光性皮炎、卟啉代谢障碍；内服、外用光敏药者（光敏治疗除外），食用光敏性蔬菜、植物者
- 着色性干皮症
- 中毒伴发热、出疹的传染病者
- 急性肿瘤的局部

【仪器设备】

仪器设备
- 常用的紫外线灯 —— 有高压汞灯、低压汞灯和太阳灯
- 紫外线生物剂量测定器 —— 孔板由不透光金属或塑料板制成，其上开有6个长方形窗孔，孔间距0.5cm，孔大小为0.5cm×1.5cm。金属板上覆有可遮盖窗孔的推拉插板，孔板两侧系布质固定带
- 治疗巾、洞巾 —— 用以遮盖非治疗区、暴露照射野
- 秒表 —— 用以计时
- 米尺 —— 以测量照射距离
- 95%无水酒精及棉棒 —— 用以清洁灯管
- 护目镜 —— 供患者和工作人员佩戴，保护眼睛

【操作程序】

1. 最小红斑量（MED，即生物剂量）测定　确定某一灯管的平均生物剂量时，应在1~2天内以同等条件，按以下操作程序对20名健康青壮年男女进行测定，求其平均值即可。灯管使用期间，应每隔3~6个月再重新测定1次

该灯管的平均生物剂量。更换新灯管时需重新测定。

接通紫外线灯电源，启动开关，高压汞灯需 5~10 分钟后方能工作稳定，低压汞灯需 3 分钟后稳定

↓

在被测者的下腹两侧、大腿内侧、上臂内侧选正常皮肤区作为被测定区

↓

患者平卧，暴露被测定区。操作者将生物剂量测定器覆盖其上，固定好，患者身体其他部位均予盖严

↓

移动紫外线灯，使灯管中心垂直对准测定部位，高压汞灯灯距为 50cm；低压汞灯几乎接近测定器，或距离 1~2cm

↓

抽动测定器盖板，每隔一定时间（高压汞灯管 5 秒，旧灯管 10 秒；低压汞灯 1 秒）露出一个小孔，直至 6 个孔都照完，将灯移开

↓

成人照射后 6~8 小时观察测定结果，小儿照射后 4~6 小时观察测定结果，以测定部位皮肤出现最弱红斑的照射时间为该成人（或小儿）对该灯在该测量距离的一个 MED，若在照射后 24 小时观察结果，则以最弱红斑的前一孔的照射时间为一个 MED

↓

如果照射后 6 个孔均未出现红斑或全部出现红斑，则应更换部位，重新测定，酌情增加或减少每一孔的照射时间

2. 紫外线剂量分级　紫外线照射后的剂量按受照射区皮肤的红斑反应进行分级，通常采用 5 级法：

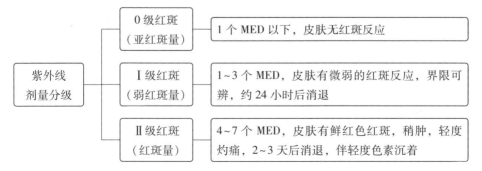

续流程

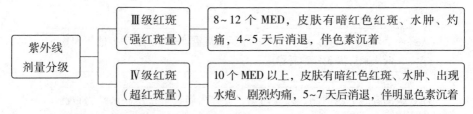

| 紫外线剂量分级 | Ⅲ级红斑（强红斑量） | 8~12 个 MED，皮肤有暗红色红斑、水肿、灼痛，4~5 天后消退，伴色素沉着 |
| | Ⅳ级红斑（超红斑量） | 10 个 MED 以上，皮肤有暗红色红斑、水肿、出现水疱、剧烈灼痛，5~7 天后消退，伴明显色素沉着 |

机体对紫外线的敏感度受年龄、性别、生理状况、身体不同部位、既往接触阳光、疾病、药物、食物、其他物理因子作用等多种因素的影响，个体差异较大。在人体的各部位对紫外线的敏感度不同，背、胸、腹、大腿内侧、上臂内侧最敏感，颈、面次之，肢体更次之，其中屈侧比伸侧敏感，腕、踝、手背、足背不敏感，手掌、足底最不敏感。因此，各部位出现同等程度红斑所需要的照射剂量也有很大差异。

3. 局部照射法　每次治疗可照射几个野，红斑量照射时每日照射的总面积成人不宜超过 800cm²。照射部位多、总面积大时，可分次交替照射。亚红斑量照射不受面积限制。红斑量照射一般隔日 1 次，急重炎症、疼痛者也可每日 1 次。下一次照射时应按前一次照射范围进行照射，不得超过原照射野的边缘。一部位连续进行紫外线照射时，剂量应予增加。红斑量照射时增加的剂量根据上一次照射后红斑的强度而定，以达到治疗要求的红斑强度为度，3~5 次为 1 个疗程。

接通紫外线灯电源，启动，高压汞灯 5~10 分钟后稳定，低压汞灯 3 分钟后稳定

↓

患者取合适体位，暴露治疗部位，用治疗巾或洞巾界定照射野范围，使之边界整齐，非照射部位用布巾盖严

↓

照射伤口创面时，应先将伤口的坏死组织、脓性分泌物清除处理。照射范围应包括伤口周围 1~2cm 正常组织

↓

使用高压汞灯时移动灯头，使灯管距离照射野皮肤 50cm。使用低压汞灯时操作者手持灯头，使灯管接近照射野皮肤，距离 1~2cm

↓

按治疗所要求的红斑等级 MED 数计算照射时间，以秒表掌握照射时间。治疗仪附有定时器可预设治疗时间后，按动手动开关后开始治疗，自动倒计时

↓

照射完毕，将灯移开，从患者身上取下治疗巾

4. 特殊照射法

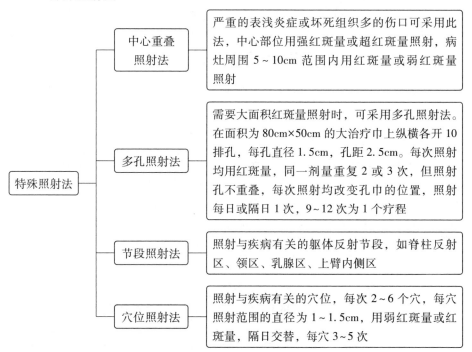

	中心重叠照射法	严重的表浅炎症或坏死组织多的伤口可采用此法，中心部位用强红斑量或超红斑量照射，病灶周围 5～10cm 范围内用红斑量或弱红斑量照射
特殊照射法	多孔照射法	需要大面积红斑量照射时，可采用多孔照射法。在面积为 80cm×50cm 的大治疗巾上纵横各开 10 排孔，每孔直径 1.5cm，孔距 2.5cm。每次照射均用红斑量，同一剂量重复 2 或 3 次，但照射孔不重叠，每次照射均改变孔巾的位置，照射每日或隔日 1 次，9～12 次为 1 个疗程
	节段照射法	照射与疾病有关的躯体反射节段，如脊柱反射区、领区、乳腺区、上臂内侧区
	穴位照射法	照射与疾病有关的穴位，每次 2～6 个穴，每穴照射范围的直径为 1～1.5cm，用弱红斑量或红斑量，隔日交替，每穴 3～5 次

5. 体腔照射法 每日、隔日或 3 日治疗 1 次，5～8 次为 1 个疗程。

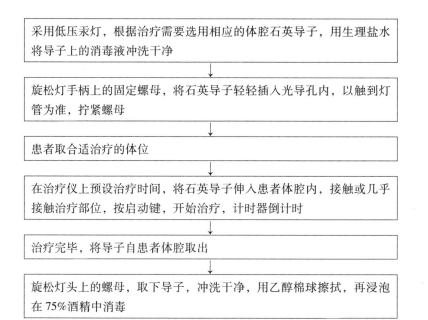

采用低压汞灯，根据治疗需要选用相应的体腔石英导子，用生理盐水将导子上的消毒液冲洗干净

↓

旋松灯手柄上的固定螺母，将石英导子轻轻插入光导孔内，以触到灯管为准，拧紧螺母

↓

患者取合适治疗的体位

↓

在治疗仪上预设治疗时间，将石英导子伸入患者体腔内，接触或几乎接触治疗部位，按启动键，开始治疗，计时器倒计时

↓

治疗完毕，将导子自患者体腔取出

↓

旋松灯头上的螺母，取下导子，冲洗干净，用乙醇棉球擦拭，再浸泡在 75% 酒精中消毒

6. 全身照射法　根据患者的年龄、病情与体质，全身照射的剂量不同。治疗过程中，皮肤上均不应出现红斑。如出现红斑则不应继续增加剂量，并暂停照射。全身照射后出现食欲缺乏、发热或其他疾病时应停止照射。中断1~2次照射后，再恢复治疗则应重复上次剂量。

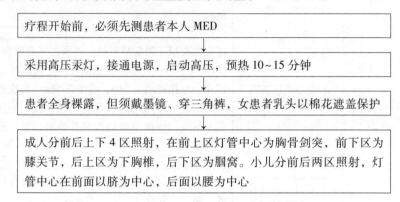

疗程开始前，必须先测患者本人 MED

采用高压汞灯，接通电源，启动高压，预热 10~15 分钟

患者全身裸露，但须戴墨镜、穿三角裤，女患者乳头以棉花遮盖保护

成人分前后上下 4 区照射，在前上区灯管中心为胸骨剑突，前下区为膝关节，后上区为下胸椎，后下区为腘窝。小儿分前后两区照射，灯管中心在前面以脐为中心，后面以腰为中心

7. 光敏治疗

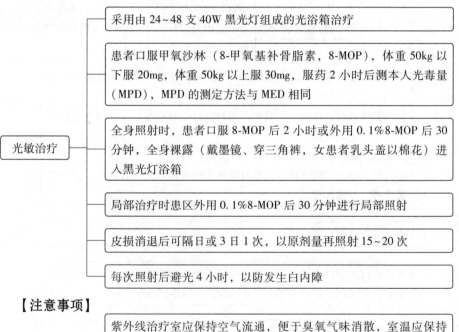

光敏治疗

采用由 24~48 支 40W 黑光灯组成的光浴箱治疗

患者口服甲氧沙林（8-甲氧基补骨脂素，8-MOP），体重 50kg 以下服 20mg，体重 50kg 以上服 30mg，服药 2 小时后测本人光毒量（MPD），MPD 的测定方法与 MED 相同

全身照射时，患者口服 8-MOP 后 2 小时或外用 0.1%8-MOP 后 30 分钟，全身裸露（戴墨镜、穿三角裤，女患者乳头盖以棉花）进入黑光灯浴箱

局部治疗时患区外用 0.1%8-MOP 后 30 分钟进行局部照射

皮损消退后可隔日或 3 日 1 次，以原剂量再照射 15~20 次

每次照射后避光 4 小时，以防发生白内障

【注意事项】

注意事项

紫外线治疗室应保持空气流通，便于臭氧气味消散，室温应保持在 22~24℃

治疗前，应检查紫外线灯是否完好、支架安装是否牢固。尽可能预约患者集中治疗，以减少开灯次数

续流程

注意事项	应向初次接受治疗者说明照射后的反应和注意事项，如红、肿、痛等。紫外线治疗时不要用冷热及药物刺激局部；口腔内照射后不要立即喝热水或吃过酸的食物；紫外线治疗过程中，不要用光敏药物和吃光敏食物，也不宜饮酒及涂化妆品
	局部照射前，应清洁照射部位的皮肤，伤口应先换药，头部治疗时应剃掉头发。照射时，只裸露照射野；非照射区应用治疗巾遮盖，不好遮挡的地方可涂凡士林。照射区应对准治疗区域
	行紫外线照射时，操作者应穿长袖工作服或手套，戴防护眼镜；患者眼睛不可直视紫外线灯及石英导子输出端，需戴防护目镜或用毛巾遮盖眼部，以防紫外线伤害眼部
	照射结束时，应注意及时用反光灯罩遮盖光源。工作完毕后，关掉电源，如需重新启动高压水银灯管，则必须待其冷却后方能再打开。紫外线灯管不要用手触摸。若要清洁灯管，应在冷却时进行

四、红外偏振光疗法

【目的】

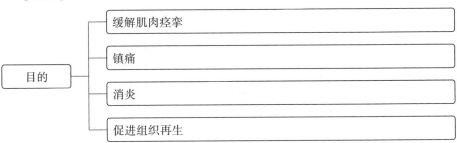

目的：
- 缓解肌肉痉挛
- 镇痛
- 消炎
- 促进组织再生

【适应证】

肌肉痛、关节痛、偏头痛、三叉神经痛、颈痛、背痛、颈椎病、腰腿痛、坐骨神经痛、癌性疼痛等；肩周炎、腱鞘炎、气管炎、支气管炎、哮喘、胃炎、脉管炎等；伤口、创面。

【禁忌证】

急性肿瘤局部、眼部、孕妇腹部；光过敏、出血性疾病、恶性肿瘤、高热、皮肤感染、有出血倾向者。

【仪器设备】

红外偏振光治疗仪、附光导纤维及不同的透镜治疗头（有 A 型、B 型、C 型、SG 透镜）等。

【操作程序】

> 患者坐位或卧位，暴露治疗部位，全身放松、安静

> 按照病情选择需照射的痛点、穴位、星状神经节，或照射部位的体表投影区（在投影区上下左右选取 4~5 个点照射，并在照射点上做标记）

> 按病情与部位，决定照射功率（以总功率的百分数计算，如 60%、80% 等）

> 照射前检查电线是否连接好，各旋钮是否在"0"位上，接通电源，将光源对准照射部位，治疗头距皮表 2mm 左右，再开输出功率和脉冲比例，每日 1 次，每次照射 3~5 点，每点 5 分钟，总治疗时间不超过 30 分钟

> 治疗完毕，移开光源，关闭电源；也可继续照射另一患者，直至工作完毕再关闭电源

【注意事项】

注意事项

- 一次治疗时间最长不超过 30 分钟，照射褐斑时谨防烫伤
- 治疗头不要直接接触皮肤以免过热引起烧伤，照射部位有黑色素病、褐斑时谨防烫伤
- 避免用黑颜色标记照射部位，光斑应在标记之外，不要将光斑与标记重叠
- 行 SG、A、B 头点状照射时，注意输出功率、照射与间歇时间的比例，治疗时间随时调整，防止烫伤

五、激光疗法

（一）氦氖激光照射疗法

【目的】

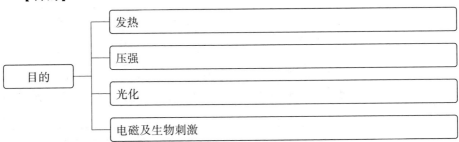

目的
- 发热
- 压强
- 光化
- 电磁及生物刺激

【适应证】

神经性头痛、原发性高血压、支气管哮喘、支气管炎、类风湿关节炎、遗尿症、胃肠功能失调、神经官能症、神经根炎、面神经炎、三叉神经痛、枕神经痛、面肌抽搐、坐骨神经痛、偏头痛、带状疱疹后神经痛、感染伤口、慢性溃疡，皮肤、黏膜的各种急性炎症，软组织扭伤、挫伤、颈椎病、腱鞘炎、肩周炎、滑囊炎、肱骨外上髁炎、耳软骨膜炎、鼻炎、咽喉炎、中耳炎、声带小结、湿疹、皮炎、斑秃、皮肤瘙痒症、白癜风、银屑病（牛皮癣）、口腔黏膜溃疡、炎症，颞下颌关节功能紊乱症、子宫及附件慢性炎症等。

【禁忌证】

有出血倾向及高热等患者禁用。

【仪器设备】

氦-氖（He-Ne）激光器、备光导纤维和激光防护眼镜等。

【操作程序】

检查治疗仪，激光输出是否正常，强度是否合适，针头、套针是否消毒

↓

患者平卧，暴露肘部，常规消毒皮肤

↓

用静脉穿刺套针穿刺静脉，见血后拔去针芯，留置套管在静脉内，插入激光光导纤维针头，固定之，即开始照射，肘部皮肤上可见皮下红光亮点

↓

每次照射45~90分钟。治疗完毕，拔出静脉穿刺针、激光针，压迫止血

↓

关闭治疗仪

【注意事项】

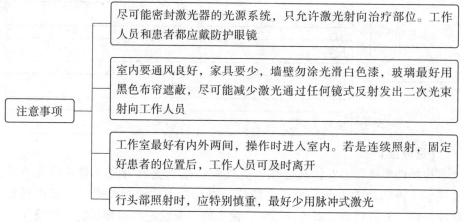

注意事项	尽可能密封激光器的光源系统，只允许激光射向治疗部位。工作人员和患者都应戴防护眼镜
	室内要通风良好，家具要少，墙壁勿涂光滑白色漆，玻璃最好用黑色布帘遮蔽，尽可能减少激光通过任何镜式反射发出二次光束射向工作人员
	工作室最好有内外两间，操作时进入室内。若是连续照射，固定好患者的位置后，工作人员可及时离开
	行头部照射时，应特别慎重，最好少用脉冲式激光

（二）二氧化碳激光疗法

【目的】

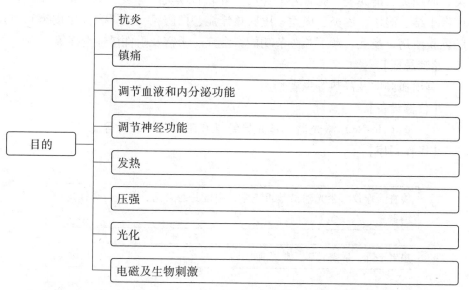

目的	抗炎
	镇痛
	调节血液和内分泌功能
	调节神经功能
	发热
	压强
	光化
	电磁及生物刺激

【适应证】

感染伤口、慢性溃疡、压疮、肌纤维组织炎、肩周炎、腱鞘炎、滑囊炎、肱骨外上髁炎、扭伤、慢性腹泻、慢性风湿性关节炎、神经性皮炎、硬皮症、结节性痒疹、湿疹、手癣、面神经炎、颞下颌关节功能紊乱、牙本质过敏症、单纯性鼻炎、外阴瘙痒症、附件炎、盆腔炎、宫颈炎、遗尿症等。

【禁忌证】

恶性肿瘤、皮肤结核、心力衰竭、肺功能衰竭、肾衰竭、瘢痕体质、有出血倾向及高热等患者禁用。

【仪器设备】

二氧化碳激光器。

【操作程序】

1. 散焦连续光束照射法 每次 10 ~ 15 分钟，每日 1 次，5 ~ 10 次为一疗程。

> 首先打开水循环冷却系统，确保水流通畅，如果水循环有障碍不得开机

↓

> 检查仪器面板各旋钮确保在起始位后，接通电源，按先低压后高压的次序开启开关，并调至最佳工作状态

↓

> 患者取适当体位，暴露治疗局部，缓慢调整激光器，以散焦光束垂直照射于治疗部位；若为创面，须先清洁

↓

> 照射距离一般为 50 ~ 100cm，以患者有舒适温热感为宜

↓

> 治疗结束按开机的逆顺序关机，关机 15 分钟后关闭水循环

2. 聚焦照射组织凝固、炭化、气化法

> 对被照射病灶以碘酒、酒精常规消毒，然后用 1% ~ 2% 普鲁卡因局麻，并用湿纱布遮盖，保护非照射皮肤

↓

> 开机顺序同散焦连续光束照射法，控制电流在指定数值

↓

> 先将激光束射向耐火砖或石棉板上，观察激光强度和面积，检查治疗臂，确保运转灵活。关闭电源，移去耐火砖或石棉板

↓

> 将光臂头端对准照射局部，用脚踏开关控制进行连续或间断聚焦光束照射，使局部渐渐炭化或气化。照射面积大时，可分区分次扫描照射。每次数秒

【注意事项】

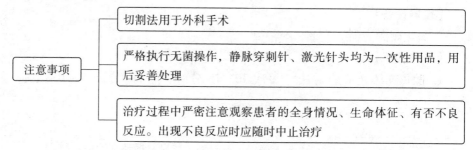

注意事项
- 切割法用于外科手术
- 严格执行无菌操作,静脉穿刺针、激光针头均为一次性用品,用后妥善处理
- 治疗过程中严密注意观察患者的全身情况、生命体征、有否不良反应。出现不良反应时应随时中止治疗

(三) 半导体激光疗法

【目的】

与氦氖激光照射疗法相同。

【适应证】

带状疱疹及后遗神经痛、湿疹,各种创面、溃疡面,丹毒、银屑病(牛皮癣)、压疮、皮肤瘙痒、甲沟炎、痤疮、银屑病、神经性皮炎、过敏性皮炎、腰肌劳损、腰椎间盘突出症、慢性软组织损伤,风湿性、类风湿关节炎、颈椎病、落枕、肩周炎、腱鞘炎、网球肘、坐骨神经痛、三叉神经痛、面神经痛、头痛、闭塞型脉管炎、浅层静脉炎、肛周组织水肿,促进瘢痕组织软化吸收、手术后伤口愈合,化疗后局部感染、骨膜炎。

【禁忌证】

禁止照射眼睛、甲状腺、妊娠子宫等部位。

【仪器设备】

半导体激光器,目前主要应用砷铝化镓发射波长810nm,输出功率0~500mW,连续或脉冲输出,光束直径5mm。备光导纤维、激光头、防护镜。

【操作程序】

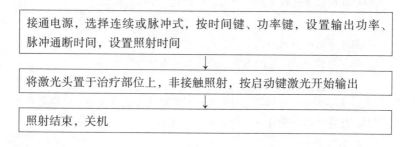

- 接通电源,选择连续或脉冲式,按时间键、功率键,设置输出功率、脉冲通断时间,设置照射时间
- 将激光头置于治疗部位上,非接触照射,按启动键激光开始输出
- 照射结束,关机

【注意事项】

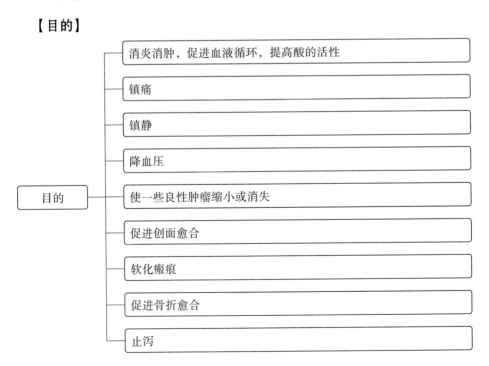

	仪器工作时，操作者与患者都要佩戴专用激光防护眼镜
	操作时应首先将激光头对准照射部位，再启动工作，以避免激光束照射到眼睛
注意事项	激光头要轻拿轻放，避免摔、碰
	仪器不使用应将钥匙取下，以避免无关人员启动，造成伤害
	激光头使用完后，切勿将探头直接插入常规消毒液中消毒，必须用常规消毒液擦洗消毒

第三节 磁 疗 法

一、静磁场疗法

【目的】

	消炎消肿，促进血液循环，提高酸的活性
	镇痛
	镇静
	降血压
目的	使一些良性肿瘤缩小或消失
	促进创面愈合
	软化瘢痕
	促进骨折愈合
	止泻

【适应证】

单纯性静脉曲张，静脉炎早期和病情已经稳定的动脉栓塞引起的循环障碍；四肢动脉粥样硬化，血栓闭塞性脉管炎；周围血液循环障碍，包括外伤后血管痉挛、雷诺病、迟缓性瘫痪合并循环障碍；糖尿病性血管病变；局部循环障碍引起的皮肤溃疡，压疮，组织坏死；冻伤；预防术后下肢深静脉血栓的形成、腱鞘囊肿、骨关节炎、肩周炎、乳腺炎、月经紊乱。

【禁忌证】

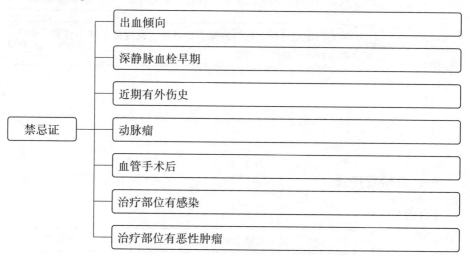

禁忌证
- 出血倾向
- 深静脉血栓早期
- 近期有外伤史
- 动脉瘤
- 血管手术后
- 治疗部位有感染
- 治疗部位有恶性肿瘤

【仪器设备】

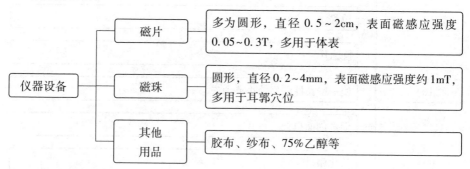

仪器设备
- 磁片：多为圆形，直径 0.5～2cm，表面磁感应强度 0.05～0.3T，多用于体表
- 磁珠：圆形，直径 0.2～4mm，表面磁感应强度约 1mT，多用于耳郭穴位
- 其他用品：胶布、纱布、75%乙醇等

【操作程序】

1. 直接贴磁法

（1）操作步骤

选取有足够磁感应强度的 1 片至数片磁片

↓

暴露治疗部位，选好痛点、穴位等贴磁部位

↓

将磁片分别置于需敷磁部位，用胶布固定之

↓

（1）单磁片法：应用 1 片磁片，将磁片的任一极放在患病部位或穴位
　　上。此法多用于患病范围较小、较浅时
（2）双磁片法：应用 2 片磁片。患病范围较大、较浅时，将两磁片的
　　异名极并置敷贴。患病范围较大、较深时，将两磁片的同名极并
　　置。患病范围较小、较深时，将两磁片的异名极相对敷贴于患病
　　部位的上下、左右或前后
（3）多磁片法：应用多片磁片，一般不超过 6 片，参考双磁片法贴于
　　患病部位，贴的范围应稍大于患病部位

↓

磁片贴后每隔 5~7 天取下磁片，检查贴磁片局部的皮肤反应。如无不
良反应，而又需要继续治疗者，可以休息 1~2 天后继续在原位贴磁片

（2）注意事项

注意事项
- 异名极对置贴于组织较薄处时，容易发生血管受压、局部缺血的情况，应多检查，出现局部缺血时应立即取下磁片
- 贴磁片处皮肤发生刺激、疼痛、出现水疱时应立即取下磁片，更换贴磁部位
- 皮肤过敏、破损处可先用消毒纱布覆盖破损皮肤处，再贴磁片
- 疗程无严格限制，一般 7~10 天为 1 个疗程

2. 间接贴磁法

间接贴磁法
- 将数片磁片缝制于可用于患病部位的衣物上（如腰带、腹带、乳罩、护膝等）
- 将带有磁片的衣物穿戴于患病部位，磁片与皮肤之间只隔薄层织物，必须使磁片紧贴患病部位、痛点或穴位
- 体位变动或穿脱动作使磁片移位时需及时纠正

3. 耳磁场法

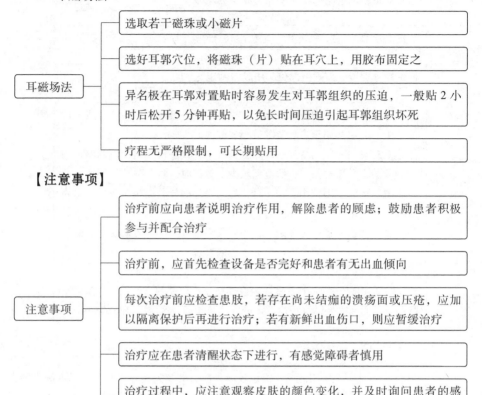

耳磁场法
- 选取若干磁珠或小磁片
- 选好耳郭穴位，将磁珠（片）贴在耳穴上，用胶布固定之
- 异名极在耳郭对置贴时容易发生对耳郭组织的压迫，一般贴2小时后松开5分钟再贴，以免长时间压迫引起耳郭组织坏死
- 疗程无严格限制，可长期贴用

【注意事项】

注意事项
- 治疗前应向患者说明治疗作用，解除患者的顾虑；鼓励患者积极参与并配合治疗
- 治疗前，应首先检查设备是否完好和患者有无出血倾向
- 每次治疗前应检查患肢，若存在尚未结痂的溃疡面或压疮，应加以隔离保护后再进行治疗；若有新鲜出血伤口，则应暂缓治疗
- 治疗应在患者清醒状态下进行，有感觉障碍者慎用
- 治疗过程中，应注意观察皮肤的颜色变化，并及时询问患者的感觉。根据情况调整治疗剂量

二、动磁场疗法

【目的】

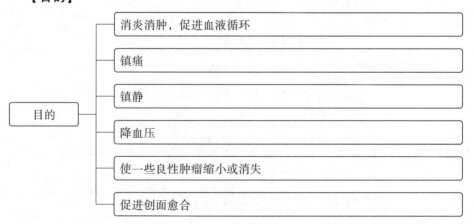

目的
- 消炎消肿，促进血液循环
- 镇痛
- 镇静
- 降血压
- 使一些良性肿瘤缩小或消失
- 促进创面愈合

续流程

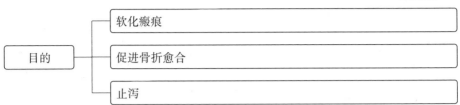

【适应证】

软组织扭挫伤、颈椎病、骨性关节病、跟骨骨刺、骨折愈合迟缓、肌纤维组织炎、肌筋膜炎、肱骨外上髁炎、肋软骨炎、肩关节周围炎、类风湿关节炎、颞下颌关节炎、带状疱疹后神经痛、坐骨神经痛等。

【禁忌证】

金属异物局部、心脏起搏器局部及其邻近处、孕妇下腹部；有出血倾向、体质极度虚弱者。

【仪器设备】

低频交变电磁治疗仪，有多个形状不同的电磁治疗头，输出低频交变电磁场。

【操作程序】

每日或隔日 1 次，10、15 或 20 次为 1 个疗程。

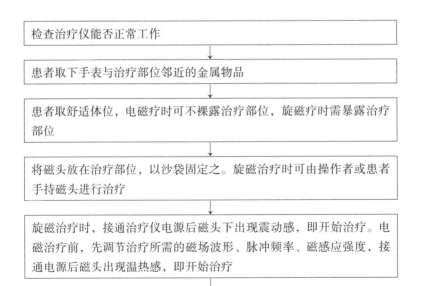

【注意事项】

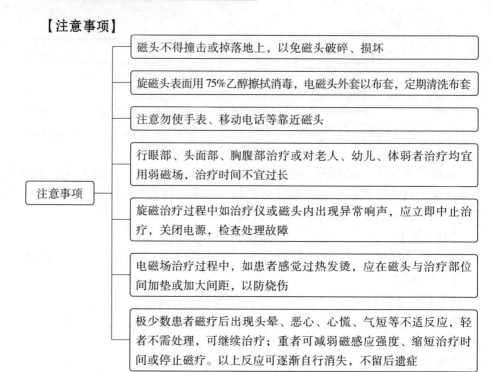

注意事项

- 磁头不得撞击或掉落地上，以免磁头破碎、损坏
- 旋磁头表面用75%乙醇擦拭消毒，电磁头外套以布套，定期清洗布套
- 注意勿使手表、移动电话等靠近磁头
- 行眼部、头面部、胸腹部治疗或对老人、幼儿、体弱者治疗均宜用弱磁场，治疗时间不宜过长
- 旋磁治疗过程中如治疗仪或磁头内出现异常响声，应立即中止治疗，关闭电源，检查处理故障
- 电磁场治疗过程中，如患者感觉过热发烫，应在磁头与治疗部位间加垫或加大间距，以防烧伤
- 极少数患者磁疗后出现头晕、恶心、心慌、气短等不适反应，轻者不需处理，可继续治疗；重者可减弱磁感应强度、缩短治疗时间或停止磁疗。以上反应可逐渐自行消失，不留后遗症

三、磁热振疗法

【目的】

与动磁场疗法相同。

【适应证】

软组织扭挫伤、肌纤维组织炎、颈椎病、肩关节周围炎、腰椎病、退行性骨关节病、关节炎、坐骨神经痛、慢性支气管炎、慢性胃炎等。

【禁忌证】

磁疗法无绝对禁忌证，但对以下情况应酌情慎用。

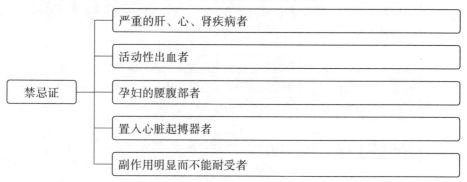

禁忌证

- 严重的肝、心、肾疾病者
- 活动性出血者
- 孕妇的腰腹部者
- 置入心脏起搏器者
- 副作用明显而不能耐受者

【仪器设备】

热磁振治疗仪,可产生磁场、振动,温度可调。附有传感治疗带,其他用品有固定带、沙袋等。

【操作程序】

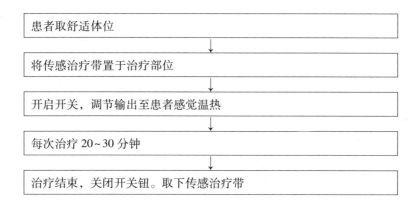

患者取舒适体位

↓

将传感治疗带置于治疗部位

↓

开启开关,调节输出至患者感觉温热

↓

每次治疗 20~30 分钟

↓

治疗结束,关闭开关钮。取下传感治疗带

【注意事项】

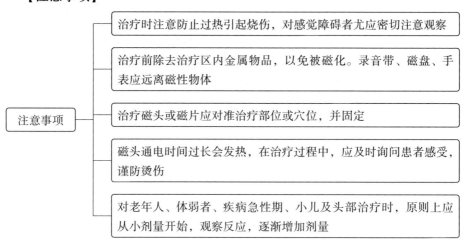

注意事项

治疗时注意防止过热引起烧伤,对感觉障碍者尤应密切注意观察

治疗前除去治疗区内金属物品,以免被磁化。录音带、磁盘、手表应远离磁性物体

治疗磁头或磁片应对准治疗部位或穴位,并固定

磁头通电时间过长会发热,在治疗过程中,应及时询问患者感受,谨防烫伤

对老年人、体弱者、疾病急性期、小儿及头部治疗时,原则上应从小剂量开始,观察反应,逐渐增加剂量

第四节 超声波疗法

一、超声波疗法

【目的】

目的
- 消炎
- 镇痛
- 软化瘢痕
- 增高神经的兴奋性
- 促进损伤神经的愈合，提高痛阈，减轻疼痛
- 提高皮肤血管的通透性，促进皮肤的排泄功能，增强皮肤的再生能力
- 促进胃肠蠕动，增加胃酸分泌
- 使血沉加快，血红蛋白增加
- 使精子数目增加，精子活动能力增强，提高受孕率

【适应证】

颈椎病、带状疱疹、扭挫伤、肩周炎、腱鞘炎、骨膜炎、瘢痕及粘连、血肿机化、慢性附件炎、注射后硬结、颞下颌关节功能紊乱、血栓闭塞性脉管炎、乳腺炎、脑血管痉挛、神经痛、脑血栓形成、冠心病、附件炎、盆腔炎、青光眼、玻璃体浑浊、带状疱疹、便秘等。

【禁忌证】

活动性肺结核、出血倾向、严重心脏病、急性化脓性炎症；孕妇腹部，小儿骨骺部；体质虚弱、急性败血症、血栓性静脉炎者。

【仪器设备】

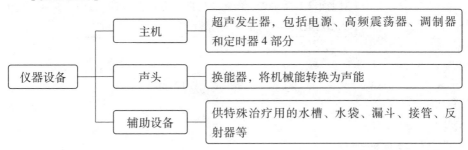

仪器设备
- 主机：超声发生器，包括电源、高频震荡器、调制器和定时器4部分
- 声头：换能器，将机械能转换为声能
- 辅助设备：供特殊治疗用的水槽、水袋、漏斗、接管、反射器等

【操作程序】

1. 直接接触法　是指将超声波头直接与治疗部位的皮肤接触进行治疗。

此时在皮肤和声头之间应加接触剂，如液状石蜡、凡士林等。

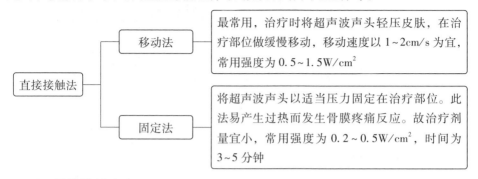

| 直接接触法 | 移动法 | 最常用，治疗时将超声波声头轻压皮肤，在治疗部位做缓慢移动，移动速度以 1~2cm/s 为宜，常用强度为 0.5~1.5W/cm² |
| | 固定法 | 将超声波声头以适当压力固定在治疗部位。此法易产生过热而发生骨膜疼痛反应。故治疗剂量宜小，常用强度为 0.2~0.5W/cm²，时间为 3~5 分钟 |

2. 间接接触法

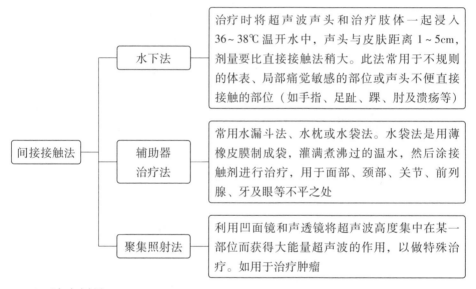

间接接触法	水下法	治疗时将超声波声头和治疗肢体一起浸入 36~38℃温开水中，声头与皮肤距离 1~5cm，剂量要比直接接触法稍大。此法常用于不规则的体表、局部痛觉敏感的部位或声头不便直接接触的部位（如手指、足趾、踝、肘及溃疡等）
	辅助器治疗法	常用水漏斗法、水枕或水袋法。水袋法是用薄橡皮膜制成袋，灌满煮沸过的温水，然后涂接触剂进行治疗，用于面部、颈部、关节、前列腺、牙及眼等不平之处
	聚集照射法	利用凹面镜和声透镜将超声波高度集中在某一部位而获得大能量超声波的作用，以做特殊治疗。如用于治疗肿瘤

3. 治疗剂量

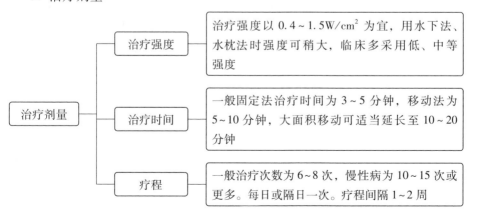

治疗剂量	治疗强度	治疗强度以 0.4~1.5W/cm² 为宜，用水下法、水枕法时强度可稍大，临床多采用低、中等强度
	治疗时间	一般固定法治疗时间为 3~5 分钟，移动法为 5~10 分钟，大面积移动可适当延长至 10~20 分钟
	疗程	一般治疗次数为 6~8 次，慢性病为 10~15 次或更多。每日或隔日一次。疗程间隔 1~2 周

【注意事项】

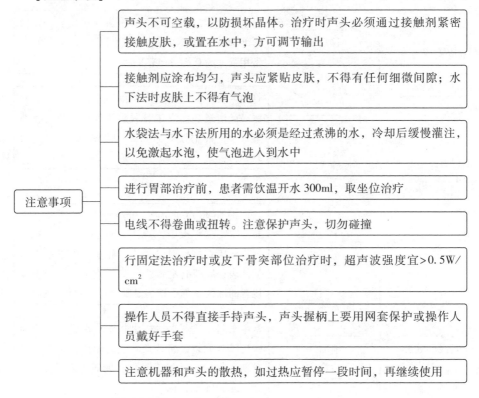

注意事项
- 声头不可空载，以防损坏晶体。治疗时声头必须通过接触剂紧密接触皮肤，或置在水中，方可调节输出
- 接触剂应涂布均匀，声头应紧贴皮肤，不得有任何细微间隙；水下法时皮肤上不得有气泡
- 水袋法与水下法所用的水必须是经过煮沸的水，冷却后缓慢灌注，以免激起水泡，使气泡进入到水中
- 进行胃部治疗前，患者需饮温开水 300ml，取坐位治疗
- 电线不得卷曲或扭转。注意保护声头，切勿碰撞
- 行固定法治疗时或皮下骨突部位治疗时，超声波强度宜>0.5W/cm²
- 操作人员不得直接手持声头，声头握柄上要用网套保护或操作人员戴好手套
- 注意机器和声头的散热，如过热应暂停一段时间，再继续使用

二、超声药物透入法

将所需药物充分混入接触剂中或以药物乳剂作为接触剂治疗，操作与直接接触法相同。

【目的】

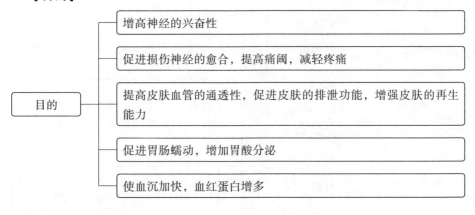

目的
- 增高神经的兴奋性
- 促进损伤神经的愈合，提高痛阈，减轻疼痛
- 提高皮肤血管的通透性，促进皮肤的排泄功能，增强皮肤的再生能力
- 促进胃肠蠕动，增加胃酸分泌
- 使血沉加快，血红蛋白增多

【适应证】

神经根炎、坐骨神经痛、肋间神经痛、带状疱疹后遗神经痛、肩关节周围炎、肌筋膜炎、扭挫伤、瘢痕粘连、血肿、血栓闭塞性脉管炎等。

【禁忌证】

有活动性肺结核、出血倾向、严重心脏病、急性化脓性炎症者，孕妇。

【仪器设备】

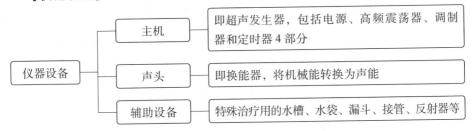

【操作程序】

```
┌─────────────────────────────────────────────────┐
│ 将拟透入药物混于相应化学性质的耦合剂中搅拌均匀或直接以药物乳 │
│ 剂作为耦合剂                                       │
└─────────────────────────────────────────────────┘
                         ↓
┌─────────────────────────────────────────────────┐
│ 患者取舒适体位，充分暴露治疗部位，治疗部位皮肤涂以接触剂，将 │
│ 声头置于治疗部位                                   │
└─────────────────────────────────────────────────┘
                         ↓
┌─────────────────────────────────────────────────┐
│ 告诉患者治疗中应有的感觉，如酸胀、温热感           │
└─────────────────────────────────────────────────┘
                         ↓
┌─────────────────────────────────────────────────┐
│ 检查仪器各旋钮是否在"0"位或应在的位置。接通电源，根据需要 │
│ 选用连续或脉冲输出，定时，调节输出至所需剂量       │
└─────────────────────────────────────────────────┘
                         ↓
┌─────────────────────────────────────────────────┐
│ 固定法：将声头以适当压力固定于治疗部位，超声强度不得>       │
│ 0.5W/cm²；时间为3~5分钟                            │
│ 移动法：将声头紧密接触治疗部位并做缓慢往返或圆圈移动，声头移 │
│ 动速度以2~3cm/s为宜，超声强度不得>1.5W/cm²         │
└─────────────────────────────────────────────────┘
                         ↓
┌─────────────────────────────────────────────────┐
│ 治疗中应询问患者的感觉，用固定法治疗时，如治疗局部过热或疼   │
│ 痛，应移动声头或降低强度以免发生烫伤               │
└─────────────────────────────────────────────────┘
                         ↓
┌─────────────────────────────────────────────────┐
│ 治疗结束时，将超声输出调回"0"位，关闭电源，取下声头擦净声   │
│ 头和皮肤上的接触剂，并用75%酒精涂擦消毒声头         │
└─────────────────────────────────────────────────┘
```

【注意事项】

注意事项
- 行超声药物透入治疗时，慎用对皮肤有刺激作用的药物，禁用患者过敏的药物
- 选择对超声波输出强度无影响且有利于药物透入体内的耦合剂
- 药物与耦合剂要充分搅拌均匀。每次使用前要重新搅拌
- 声头不可空载，以防损坏晶体。治疗时声头必须通过接触剂紧密接触皮肤，或置在水中，方可调节输出
- 进行胃部治疗前，患者需饮温开水 300ml，取坐位治疗
- 电线不得卷曲或扭转。注意保护声头，切勿碰撞
- 行固定法治疗时或在皮下骨突部位治疗时，超声波强度宜>0.5W/cm^2
- 操作人员不得直接手持声头，声头握柄上要用网套保护或操作人员戴好手套
- 注意机器和声头的散热，如过热应暂停一段时间，再继续使用

三、超声雾化吸入疗法

【目的】

目的
- 增高神经的兴奋性
- 促进损伤神经的愈合，提高痛阈，减轻疼痛
- 提高皮肤血管的通透性，促进皮肤的排泄功能，增强皮肤的再生能力
- 促进胃肠蠕动，增加胃酸分泌
- 使血沉加快，血红蛋白增多
- 使精子数目增加，精子活动能力增强，提高受孕率

【适应证】

咽炎、喉炎、气管炎、肺炎，急、慢性支气管炎，支气管哮喘、呼吸道及肺术后并发症等。

【禁忌证】

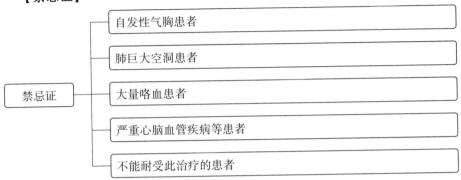

禁忌证
- 自发性气胸患者
- 肺巨大空洞患者
- 大量咯血患者
- 严重心脑血管疾病等患者
- 不能耐受此治疗的患者

【仪器设备】

超声波雾化器、面罩或含口管、药物、生理盐水或蒸馏水、乙醇棉球。

【操作程序】

每次治疗 10~20 分钟，1~2 次/日，5~10 次为 1 个疗程。

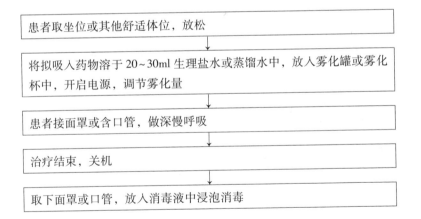

- 患者取坐位或其他舒适体位，放松
- 将拟吸入药物溶于 20~30ml 生理盐水或蒸馏水中，放入雾化罐或雾化杯中，开启电源，调节雾化量
- 患者接面罩或含口管，做深慢呼吸
- 治疗结束，关机
- 取下面罩或口管，放入消毒液中浸泡消毒

【注意事项】

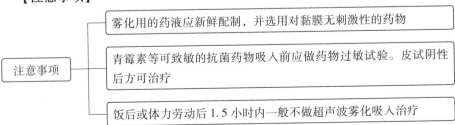

注意事项
- 雾化用的药液应新鲜配制，并选用对黏膜无刺激性的药物
- 青霉素等可致敏的抗菌药物吸入前应做药物过敏试验。皮试阴性后方可治疗
- 饭后或体力劳动后 1.5 小时内一般不做超声波雾化吸入治疗

四、超声-间动电疗法

【目的】

与超声雾化吸入疗法相同。

【适应证】

枕大神经痛、三叉神经痛、颈神经根炎、臂丛神经炎、肋间神经痛、坐骨神经痛、腰骶神经根炎、颈椎病、肩周炎、骨关节病、扭挫伤、肌腱炎、脉管炎等。

【禁忌证】

活动性肺结核、出血倾向、严重心脏病、急性化脓性炎症，孕妇腹部、小儿骨骺部等。

【仪器设备】

专用的或组装的超声间动电治疗仪，能同时或分别输出超声波和间动电、声头和间动电电极、接触剂、固定带、软纸、75%酒精等。

【操作程序】

> 治疗开始，患者取舒适体位，充分暴露治疗部位

> 于治疗部位涂布接触剂，将声头置于其上并紧密接触，将间动电电极置于病灶相邻部位（病灶在上半身时将电极置于肩胛间区，病灶在下半身时将电极置于腰骶部）

> 超声声头接阴极，间动电电极接阳极

> 接根据医师处方调节输出

> 治疗结束，先将各旋钮复位，取下电极和声头，关闭电源。拭净声头和皮肤上的接触剂，消毒声头

【注意事项】

注意事项

> 声头不可空载，以防损坏晶体。治疗时声头必须通过接触剂紧密接触皮肤，或置在水中，方可调节输出

> 接触剂应涂布均匀，声头应紧贴皮肤，不得有任何细微间隙；用水下法时皮肤上不得有气泡

续流程

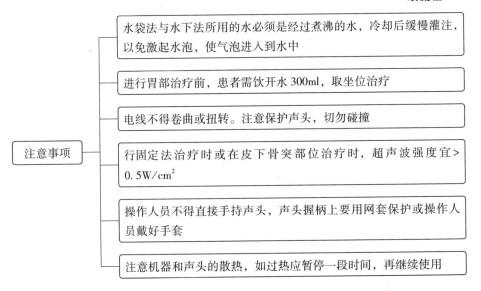

注意事项
- 水袋法与水下法所用的水必须是经过煮沸的水，冷却后缓慢灌注，以免激起水泡，使气泡进入到水中
- 进行胃部治疗前，患者需饮开水300ml，取坐位治疗
- 电线不得卷曲或扭转。注意保护声头，切勿碰撞
- 行固定法治疗时或在皮下骨突部位治疗时，超声波强度宜>0.5W/cm^2
- 操作人员不得直接手持声头，声头握柄上要用网套保护或操作人员戴好手套
- 注意机器和声头的散热，如过热应暂停一段时间，再继续使用

第五节 冷 疗 法

一、冷湿敷疗法

【目的】

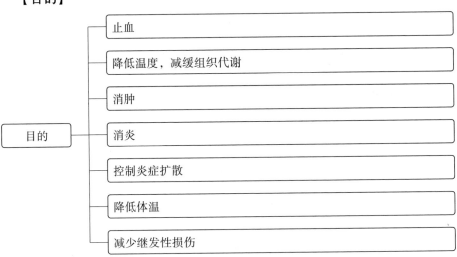

目的
- 止血
- 降低温度，减缓组织代谢
- 消肿
- 消炎
- 控制炎症扩散
- 降低体温
- 减少继发性损伤

【适应证】

急性闭合性软组织损伤早期、血肿早期、炎症早期、高热持续不退、疼

痛和痉挛性疾病、神经系统疾病等。

【禁忌证】

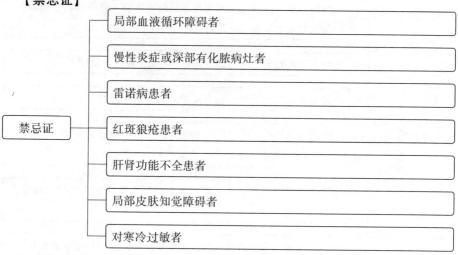

禁忌证
- 局部血液循环障碍者
- 慢性炎症或深部有化脓病灶者
- 雷诺病患者
- 红斑狼疮患者
- 肝肾功能不全患者
- 局部皮肤知觉障碍者
- 对寒冷过敏者

【仪器设备】

冷水、毛巾等。

【操作程序】

将毛巾浸于冰水或冷水中，拧至半干，以不滴水为度

↓

将拧好的毛巾置于患处

↓

每隔 2~3 分钟换一次毛巾

↓

治疗时间 15~20 分钟

【注意事项】

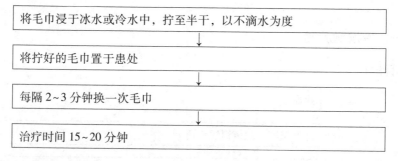

注意事项
- 治疗前需对患者做必要的解释，说明治疗的正常感觉和可能出现的不良反应
- 在进行治疗时，尤其是冬季，要注意非治疗部位的保暖，防止患者受凉感冒
- 喷射法禁用于头面部，以免造成眼、鼻、呼吸道的损伤
- 治疗中应随时注意观察局部皮肤情况，随时调整治疗时间，防止出现局部组织冻伤

二、冰袋、冰块疗法

【目的】

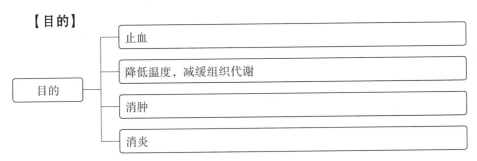

目的
- 止血
- 降低温度，减缓组织代谢
- 消肿
- 消炎

【适应证】

高热、中暑、软组织急性扭挫伤早期、关节炎急性期、骨关节术后肿痛、软组织感染早期、鼻出血、上消化道出血、痉挛等。

【禁忌证】

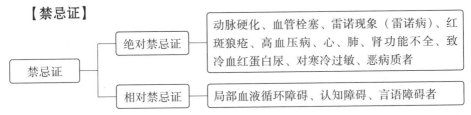

禁忌证
- 绝对禁忌证：动脉硬化、血管栓塞、雷诺现象（雷诺病）、红斑狼疮、高血压病、心、肺、肾功能不全、致冷血红蛋白尿、对寒冷过敏、恶病质者
- 相对禁忌证：局部血液循环障碍、认知障碍、言语障碍者

【仪器设备】

塑料袋、冰块、冰袋、毛巾等。

【操作程序】

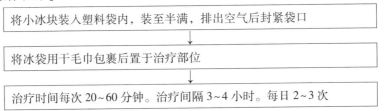

将小冰块装入塑料袋内，装至半满，排出空气后封紧袋口
↓
将冰袋用干毛巾包裹后置于治疗部位
↓
治疗时间每次 20~60 分钟。治疗间隔 3~4 小时。每日 2~3 次

【注意事项】

注意事项
- 治疗用冰块要用水冲去尖锐的边角，以免刺破冰袋或使患者不适
- 治疗时用干毛巾或厚纱布垫在冰袋下面，可使局部温度逐渐降低，以免患者不适
- 治疗时应随时注意观察局部皮肤情况，掌握治疗时间，防止过冷引起局部组织冻伤。同一部位治疗一般不超过 24 小时
- 禁用于局部血液循环障碍、局部皮肤感觉障碍及对寒冷过敏者

三、冷水浸泡疗法

【目的】

与冰袋、冰块疗法相同。

【适应证】

急性闭合性软组织损伤早期、血肿早期、炎症早期、高热持续不退、无力性便秘、肥胖症或强壮疗法等。

【禁忌证】

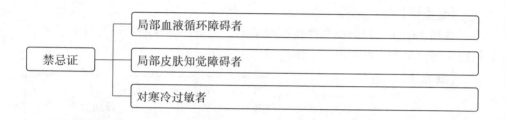

禁忌证
- 局部血液循环障碍者
- 局部皮肤知觉障碍者
- 对寒冷过敏者

【仪器设备】

无需特殊设备，相应适当温度冷水。

【操作程序】

1. 局部浸泡法

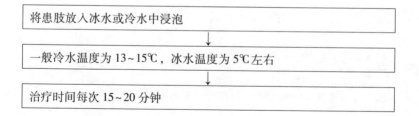

将患肢放入冰水或冷水中浸泡
↓
一般冷水温度为 13~15℃，冰水温度为 5℃左右
↓
治疗时间每次 15~20 分钟

2. 全身冷水浴

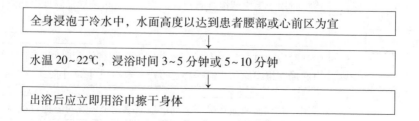

全身浸泡于冷水中，水面高度以达到患者腰部或心前区为宜
↓
水温 20~22℃，浸浴时间 3~5 分钟或 5~10 分钟
↓
出浴后应立即用浴巾擦干身体

【注意事项】

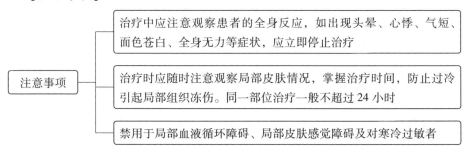

四、氯乙烷喷射疗法

【目的】

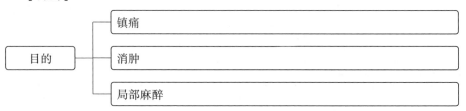

【适应证】

急性运动损伤、软组织损伤后的早期。

【禁忌证】

禁用于头面部，以免造成眼、鼻、呼吸道的损伤。

【仪器设备】

装有易气化冷冻剂（氯乙烷）的冷气雾喷射器。

【操作程序】

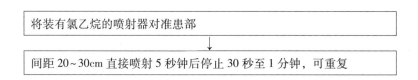

【注意事项】

治疗时注意局部皮肤情况。局部喷射，待皮肤苍白后间歇 1 分钟左右，反复喷射 5~10 次。

第六节 热 疗 法

一、石蜡疗法

【目的】

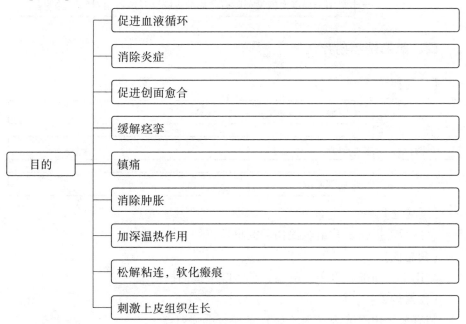

目的
- 促进血液循环
- 消除炎症
- 促进创面愈合
- 缓解痉挛
- 镇痛
- 消除肿胀
- 加深温热作用
- 松解粘连，软化瘢痕
- 刺激上皮组织生长

【适应证】

手足的肌腱韧带炎、风湿性和类风湿关节炎、骨性关节炎、外伤性关节炎、软组织扭挫伤、关节功能障碍、局部瘢痕挛缩、经久不愈的创面、慢性溃疡、冻伤、各种神经痛和周围神经麻痹、慢性肝炎、慢性胆囊炎、盆腔炎、关节纤维性强直、外周神经外伤等。

【禁忌证】

皮肤对蜡疗过敏者、感染和开放伤口、严重皮肤病、传染性皮肤病、周围循环严重障碍、高热、恶性肿瘤、活动性结核、出血性疾病，心力衰竭、肾衰竭，局部严重水肿者，行深部放射性治疗患者、1 岁以下婴儿。

【仪器设备】

医用石蜡、熔蜡锅、温度计、蜡盘、刷蜡笔、保温棉垫、塑料布等。

【操作程序】

操作程序

蜡饼法
将熔化的石蜡倒入特制的搪瓷蜡盘中，蜡液厚度为 2cm 左右，待其自然冷却至表面温度 40~45℃，此时石蜡外层凝固，内部呈半液态。治疗师将蜡块取出，直接敷于治疗部位，包裹保温，进行治疗。治疗时间 30~40 分钟。此法适用于躯干、四肢、面部等，可根据治疗部位大小将石蜡切成大小不同的饼块。治疗开始时注意不要用力挤压蜡饼，以免内部蜡液溢出，烫伤患者

浸蜡法
该法适用于手、足部位。石蜡熔解后，待温度降至 50~60℃ 时，将手、足浸入蜡液，然后迅速提出，待蜡液在治疗部位冷却凝固形成一层蜡膜后，再浸入蜡液中，如此反复多次，直至治疗部位蜡膜厚达 0.5~1cm 成为蜡套，此时再浸入蜡液中，不再提起。治疗时间 30~40 分钟。可每日一次。治疗时应注意：①每次浸蜡的高度都应低于首次水平，以防烫伤皮肤。②进行手部治疗时应将手指分开

浸蜡法加运动
进行手部治疗时，浸蜡的同时，还可做手部的运动。浸蜡一定时间后，一般为 15 分钟左右，将手取出，捏一块柔软可塑的石蜡，做抓、握、捏和手指的屈伸活动，或将石蜡捏成各种形状，以改善手功能

刷蜡法
将石蜡熔化，待温度达 55~60℃，用排笔样毛刷蘸少量蜡液，迅速刷于患部，蜡液冷却成薄膜后，再继续刷蜡，直至蜡膜厚度达 0.5~1cm，再置一块蜡饼于蜡膜上，固定和保温。方法同蜡饼法。治疗时间为每次 30~40 分钟。每日或隔日一次。此法适用于病灶在躯干、四肢。患部亦可同时受到温热和机械作用

蜡袋法
将石蜡熔化后装入特制塑料袋中，凝固后密封备用。治疗时，将蜡袋放入热水中使石蜡熔化，在治疗部位垫放毛巾，再将蜡袋置于其上固定。此法只是利用了蜡疗的温热作用

续流程

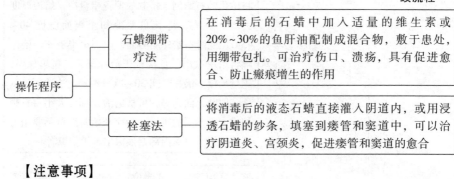

操作程序

石蜡绷带疗法：在消毒后的石蜡中加入适量的维生素或20%~30%的鱼肝油配制成混合物，敷于患处，用绷带包扎。可治疗伤口、溃疡，具有促进愈合、防止瘢痕增生的作用

栓塞法：将消毒后的液态石蜡直接灌入阴道内，或用浸透石蜡的纱条，填塞到瘘管和窦道中，可以治疗阴道炎、宫颈炎，促进瘘管和窦道的愈合

【注意事项】

注意事项

应对患者皮肤状况做全面检查和评价。对存在感觉功能障碍者应适当降低治疗时的温度；对皮肤存在破损者应预先用消毒纱布覆盖，然后进行治疗

治疗开始前，应向患者解释蜡疗中将出现和可能出现的反应，及应对方法

治疗开始，首先测量石蜡温度，要求准确，不得直接加热熔解，以免石蜡烧焦、变质。石蜡易燃，保存及加热时应注意防火

治疗中应随时注意观察患者反应，若出现不适或皮肤过敏现象，应停止治疗，及时处理

治疗室内应保持空气流通，要有通风设备，防止石蜡加热过程中释放出的有毒气体对人体造成损害。地面最好采用石材制作，以便于清洁

蜡饼法治疗时，备好的石蜡饼可置于保温箱中保温备用，以免蜡饼变硬变凉

二、热罨包疗法

【目的】

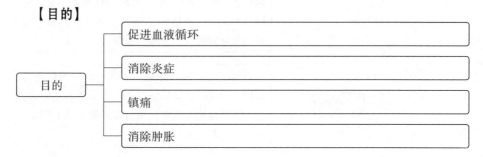

目的

- 促进血液循环
- 消除炎症
- 镇痛
- 消除肿胀

续流程

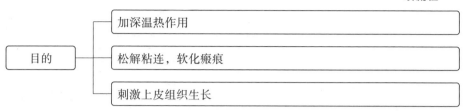

目的 ── 加深温热作用

松解粘连，软化瘢痕

刺激上皮组织生长

【适应证】

软组织扭挫伤恢复期、肌纤维组织炎、肩关节周围炎、慢性关节炎、关节纤维强直、坐骨神经痛等。

【禁忌证】

治疗部位感染、开放性伤口、恶性肿瘤、活动性结核、循环严重障碍、治疗部位严重皮肤病等患者，以及高热、极度衰弱、出血倾向等全身性疾病患者。局部皮肤感觉障碍者慎用。

【仪器设备】

用亚麻布缝制成各种形状的布袋，并纵向缝线将其分隔成若干条块，类似于子弹袋样，以适合身体不同部位。在布袋两角各缝制一布条吊环，以备加热时悬挂于加温水箱。常用热带有 4 种不同形状，其中 3 种为大小不同的长方形，规格分别为 58cm×37cm、30cm×28cm、30cm×15cm，另一种为用于颈背部和肩部等部位的特殊形状布袋。

【操作程序】

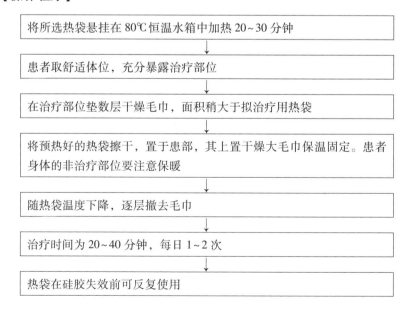

将所选热袋悬挂在 80℃ 恒温水箱中加热 20~30 分钟

↓

患者取舒适体位，充分暴露治疗部位

↓

在治疗部位垫数层干燥毛巾，面积稍大于拟治疗用热袋

↓

将预热好的热袋擦干，置于患部，其上置干燥大毛巾保温固定。患者身体的非治疗部位要注意保暖

↓

随热袋温度下降，逐层撤去毛巾

↓

治疗时间为 20~40 分钟，每日 1~2 次

↓

热袋在硅胶失效前可反复使用

【注意事项】

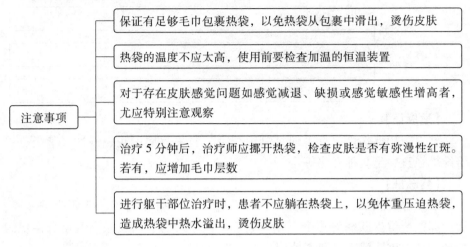

注意事项
- 保证有足够毛巾包裹热袋，以免热袋从包裹中滑出，烫伤皮肤
- 热袋的温度不应太高，使用前要检查加温的恒温装置
- 对于存在皮肤感觉问题如感觉减退、缺损或感觉敏感性增高者，尤应特别注意观察
- 治疗 5 分钟后，治疗师应挪开热袋，检查皮肤是否有弥漫性红斑。若有，应增加毛巾层数
- 进行躯干部位治疗时，患者不应躺在热袋上，以免体重压迫热袋，造成热袋中热水溢出，烫伤皮肤

三、沙粒疗法

【目的】

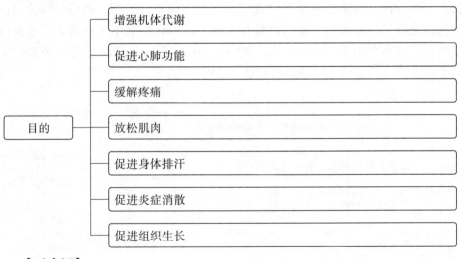

目的
- 增强机体代谢
- 促进心肺功能
- 缓解疼痛
- 放松肌肉
- 促进身体排汗
- 促进炎症消散
- 促进组织生长

【适应证】

各类关节炎、外伤后、神经痛、盆腔炎等。全身沙疗还适用于需引起大量出汗、增强代谢者。

【禁忌证】

与石蜡疗法相同。

【仪器设备】

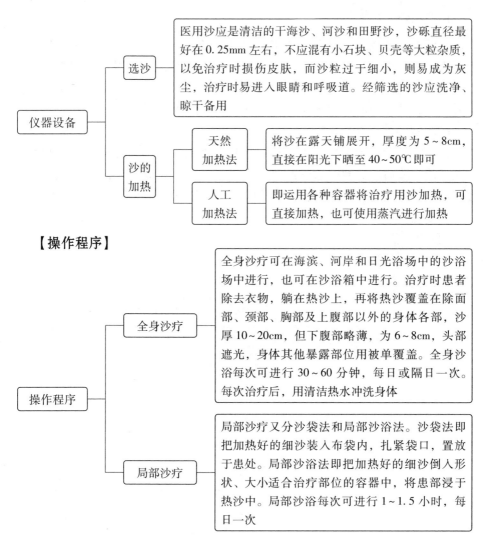

仪器设备
选沙 — 医用沙应是清洁的干海沙、河沙和田野沙，沙砾直径最好在 0.25mm 左右，不应混有小石块、贝壳等大粒杂质，以免治疗时损伤皮肤，而沙粒过于细小，则易成为灰尘，治疗时易进入眼睛和呼吸道。经筛选的沙应洗净、晾干备用

沙的加热
天然加热法 — 将沙在露天铺展开，厚度为 5~8cm，直接在阳光下晒至 40~50℃即可
人工加热法 — 即运用各种容器将治疗用沙加热，可直接加热，也可使用蒸汽进行加热

【操作程序】

操作程序
全身沙疗 — 全身沙疗可在海滨、河岸和日光浴场中的沙浴场中进行，也可在沙浴箱中进行。治疗时患者除去衣物，躺在热沙上，再将热沙覆盖在除面部、颈部、胸部及上腹部以外的身体各部，沙厚 10~20cm，但下腹部略薄，为 6~8cm，头部遮光，身体其他暴露部位用被单覆盖。全身沙浴每次可进行 30~60 分钟，每日或隔日一次。每次治疗后，用清洁热水冲洗身体
局部沙疗 — 局部沙疗又分沙袋法和局部沙浴法。沙袋法即把加热好的细沙装入布袋内，扎紧袋口，置放于患处。局部沙浴法即把加热好的细沙倒入形状、大小适合治疗部位的容器中，将患部浸于热沙中。局部沙浴每次可进行 1~1.5 小时，每日一次

【注意事项】

行沙浴器内治疗时，应注意治疗室内保持良好通风。

四、泥疗法

【目的】

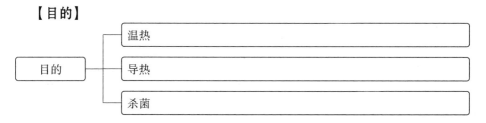

目的
温热
导热
杀菌

【适应证】

风湿性关节炎、类风湿关节炎、骨性关节炎、腱鞘炎、肌痉挛、骨折愈合缓慢、神经炎、神经痛、周围神经损伤后、静脉曲张、慢性前列腺炎、慢性盆腔炎、瘢痕增生、慢性溃疡、胃炎、胃肠功能紊乱、肠炎、结肠炎、慢性肝炎、各种原因的局部水肿、滑囊炎、附件炎等。

【禁忌证】

皮肤对热疗过敏者、感染和开放伤口、严重皮肤病、传染性皮肤病、周围循环严重障碍、高热、恶性肿瘤、活动性结核、甲状腺功能亢进症、出血性疾病、心力衰竭、肾衰竭、局部严重水肿、深部放射性治疗患者、孕妇及1岁以下婴儿、体质虚弱者等。

【仪器设备】

无需特殊设备。

【操作程序】

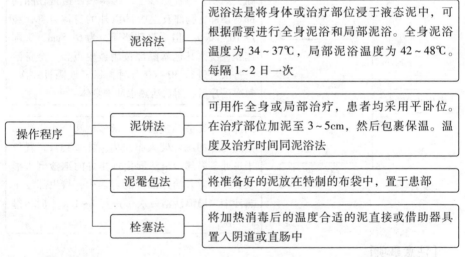

```
                    ┌─ 泥浴法 ── 泥浴法是将身体或治疗部位浸于液态泥中，可
                    │            根据需要进行全身泥浴和局部泥浴。全身泥浴
                    │            温度为 34～37℃，局部泥浴温度为 42～48℃。
                    │            每隔 1～2 日一次
                    │
                    ├─ 泥饼法 ── 可用作全身或局部治疗，患者均采用平卧位。
  操作程序 ─────────┤            在治疗部位加泥至 3～5cm，然后包裹保温。温
                    │            度及治疗时间同泥浴法
                    │
                    ├─ 泥罨包法 ─ 将准备好的泥放在特制的布袋中，置于患部
                    │
                    └─ 栓塞法 ── 将加热消毒后的温度合适的泥直接或借助器具
                                 置入阴道或直肠中
```

【注意事项】

1 岁以下婴儿不适用。

五、坎离沙疗法

【目的】

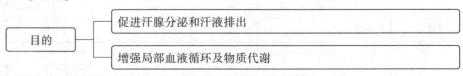

```
          ┌─ 促进汗腺分泌和汗液排出
  目的 ────┤
          └─ 增强局部血液循环及物质代谢
```

续流程

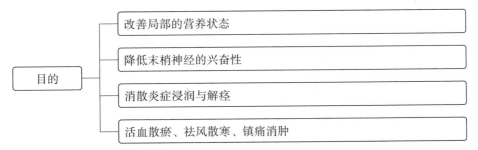

目的
- 改善局部的营养状态
- 降低末梢神经的兴奋性
- 消散炎症浸润与解痉
- 活血散瘀、祛风散寒、镇痛消肿

【适应证】

慢性风湿性关节炎、慢性肠炎、肌纤维组织炎、腰肌劳损、关节扭挫伤、关节手术后功能障碍、神经痛及慢性腰腿痛等，此外还可以治疗胃炎、肾炎、痛经、盆腔炎及肩关节周围炎等。

【禁忌证】

虚热、高热、化脓性疾病、厌氧菌感染、肿瘤、结核病、出血倾向、脑动脉硬化、心力衰竭肾衰竭、温热感觉障碍者及1岁以下的婴儿。

【仪器设备】

将铁末烧红后倒入中药煎液及少量醋中而成，使用时将坎离砂用2%冰醋或食醋调拌后，最高产热温度在87~92℃，热作用持续时间长，温度在70℃以上的时间长达98~145分钟，坎离砂一般可以重复用10~12次。

【操作程序】

取坎离砂倒入盆中，按每750g坎离砂加醋40ml拌匀（2%的醋酸或食醋），然后装入布袋，用毛巾和毛毯包好，待其温度上升至45~60℃即可应用

↓

暴露治疗部位，先放置棉垫或纱布垫，然后在其上放置坎离砂布袋，再包以棉垫保温

↓

治疗时，坎离砂温度可逐渐上升，如超过治疗允许温度，可在砂袋下加布垫。故应经常测量，使治疗部位保持要求的温度

↓

治疗温度一般为45~52℃，每次40~60分钟，每日1次，15~20次为1个疗程

【注意事项】

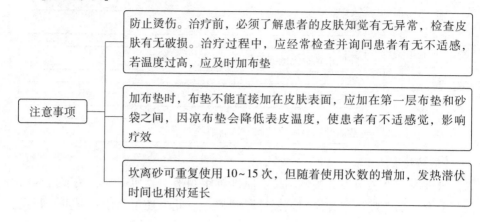

注意事项 —
- 防止烫伤。治疗前，必须了解患者的皮肤知觉有无异常，检查皮肤有无破损。治疗过程中，应经常检查并询问患者有无不适感，若温度过高，应及时加布垫
- 加布垫时，布垫不能直接加在皮肤表面，应加在第一层布垫和砂袋之间，因凉布垫会降低表皮温度，使患者有不适感觉，影响疗效
- 坎离砂可重复使用 10~15 次，但随着使用次数的增加，发热潜伏时间也相对延长

第七节　水　疗　法

一、浸浴

患者的全身或一部分浸入水中进行治疗的方法称为浸浴。行全身淡水浴时浴盆内注入 2/3 水量（20000~25000ml）的淡水，患者半卧于浴盆中，头、颈、胸部在水面之上。不同个体对温度的感受与耐受略有差异。

【目的】

利用水的温度、静压、浮力和所含成分，以不同方式作用于人体达到治疗疾病的目的。

【适应证】

不同温度浸浴的治疗与适应证不同。

【禁忌证】

急性化脓性疾病、肺结核、心脏病、高血压病、肾功能不全者、精神意识紊乱或失定向力、恐水症、皮肤传染性疾病、频发癫痫、严重动脉硬化、癌症患者，妊娠期。

【仪器设备】

无需特殊设备。

【操作程序】

1. 温水浸浴

检查浴盆是否经过消毒，再用清水冲刷 1 次

↓

在浴盆内注入 2/3 容量（20000~30000ml）的淡水，用温度计测水温，水温应为 37~38℃。盖上浴盆盖罩保温

↓

患者排空大小便，脱衣、鞋入浴，半卧于浴盆中，使水平面达到乳头水平，头颈及胸部应在水面以上。枕下垫浴巾，静卧于水中治疗

↓

每次治疗 10、15 或 20 分钟。治疗完毕，患者出浴，擦干身体，穿衣，休息片刻，适当喝水

↓

将浴水排空，刷洗、消毒浴盆

↓

每日或隔日 1 次，10、15 或 20 次为 1 个疗程

2. 热水浸浴

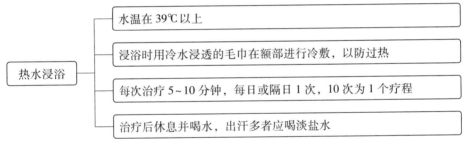

热水浸浴
- 水温在 39℃ 以上
- 浸浴时用冷水浸透的毛巾在额部进行冷敷，以防过热
- 每次治疗 5~10 分钟，每日或隔日 1 次，10 次为 1 个疗程
- 治疗后休息并喝水，出汗多者应喝淡盐水

3. 凉水浸浴与冷水浸浴

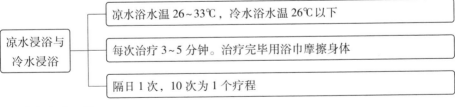

凉水浸浴与冷水浸浴
- 凉水浴水温 26~33℃，冷水浴水温 26℃ 以下
- 每次治疗 3~5 分钟。治疗完毕用浴巾摩擦身体
- 隔日 1 次，10 次为 1 个疗程

【注意事项】

注意事项
- 浴器使用后必须及时刷洗干净、消毒。定期对浴盆壁做细菌学检查，发现污染时应做严格消毒
- 浴衣、浴巾、毛巾、拖鞋应专人专用，使用后及时清洗、消毒

续流程

```
                    ┌─────────────────────────────────────────────────┐
                    │ 不宜在饥饿时，或饱餐后 1 小时内进行浸浴           │
                    └─────────────────────────────────────────────────┘
                    ┌─────────────────────────────────────────────────┐
                    │ 浸浴过程中，患者应静卧水中，不得自行放水或排水、改变水温 │
                    │ 或水量，不得任意延长治疗时间，也不得在水中擦澡   │
                    └─────────────────────────────────────────────────┘
                    ┌─────────────────────────────────────────────────┐
                    │ 治疗过程中，密切注意观察患者情况，对于体弱、年老、年幼者 │
                    │ 治疗时更应注意观察，防止淹溺或出现不良反应       │
                    └─────────────────────────────────────────────────┘
          ┌──────┐  ┌─────────────────────────────────────────────────┐
          │注意事项│─│ 患者在治疗过程中出现头晕、多汗、恶心、心慌等不良反应时应 │
          └──────┘  │ 立即搀扶患者出浴，检查身体，保温休息，给予对症处理，喝 │
                    │ 热水                                             │
                    └─────────────────────────────────────────────────┘
                    ┌─────────────────────────────────────────────────┐
                    │ 水疗室地面应无积水，保持干燥，防止行走时滑倒。对体弱、年 │
                    │ 老、年幼者应予搀扶、保护                         │
                    └─────────────────────────────────────────────────┘
                    ┌─────────────────────────────────────────────────┐
                    │ 膀胱、直肠功能紊乱者，应排空大、小便，方可入浴   │
                    └─────────────────────────────────────────────────┘
                    ┌─────────────────────────────────────────────────┐
                    │ 感冒、发热、呼吸道感染者等不宜进行水疗           │
                    └─────────────────────────────────────────────────┘
```

二、淋浴

【目的】

以各种形式的水流或水射流，达到康复治疗的目的。

【适应证】

神经衰弱、自主神经功能紊乱、疲劳综合征、强壮疗法，或作为光疗、热疗、泥疗、蜡疗的结束治疗。

【禁忌证】

急性化脓性疾病、肺结核、心脏病、高血压病、肾功能不全者。

【仪器设备】

淋浴操纵台，包括冷热水混合器、水压力表、水温度表、各种淋浴开关、下水开关、输出水管和各种喷头。

【操作程序】

1. 直喷浴

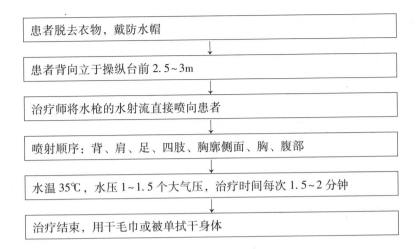

患者脱去衣物，戴防水帽

↓

患者背向立于操纵台前 2.5~3m

治疗师将水枪的水射流直接喷向患者

喷射顺序：背、肩、足、四肢、胸廓侧面、胸、腹部

水温 35℃，水压 1~1.5 个大气压，治疗时间每次 1.5~2 分钟

↓

治疗结束，用干毛巾或被单拭干身体

2. 扇形浴

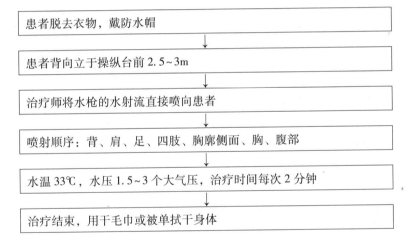

患者脱去衣物，戴防水帽

↓

患者背向立于操纵台前 2.5~3m

↓

治疗师将水枪的水射流直接喷向患者

喷射顺序：背、肩、足、四肢、胸廓侧面、胸、腹部

↓

水温 33℃，水压 1.5~3 个大气压，治疗时间每次 2 分钟

↓

治疗结束，用干毛巾或被单拭干身体

3. 冷热交替浴

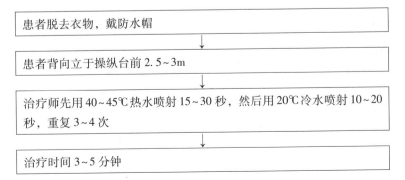

患者脱去衣物，戴防水帽

↓

患者背向立于操纵台前 2.5~3m

治疗师先用 40~45℃热水喷射 15~30 秒，然后用 20℃冷水喷射 10~20 秒，重复 3~4 次

↓

治疗时间 3~5 分钟

4. 雨样淋浴和针状淋浴

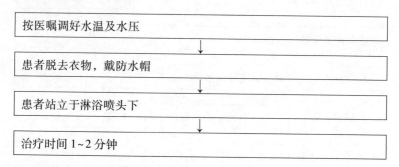

按医嘱调好水温及水压

↓

患者脱去衣物，戴防水帽

↓

患者站立于淋浴喷头下

↓

治疗时间 1~2 分钟

5. 雾样淋浴　同雨样淋浴和针状淋浴。

6. 上行淋浴

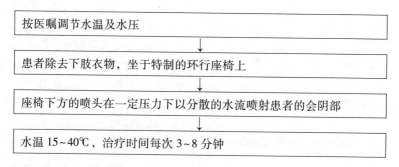

按医嘱调节水温及水压

↓

患者除去下肢衣物，坐于特制的环行座椅上

座椅下方的喷头在一定压力下以分散的水流喷射患者的会阴部

水温 15~40℃，治疗时间每次 3~8 分钟

7. 周围淋浴

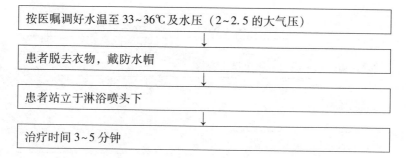

按医嘱调好水温至 33~36℃ 及水压（2~2.5 的大气压）

↓

患者脱去衣物，戴防水帽

↓

患者站立于淋浴喷头下

↓

治疗时间 3~5 分钟

【注意事项】

禁止直接喷射患者头部、面部、心前区、外生殖器。

三、桑拿浴

【目的】

镇痛、放松。

【适应证】

风湿性关节炎和类风湿关节炎、非特异性上呼吸道感染、肥胖症、周围血液循环障碍、失眠、肥胖症、喘息性支气管炎、神经官能症等。

【禁忌证】

急性化脓性疾病、肺结核、心脏病、高血压病、肾功能不全、动脉硬化、糖尿病伴有酸中毒等患者。

【仪器设备】

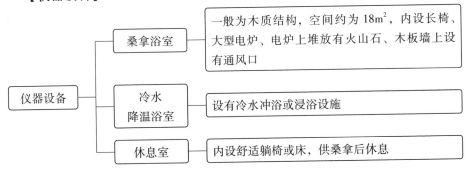

【操作程序】

治疗者脱去衣服，进入桑拿室中，调节室温至 80~100℃，治疗 7~10 分钟

进入冷水降温浴室，用 10~20℃ 冷水冲洗，或 10~30℃ 凉水中浸浴 2~3 分钟

休息 10 分钟左右再进入桑拿浴室，如此反复 2~3 次

用温水冲洗全身，拭干后进入休息室中休息约 30 分钟，每次治疗总时间 90~150 分钟，每周可进行一次

【注意事项】

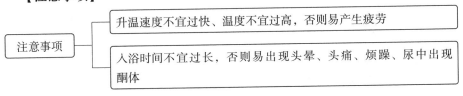

四、哈伯特槽浴

【目的】

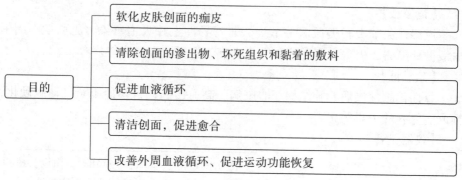

【适应证】

肢体瘫痪、周围血液循环障碍、关节活动障碍、大面积烧伤、压疮患者。

【禁忌证】

急性化脓性疾病、肺结核、心脏病、高血压病、肾功能不全者。

【仪器设备】

 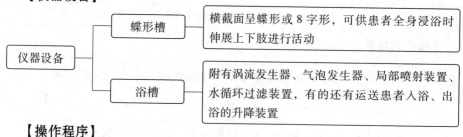

【操作程序】

> 检查升降装置是否完好，清洁浴槽

> 注入浴水达容器 2/3 处，水温 38~42℃，烧伤患者治疗时浴水中可加入适量氯化钠或抗感染药物

> 将患者置于升降架上，脱去衣服，按动入水控制键使患者进入水中

> 治疗师站在槽外为患者做水中按摩，协助患者做水中运动或进行创面换药等操作

> 治疗时间一般为 10~30 分钟

> 治疗结束，按动出水控制键，患者被抬出水面，帮助患者拭干身体，穿好衣服

【注意事项】

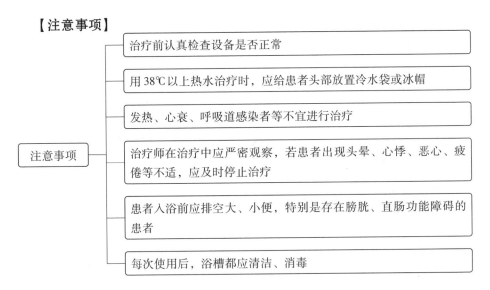

注意事项

- 治疗前认真检查设备是否正常
- 用38℃以上热水治疗时，应给患者头部放置冷水袋或冰帽
- 发热、心衰、呼吸道感染者等不宜进行治疗
- 治疗师在治疗中应严密观察，若患者出现头晕、心悸、恶心、疲倦等不适，应及时停止治疗
- 患者入浴前应排空大、小便，特别是存在膀胱、直肠功能障碍的患者
- 每次使用后，浴槽都应清洁、消毒

五、步行浴

【目的】

与哈伯特槽浴相同。

【适应证】

低位痉挛性截瘫、偏瘫、脊髓灰质炎后遗症、腰骶神经根炎、坐骨神经痛、骨性关节炎、下肢骨折、关节挛缩及强直、腰椎间盘突出症等。

【禁忌证】

发热、心衰、呼吸道感染等。

【仪器设备】

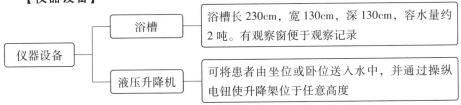

仪器设备

- 浴槽　浴槽长230cm，宽130cm，深130cm，容水量约2吨。有观察窗便于观察记录
- 液压升降机　可将患者由坐位或卧位送入水中，并通过操纵电钮使升降架位于任意高度

【操作程序】

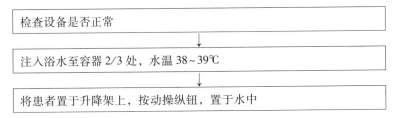

检查设备是否正常
↓
注入浴水至容器2/3处，水温38~39℃
↓
将患者置于升降架上，按动操纵钮，置于水中

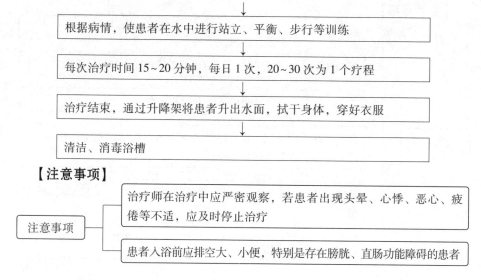

根据病情，使患者在水中进行站立、平衡、步行等训练

每次治疗时间 15~20 分钟，每日 1 次，20~30 次为 1 个疗程

治疗结束，通过升降架将患者升出水面，拭干身体，穿好衣服

清洁、消毒浴槽

【注意事项】

注意事项
- 治疗师在治疗中应严密观察，若患者出现头晕、心悸、恶心、疲倦等不适，应及时停止治疗
- 患者入浴前应排空大、小便，特别是存在膀胱、直肠功能障碍的患者

六、涡流浴

【目的】

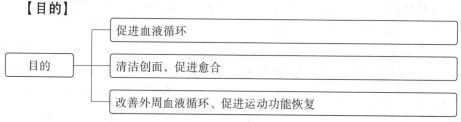

目的
- 促进血液循环
- 清洁创面，促进愈合
- 改善外周血液循环、促进运动功能恢复

【适应证】

肢体瘫痪、周围血液循环障碍、雷诺病、关节炎、肌炎、神经痛患者。

【禁忌证】

高血压、严重动脉硬化、心功能不全、传染病、心肺肝肾功能代偿不全、恶性肿瘤、出血性疾病、发热、炎症感染、皮肤破溃、大小便失禁患者以及妊娠期、月经期、过度疲劳者。

【仪器设备】

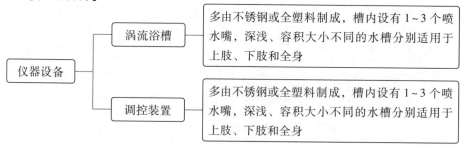

仪器设备
- 涡流浴槽：多由不锈钢或全塑料制成，槽内设有 1~3 个喷水嘴，深浅、容积大小不同的水槽分别适用于上肢、下肢和全身
- 调控装置：多由不锈钢或全塑料制成，槽内设有 1~3 个喷水嘴，深浅、容积大小不同的水槽分别适用于上肢、下肢和全身

【操作程序】

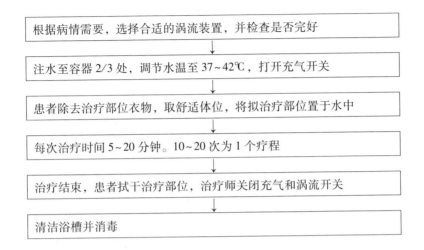

根据病情需要，选择合适的涡流装置，并检查是否完好

↓

注水至容器 2/3 处，调节水温至 37~42℃，打开充气开关

↓

患者除去治疗部位衣物，取舒适体位，将拟治疗部位置于水中

↓

每次治疗时间 5~20 分钟。10~20 次为 1 个疗程

↓

治疗结束，患者拭干治疗部位，治疗师关闭充气和涡流开关

↓

清洁浴槽并消毒

【注意事项】

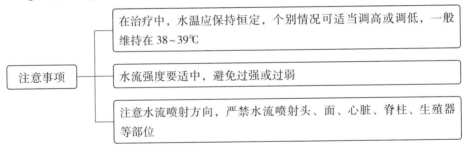

注意事项

- 在治疗中，水温应保持恒定，个别情况可适当调高或调低，一般维持在 38~39℃
- 水流强度要适中，避免过强或过弱
- 注意水流喷射方向，严禁水流喷射头、面、心脏、脊柱、生殖器等部位

七、气泡浴

【目的】

与涡流洛相同。

【适应证】

外伤后手足肿痛、骨关节炎、类风湿关节炎、截肢残端痛、关节扭挫伤、雷诺病、周围神经病、神经痛等患者。

【禁忌证】

与涡流洛相同。

【仪器设备】

浴槽、空气压缩机、气泡发生装置。

【操作程序】

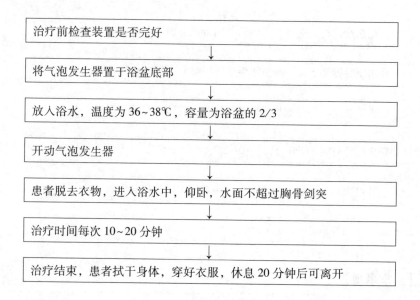

治疗前检查装置是否完好

将气泡发生器置于浴盆底部

放入浴水，温度为 36~38℃，容量为浴盆的 2/3

开动气泡发生器

患者脱去衣物，进入浴水中，仰卧，水面不超过胸骨剑突

治疗时间每次 10~20 分钟

治疗结束，患者拭干身体，穿好衣服，休息 20 分钟后可离开

【注意事项】

与步行浴相同。

八、水中运动疗法

【目的】

缓解病症、恢复机体功能。

【适应证】

由于肢体痉挛而不能在陆地进行康复锻炼的上运动神经元损伤综合征（主要包括脊髓损伤、脑卒中、脑外伤、脑瘫、帕金森病等）患者；由于骨关节病变或损伤导致肢体功能障碍（包括骨性关节病、强直性脊柱炎、风湿性关节炎或类风湿关节炎等），伴有局部疼痛，下肢主要肌群的肌力<3 级，在陆地不能进行步行活动，但以恢复步行为目标的患者；腰椎间盘病变或其他慢性疼痛患者，不能直立进行有氧运动训练，而又需要提高身体耐力者。

【禁忌证】

认知功能障碍，皮肤、眼和耳炎症，有开放性伤口，全身感染，恐水症，严重癫痫，未控制的高血压，严重动脉硬化，心力衰竭，不稳定型心绞痛者；女性月经期；运动疗法的其他禁忌证，如骨折未固定或未愈合等。

【仪器设备】

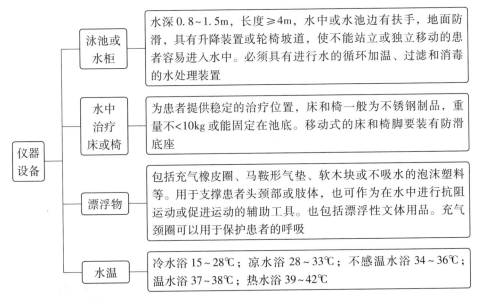

【操作程序】

患者首先要完成常规体检，确保运动锻炼的安全性。其次要明确锻炼方案和目标。下水前要进行充分的陆上准备活动，包括关节活动、肌肉活动、皮肤的水刺激准备等。一般要求由治疗师陪同下水，或由治疗师进行密切陆上监护。不会游泳或不能控制水中平衡的患者可以在颈部套上气圈以保证安全，避免呛水。

水中运动遵循运动疗法的总原则，要求有充分的准备、训练和结束过程，运动方案要个体化和循序渐进。每次治疗时间为 15～20 分钟，每日 1 次，20～30 次为 1 个疗程。体质较差或病情较重的患者可以采用间断训练方式。

【运动类型】

水中步行	利用水的浮力减轻身体重量对下肢的负荷，使下肢肌力较弱的瘫痪患者可以在水中行走。水中步行训练可以先在水中的平行杠内进行，然后过渡到独立步行。步行时可以用手的活动帮助身体平衡。需要有氧训练的患者则可以用水中加速步行的方式，通过水的阻力增加运动负荷，从而达到训练目的
水中平衡和协调训练	水的浮力作用使患者体重"减轻"，从而比较容易控制身体平衡，因此可以早期进行 1 级平衡训练。进而可以利用水的波动，干扰患者平衡，使患者可以进行 2 级平衡训练。进行对抗水的阻力的活动相当于 3 级平衡训练。水中特定方向和动作的活动可以进行协调能力的锻炼。游泳是很好的协调性训练。此外，患者还可以进行水中的起立训练和转移训练

水中运动疗法分类

续流程

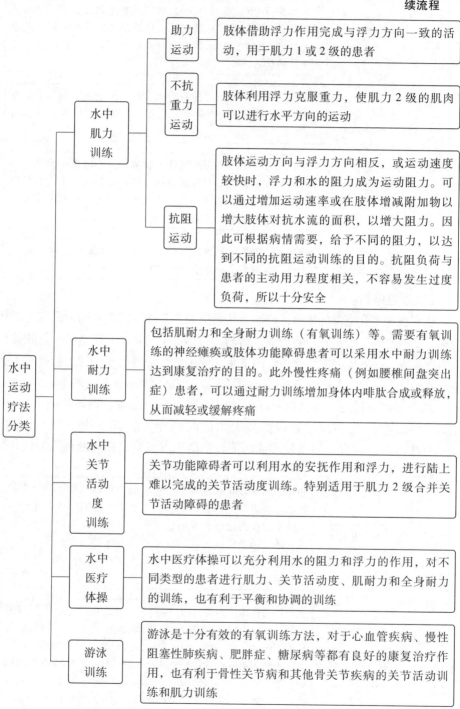

【注意事项】

```
              ┌─ 水池用水应先经过过滤、消毒，并定时换水。凡有传染性疾病、
              │  大小便失禁、月经期者禁止入池
              │
              ├─ 治疗前要先检查水温、室温、室内换气情况、水中游离氯含量等
              │
              ├─ 避免空腹入水，入水前和出水后应该进行较低强度的适应性训练
              │  （准备和结束活动）。必要时在出水后测量心率、血压
              │
  注意事项 ──┤  避免交叉感染，应特别注意预防眼、耳、鼻等的感染。主要措施
              ├─ 是保持水清洁，同时注意在入水前排空大小便
              │
              ├─ 热水浴不利于心血管疾病患者。温水浴不利于缓解痉挛。全身衰
              │  弱和心肺功能低下患者慎用全身温水浴
              │
              │  水深一般不超过乳头水平。治疗师有时需要陪同下水，给患者以安
              ├─ 全感，必要时可直接提供保护。肺功能很差者不宜在深水进行运动
              │  训练。水池边应有监护急救人员，水疗室应有急救药品和设备
              │
              └─ 对于不能控制身体的水中姿态者，需要先将患者可靠地固定在水
                 池边扶手与栏杆或水中治疗床或治疗椅上，再进行有关训练
```

第八节 压力疗法

一、正压顺序循环疗法

【目的】

```
          ┌─ 促进血管内外的物质交换
          │
          ├─ 改善由于各种病因造成的物质交换障碍
          │
          ├─ 促进溃疡、压疮愈合
  目的 ──┤
          ├─ 促进局部营养障碍引起的各种病变的再生与修复
          │
          ├─ 消除肿胀
          │
          └─ 增强对非细菌性炎症的消炎镇痛作用
```

【适应证】

肢体创伤性水肿、淋巴回流障碍性水肿、截肢后残端肿胀、复杂性区域性疼痛综合征（如神经反射性水肿、脑血管意外后偏瘫肢体水肿）、静脉淤滞性溃疡。用于预防长期卧床或手术被动体位者下肢深静脉血栓的形成。

【禁忌证】

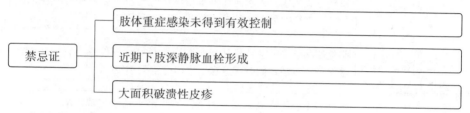

禁忌证
- 肢体重症感染未得到有效控制
- 近期下肢深静脉血栓形成
- 大面积破溃性皮疹

【仪器设备】

正压顺序循环治疗仪，为气袋式治疗装置，作用于上、下肢，有不同形状、大小的袖套或腿套，分别由 4 节相对独立的充气袋组成，各自有通气导管与控制装置相连，工作时由远端向近端序贯充气，每次充、排气的周期为 12~14 秒。

【操作程序】

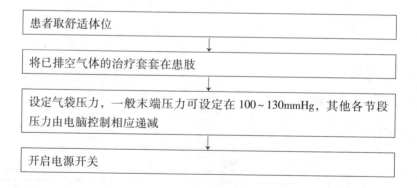

患者取舒适体位

↓

将已排空气体的治疗套套在患肢

↓

设定气袋压力，一般末端压力可设定在 100~130mmHg，其他各节段压力由电脑控制相应递减

↓

开启电源开关

【注意事项】

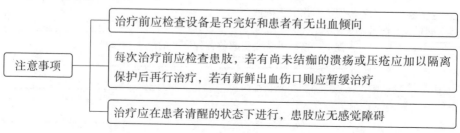

注意事项
- 治疗前应检查设备是否完好和患者有无出血倾向
- 每次治疗前应检查患肢，若有尚未结痂的溃疡或压疮应加以隔离保护后再行治疗，若有新鲜出血伤口则应暂缓治疗
- 治疗应在患者清醒的状态下进行，患肢应无感觉障碍

续流程

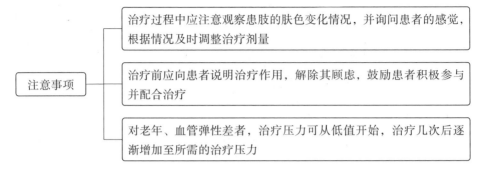

注意事项 —— 治疗过程中应注意观察患肢的肤色变化情况，并询问患者的感觉，根据情况及时调整治疗剂量

治疗前应向患者说明治疗作用，解除其顾虑，鼓励患者积极参与并配合治疗

对老年、血管弹性差者，治疗压力可从低值开始，治疗几次后逐渐增加至所需的治疗压力

二、负压疗法

【目的】

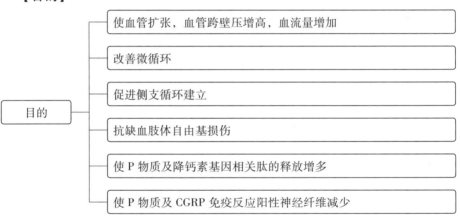

目的 —— 使血管扩张，血管跨壁压增高，血流量增加

改善微循环

促进侧支循环建立

抗缺血肢体自由基损伤

使 P 物质及降钙素基因相关肽的释放增多

使 P 物质及 CGRP 免疫反应阳性神经纤维减少

【适应证】

血管闭塞性脉管炎、闭塞性动脉硬化、雷诺病、糖尿病足及下肢坏疽、脑血管意外后遗症患者。

【禁忌证】

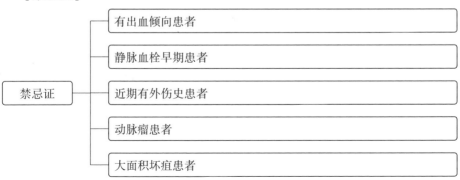

禁忌证 —— 有出血倾向患者

静脉血栓早期患者

近期有外伤史患者

动脉瘤患者

大面积坏疽患者

续流程

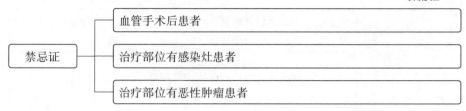

【仪器设备】

负压治疗仪（负压舱内配有药液雾化和吹氧装置）；用传统的"火罐"亦可开展负压疗法。

【操作程序】

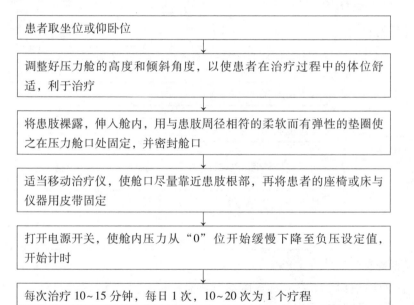

患者取坐位或仰卧位

调整好压力舱的高度和倾斜角度，以使患者在治疗过程中的体位舒适，利于治疗

将患肢裸露，伸入舱内，用与患肢周径相符的柔软而有弹性的垫圈使之在压力舱口处固定，并密封舱口

适当移动治疗仪，使舱口尽量靠近患肢根部，再将患者的座椅或床与仪器用皮带固定

打开电源开关，使舱内压力从"0"位开始缓慢下降至负压设定值，开始计时

每次治疗 10~15 分钟，每日 1 次，10~20 次为 1 个疗程

【注意事项】

注意事项

治疗前应检查患者有无出血倾向和设备是否完好

每次治疗前应检查患肢，若有尚未结痂的溃疡灶或压疮应加以隔离保护后再治疗；若有新鲜出血伤口则应暂缓治疗

治疗应在患者清醒的状态下进行，患肢应无感觉障碍

治疗过程中应注意观察患肢的肤色变化情况，并询问患者的感觉，根据情况及时对治疗剂量进行调整

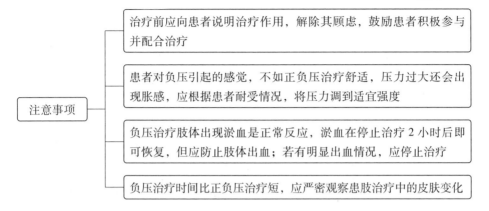

续流程

注意事项	治疗前应向患者说明治疗作用，解除其顾虑，鼓励患者积极参与并配合治疗
	患者对负压引起的感觉，不如正负压治疗舒适，压力过大还会出现胀感，应根据患者耐受情况，将压力调到适宜强度
	负压治疗肢体出现淤血是正常反应，淤血在停止治疗2小时后即可恢复，但应防止肢体出血；若有明显出血情况，应停止治疗
	负压治疗时间比正负压治疗短，应严密观察患肢治疗中的皮肤变化

三、正负压疗法

【目的】

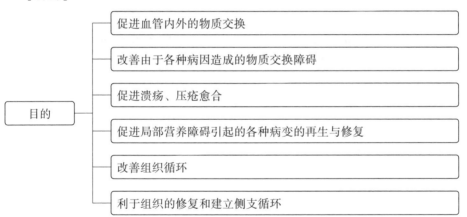

目的	促进血管内外的物质交换
	改善由于各种病因造成的物质交换障碍
	促进溃疡、压疮愈合
	促进局部营养障碍引起的各种病变的再生与修复
	改善组织循环
	利于组织的修复和建立侧支循环

【适应证】

单纯性静脉曲张、静脉炎早期和病情已稳定的动脉栓塞引起的循环障碍；四肢动脉粥样硬化、动脉中层硬化、血栓闭塞性脉管炎患者；周围血液循环障碍，包括外伤后血管痉挛、雷诺现象（雷诺病）、弛缓性瘫痪合并循环障碍（如复杂性区域性疼痛性综合征）患者；免疫性疾病引起的血管病变，如多动脉炎、硬皮病、类风湿关节炎合并脉管炎、系统性红斑狼疮；糖尿病性血管病变；局部循环障碍引起的皮肤溃疡、压疮、组织坏死等患者；其他非禁忌疾病引起的血液循环障碍，如真性红细胞增多症早期患者；淋巴水肿，如乳腺癌术后术侧上肢淋巴性水肿；冻伤；预防手术后下肢深静脉血栓形成等患者。

【禁忌证】

与负压疗法相同。

【仪器设备】

舱式正负压治疗仪、高度和倾斜角度可调的透明筒状压舱、密封装置、肢体固定装置、操作和控制系统、压力表。

【操作程序】

> 患者取坐位或仰卧位，调整好压力舱的高度和倾斜角度，以使患者在治疗过程中取舒适体位，便于治疗

> 将患肢裸露，伸入舱内，用与患肢周径相符的柔软而有弹性的垫圈使之在压力舱口处固定，并密封舱口

> 移动治疗仪，使舱口尽量靠近患肢根部，将患者的座椅或床与仪器用皮带固定好

> 设定所需的正、负压力值。治疗时，宜从正压向开始，使四肢淤血排除后，再给予负压使之充血

> 设置持续时间，打开电源开关，舱内压力从"0"位开始缓慢增高

> 单侧肢体每次治疗 30~60 分钟；若双侧均需治疗，则每侧肢体治疗 45 分钟；若病情较重，则患肢可治疗 1.5 小时，另一肢体治疗 30 分钟

【注意事项】

注意事项
> 治疗前，应首先检查设备是否完好及患者有无出血倾向

> 治疗前，应向患者说明治疗作用，以解除其顾虑；鼓励患者积极参与并配合治疗

> 每次治疗前应检查患肢。若存在尚未结痂的溃疡面或压疮，应加以隔离保护后再行治疗；若有新鲜出血伤口，则应暂缓治疗

> 治疗过程中，应注意观察患肢的颜色变化，并及时询问患者的感觉，根据情况及时调整治疗剂量

> 治疗应在患者清醒的状态下进行，有感觉障碍者慎用

第九节　生物反馈疗法

一、肌电生物反馈疗法

【目的】

调整机体功能、防病治病。

【适应证】

偏头痛、紧张性头痛、失眠、神经官能症、焦虑症、脑血管意外后偏瘫、脊髓损伤截瘫、高血压病、痉挛性斜颈、腰背痛、支气管哮喘、肺气肿、口吃、面神经麻痹等患者。

【禁忌证】

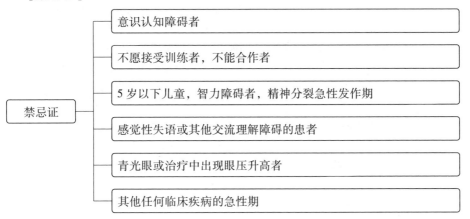

禁忌证 ──
- 意识认知障碍者
- 不愿接受训练者，不能合作者
- 5 岁以下儿童，智力障碍者，精神分裂急性发作期
- 感觉性失语或其他交流理解障碍的患者
- 青光眼或治疗中出现眼压升高者
- 其他任何临床疾病的急性期

【仪器设备】

生物反馈治疗仪，能描记并显示肌电的数值，可发出不同颜色的灯光和声音信号；3 个表面电极（传感器），其中两个是肌电记录电极，一个是地极；耳机、75%乙醇、细砂纸、导电膏、固定带等。

【操作程序】

治疗师首先应与患者建立良好的相互信任的关系，进行充分的沟通，使患者了解该项治疗的基本原理和训练方式，愿意尝试并树立战胜病痛的信心。每次治疗前通过简单的导语使患者放松，排除杂念，专心观察反馈信号

↓

患者取舒适体位，充分放松

放置电极部位进行皮肤清洗，除去体毛，再用酒精擦拭以除去体脂，保证良好的导电性

通常采用一次性粘贴电极来采集患者的肌电信号，两个记录电极粘贴于训练肌肉的肌腹两端，一个接地电极贴于两记录电极中间

连接导线，接通电源

首次治疗时先测定患者肌肉在放松和充分收缩时的肌电水平并记录

训练患者根据视听反馈信号随意控制肌肉的放松或收缩，调节肌电电压低于或高于目标电压。根据每一块肌肉的具体情况设定收缩或放松的阈值（可以数值、标线或颜色显示），鼓励患者收缩或放松肌肉使自己的肌电信号接近、达到甚至超过该阈值。当患者经过自己的努力使肌电信号超过设定的阈值后，治疗师应立即给予热情的鼓励，并根据对患者当时能力的估计，为其下一次动作设定新阈值。阈值设定的原则是使患者经过一定的努力即可达到，从而增强患者的信心

一般每次先训练 5 分钟休息 5 分钟后再训练，反复训练 4 次，达到每次总共训练 10~15 分钟，肌肉收缩 75~100 次，每日治疗训练 1~3 次，疗程无严格限制

治疗完毕，关闭电源，从患者身上取下电极

【注意事项】

注意事项

治疗环境须保持安静，尽量减少对患者注意力的干扰

治疗前向患者解释该疗法的原理、方法以及要求达到的目的，解除疑虑，求得患者的充分合作

患者训练时应采取舒适体位，每一动作开始前应引导患者全身放松，消除急躁情绪和与训练无关的杂念

治疗时嘱患者将注意力完全集中于显示器上所显示的肌电信号，努力使其达到预定目标，而不去考虑当时的肌肉状态

续流程

注意事项	肌力与肌电信号水平并不呈线性关系，此项训练只是改善患者对肌肉收缩运动的控制，并不能取代肌力训练
	对于偏瘫患者来说，肌肉的放松和随意收缩同样重要，练习随意收缩的肌肉在收缩间期的放松和随意收缩时其拮抗肌的放松同样都应引起重视。拮抗肌之间的协调比单纯提高某一肌肉的收缩肌电信号更为重要

二、皮肤温度生物反馈疗法

【目的】

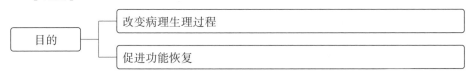

目的	改变病理生理过程
	促进功能恢复

【适应证】

雷诺现象（雷诺病）、闭塞性动脉内膜炎、高血压病、血管神经性头痛、自主神经功能紊乱、神经官能症、更年期综合征、疼痛综合征、过敏性疾病患者。

【禁忌证】

意识认知障碍者。

【仪器设备】

皮肤温度生物反馈治疗仪、温度传感器（电极）。

【操作程序】

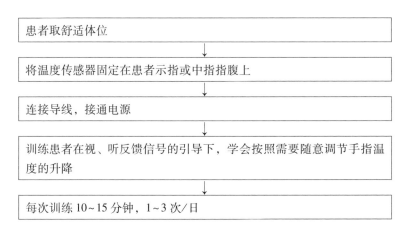

患者取舒适体位

↓

将温度传感器固定在患者示指或中指指腹上

↓

连接导线，接通电源

↓

训练患者在视、听反馈信号的引导下，学会按照需要随意调节手指温度的升降

↓

每次训练 10~15 分钟，1~3 次/日

【注意事项】

注意事项
├─ 全面了解病情，对患者的智力、视听能力、注意力和自我调节能力做全面评估
├─ 训练场所应安静、舒适、空气清新，室温适中
├─ 为患者做充分的心理准备
├─ 训练前排空二便，安静休息 15~20 分钟，一般至少餐后半小时后进行
└─ 医师和治疗师在治疗中应仔细观察，治疗后要认真总结，以提高疗效

第十一章

作业疗法

第一节 认知、感知训练

【目的】

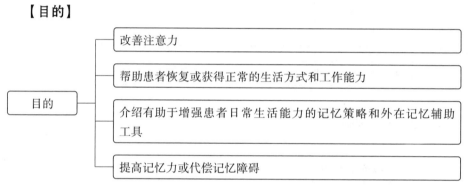

目的
- 改善注意力
- 帮助患者恢复或获得正常的生活方式和工作能力
- 介绍有助于增强患者日常生活能力的记忆策略和外在记忆辅助工具
- 提高记忆力或代偿记忆障碍

【适应证】

脑萎缩、脑部炎症、早老性退行性脑疾病、缺氧性脑损害、中毒性脑病、脑性瘫痪、老年变性脑病、脑血管性疾病、脑血管意外、脑外伤等脑部伤病引起感知、认知功能障碍患者。

【禁忌证】

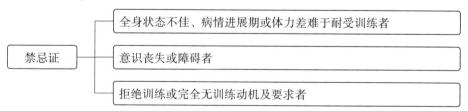

禁忌证
- 全身状态不佳、病情进展期或体力差难于耐受训练者
- 意识丧失或障碍者
- 拒绝训练或完全无训练动机及要求者

【仪器设备】

尺子、笔、纸、照片、图片、火柴、积木、扑克、掷骰、短篇文章、拼板、牙刷、茶杯、拼图、电话、录音机、计算机及计算机辅助训练系统等。

【操作程序】

1. 注意力的训练

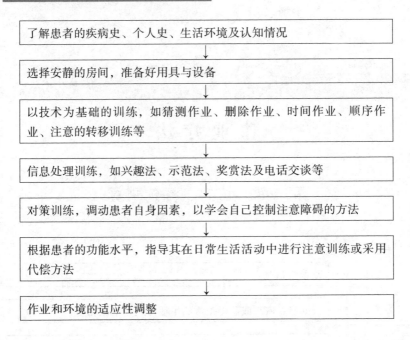

了解患者的疾病史、个人史、生活环境及认知情况

↓

选择安静的房间，准备好用具与设备

↓

以技术为基础的训练，如猜测作业、删除作业、时间作业、顺序作业、注意的转移训练等

↓

信息处理训练，如兴趣法、示范法、奖赏法及电话交谈等

↓

对策训练，调动患者自身因素，以学会自己控制注意障碍的方法

↓

根据患者的功能水平，指导其在日常生活活动中进行注意训练或采用代偿方法

↓

作业和环境的适应性调整

2. 记忆力的训练

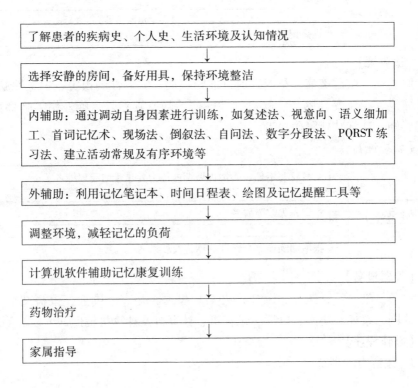

了解患者的疾病史、个人史、生活环境及认知情况

↓

选择安静的房间，备好用具，保持环境整洁

↓

内辅助：通过调动自身因素进行训练，如复述法、视意向、语义细加工、首词记忆术、现场法、倒叙法、自问法、数字分段法、PQRST 练习法、建立活动常规及有序环境等

↓

外辅助：利用记忆笔记本、时间日程表、绘图及记忆提醒工具等

↓

调整环境，减轻记忆的负荷

↓

计算机软件辅助记忆康复训练

↓

药物治疗

↓

家属指导

3. 思维能力的训练

```
了解患者的疾病史及认知情况
        ↓
选择安静的房间，备好用具
        ↓
集中或求同思维：可以进行对比和分类的练习，要求患者分析信息，
辨别有关和无关信息
        ↓
分散或求异思维：训练患者朝各个方面去思考，产生独特的与标准概
念不一样的新想法
        ↓
训练患者使用两种或更多的思维方式，如给患者一个任务，让患者分
步骤完成，先口述过程，然后再分步骤进行操作
        ↓
归纳推理：训练患者分析部分信息形成一个完整的概念
        ↓
演绎推理
```

4. 知觉障碍的训练
（1）视觉失认

```
了解患者的疾病史、个人史、生活环境及认知情况
        ↓
选择安静的房间，备好用具
        ↓
根据患者功能水平选择训练内容和方法
        ↓
让物体失认者进行日常用品的识别训练，可以借助图片识别交通工
具、食物、建筑物等
        ↓
让面容失认者反复识别家人、亲属、名人等的照片，可以借助语言提示
        ↓
对颜色失认者用颜色卡片进行命名和辨别颜色的练习
        ↓
教会患者使用视觉外的正常感觉进行代偿
        ↓
强化日常生活训练，如在物品上贴标签，或把不能识别的人物名字写
在照片上
```

（2）触觉失认

了解患者的病史、个人史及认知情况

↓

选择安静的房间，备好用具

↓

辨识训练，让患者闭目，用手感觉、分辨和识别不同质地、形状、重量的材料，如砂纸、木块、金属、笔等

↓

感觉刺激，如用粗糙的物品沿患者的手指做向指尖的移动进行触觉刺激

↓

利用视觉或健手的感觉帮助患肢进行感知，重视对物体的形状、材料、温度等特质的体验

（3）单侧空间忽略

了解患者的病史、个人史、生活环境及认知情况

↓

选择安静的房间，备好用具

↓

进行各种视觉搜索训练，如改变环境

↓

在日常生活中尽量对忽略侧给予各种感觉刺激，如触觉、叩打、按摩、冷等感觉刺激

↓

用患肢或双手交叉进行跨越中线的作业活动，包括利用躯干向忽略侧旋转、向健侧翻身、十指交叉对握活动等

↓

功能代偿训练

↓

生活环境调整

5. 失用性的训练

了解患者的病史、个人史、生活环境及认知情况

↓

根据患者的功能水平选择训练内容和方法，选择安静的房间，备好用具

↓

以触觉、本体感觉和运动觉刺激患肢，加强正常运动模式和运动计划的输出

使用几何图形复制、复制木块设计、拼图训练等方法训练

治疗时要设法按要求触发其无意识的自发的运动，如要让患者刷牙，命令他刷牙时不能完成的，让他假装刷牙也不成，让他模仿训练者刷牙也不一定能成，但将牙刷放在他手中，他却能完成一系列的刷牙动作

【注意事项】

注意事项
- 每次训练前应根据对患者的评定及上次训练的反应，制订具体训练计划
- 预先准备好训练用品，应尽量减少患者视野范围的物品，并避免杂乱摆放及不必要的物品
- 治疗师应充分理解患者，尊重患者人格，使患者对自身障碍有正确的认识
- 注意正面引导，避免直接否定患者，以增强患者的自信心，激发其训练欲望

第二节 日常生活活动能力训练

【目的】

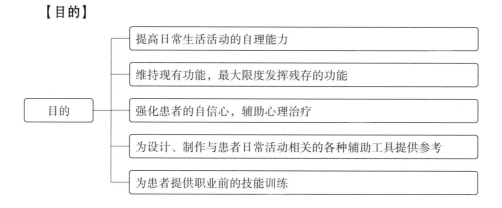

目的
- 提高日常生活活动的自理能力
- 维持现有功能，最大限度发挥残存的功能
- 强化患者的自信心，辅助心理治疗
- 为设计、制作与患者日常活动相关的各种辅助工具提供参考
- 为患者提供职业前的技能训练

【适应证】

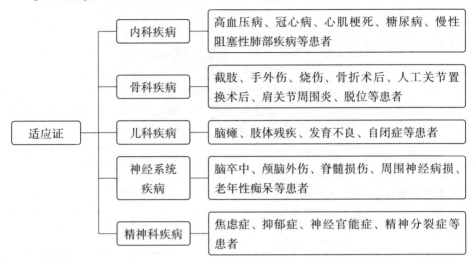

【禁忌证】

意识不清、严重认知障碍不能合作者，危重症、心肺肝肾功能严重不全，疾病处于急性期者等。

【仪器设备】

日常生活活动训练器具，日常生活自助器具，手、上肢和躯干活动训练器具。

【操作程序】

1. 穿脱衣物训练

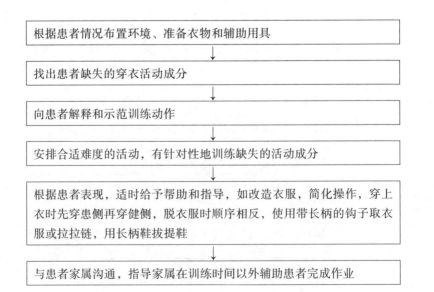

2. 洗漱和修饰训练

> 向患者解释和示范训练动作

> 寻找患者在具体活动中缺失的成分

> 对缺失成分进行反复训练

> 按正常的洗漱动作要求，在日常生活中完成洗漱

> 根据患者表现，适时给予帮助和指导，指导患者借助自助具和辅助装置，如拧毛巾困难时将毛巾缠在水龙头上，用健手将毛巾拧干；采用带吸盘的刷子洗手，刷子背面固定两个橡皮吸盘，借此可将刷子固定于洗手池旁，手指可在刷上来回刷洗

> 与患者家属沟通，指导家属在训练时间以外辅助患者完成作业

> 鼓励患者把学会的技巧用于日常生活活动中

3. 进食训练

> 在患者无误吸、可顺利喝水、无呛咳的情况下，先用流质食物，继而用半流质食物，从小量过渡到正常饮食

> 患者保持稳定的坐位，并在头和颈有良好的支持下完成进食

> 如果患者患侧上肢有运动功能，应促进和利用其运动功能；如果患侧手是利手并丧失功能，则应该考虑改变利手

> 在患者执行进食动作时，治疗师应观察患者咀嚼喝水速度、有无呛咳、需他人帮忙的程度、疲劳程度和面部表情

> 吞咽动作训练：进行唇、下颌、舌的运动训练，以冰棉签刺激吞咽反射，进行呼吸、构音、咳嗽等训练，改变食物的性状，改变体位，必要时可采用小勺进食

进食动作训练：对于因上肢功能障碍而不能进食者，一方面要进行上肢的功能训练，训练摄食动作，另一方面可使用自助餐具或辅助进食器具，如在饮食器具上增设把手等

↓

针对患者进食动作中的缺失成分反复训练

4. 转移训练
（1）床椅转移

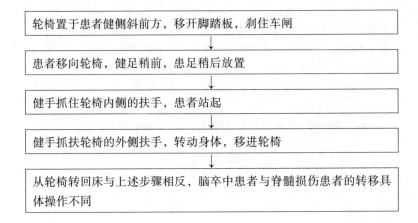

轮椅置于患者健侧斜前方，移开脚踏板，刹住车闸

↓

患者移向轮椅，健足稍前，患足稍后放置

↓

健手抓住轮椅内侧的扶手，患者站起

↓

健手抓扶轮椅的外侧扶手，转动身体，移进轮椅

↓

从轮椅转回床与上述步骤相反，脑卒中患者与脊髓损伤患者的转移具体操作不同

（2）如厕转移

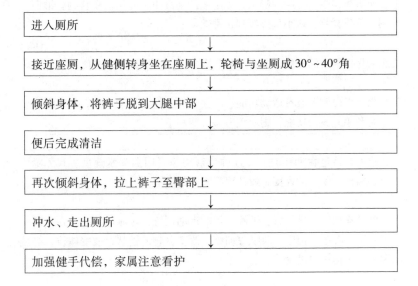

进入厕所

↓

接近座厕，从健侧转身坐在座厕上，轮椅与坐厕成 30°~40°角

↓

倾斜身体，将裤子脱到大腿中部

↓

便后完成清洁

↓

再次倾斜身体，拉上裤子至臀部上

↓

冲水、走出厕所

↓

加强健手代偿，家属注意看护

（3）入浴转移

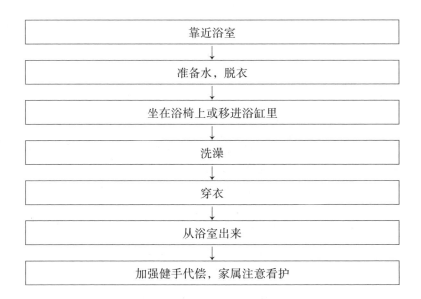

5. 床上训练

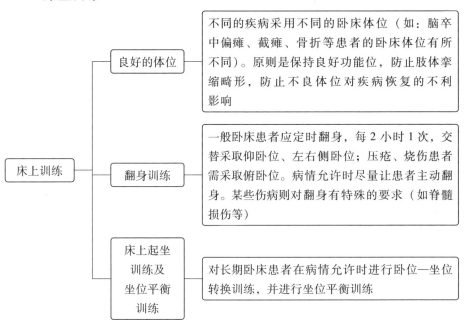

6. 家务劳动训练 认知功能和上肢运动、感觉、协调功能恢复较好者可以进行家务劳动训练。根据患者的实际情况，进行一些基本的技能训练，包

括洗菜、切菜、烹调、洗涮餐具和炊具、铺床、打扫卫生、洗晒衣服、熨烫衣服、选购物品、家庭经济管理、电器使用、抚育幼儿、信件处理等。

【注意事项】

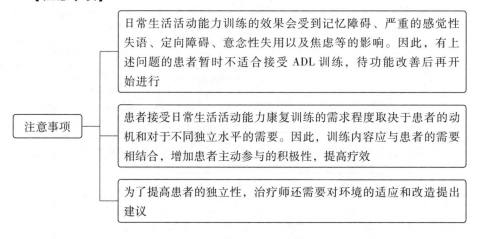

注意事项

日常生活活动能力训练的效果会受到记忆障碍、严重的感觉性失语、定向障碍、意念性失用以及焦虑等的影响。因此，有上述问题的患者暂时不适合接受 ADL 训练，待功能改善后再开始进行

患者接受日常生活活动能力康复训练的需求程度取决于患者的动机和对于不同独立水平的需要。因此，训练内容应与患者的需要相结合，增加患者主动参与的积极性，提高疗效

为了提高患者的独立性，治疗师还需要对环境的适应和改造提出建议

第三节　功能性作业训练

【目的】

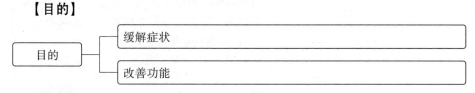

目的

缓解症状

改善功能

【适应证】

因各种原因造成的躯体功能障碍或肢体（尤其是上肢）功能障碍患者，如儿童脑性瘫痪、小儿麻痹症后遗症、肌营养不良、截肢后、骨关节损伤后、手部损伤、颅脑损伤、脊髓损伤、脑血管意外后、关节疾患等。

【禁忌证】

无特殊禁忌证。

【仪器设备】

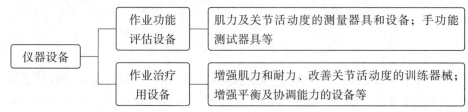

仪器设备

作业功能评估设备

肌力及关节活动度的测量器具和设备；手功能测试器具等

作业治疗用设备

增强肌力和耐力、改善关节活动度的训练器械；增强平衡及协调能力的设备等

【操作程序】

1. 肌力训练

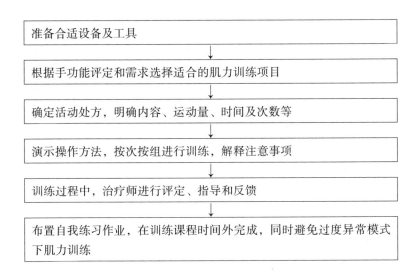

准备合适设备及工具

↓

根据手功能评定和需求选择适合的肌力训练项目

确定活动处方，明确内容、运动量、时间及次数等

↓

演示操作方法，按次按组进行训练，解释注意事项

↓

训练过程中，治疗师进行评定、指导和反馈

↓

布置自我练习作业，在训练课程时间外完成，同时避免过度异常模式下肌力训练

2. 关节活动度训练

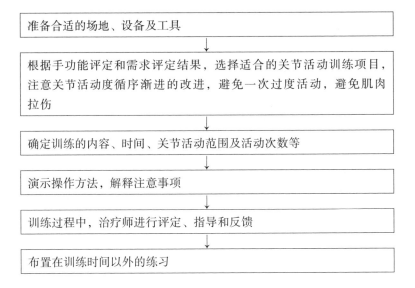

准备合适的场地、设备及工具

↓

根据手功能评定和需求评定结果，选择适合的关节活动训练项目，注意关节活动度循序渐进的改进，避免一次过度活动，避免肌肉拉伤

↓

确定训练的内容、时间、关节活动范围及活动次数等

↓

演示操作方法，解释注意事项

↓

训练过程中，治疗师进行评定、指导和反馈

↓

布置在训练时间以外的练习

【注意事项】

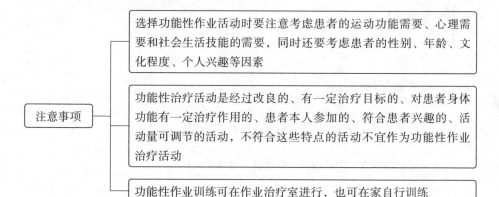

注意事项
- 选择功能性作业活动时要注意考虑患者的运动功能需要、心理需要和社会生活技能的需要，同时还要考虑患者的性别、年龄、文化程度、个人兴趣等因素
- 功能性治疗活动是经过改良的、有一定治疗目标的、对患者身体功能有一定治疗作用的、患者本人参加的、符合患者兴趣的、活动量可调节的活动，不符合这些特点的活动不宜作为功能性作业治疗活动
- 功能性作业训练可在作业治疗室进行，也可在家自行训练

第四节　家务性作业训练

【目的】

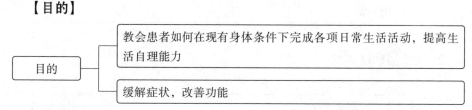

目的
- 教会患者如何在现有身体条件下完成各项日常生活活动，提高生活自理能力
- 缓解症状，改善功能

【适应证】

因生理、心理、社会功能障碍导致家务活动障碍的患者，如脑血管意外、发育迟缓、脑性瘫痪、手外伤、智力障碍、精神病、颅脑损伤、腰背痛、脊髓损伤的患者。

【禁忌证】

严重的认知障碍者、意识障碍者、病情不稳定者。

【仪器设备】

一般家庭生活设施；修改的炊具、修改的清洁具等家务性作业训练用设施。

【操作程序】

准备合适工具及材料

↓

根据功能评定、家庭组成和环境，优先选择合适的家务活动项目，如做饭、洗熨衣服、清洁打扫、购物和工作等

↓

向患者说明训练的目的、意义及方法，演示操作方法和步骤

↓

进行家务活动练习，注意自助具在练习过程中的应用

↓

活动过程中，治疗师进行指导和反馈，必要时提供辅助器具或给予帮助，患者完成良好时，适当增加难度

↓

根据活动结果分析，找出患者不能完成部分，并对缺失部分进行有针对性训练或提供辅助技术服务

↓

与患者家属沟通，布置合适的作业，让家属指导和督促患者完成

【注意事项】

注意事项 —

所选择的家务活动符合患者的需求并能被患者所接受，使患者能积极参与

家务活动训练量、复杂程度和时间方面应循序渐进，符合患者的体能情况

家务活动训练中注意安全性，如注意厨房的刀、叉等尖锐物品，避免扎伤；煤气、明火的安全也应十分注意

为了确保患者在家中的活动安全，需进行家庭内部无障碍设计和改造，如出入口改为斜坡形、安装电梯、走廊加宽、厕所采用坐式马桶、两侧安置扶手、洗手池的高度适宜、浴室地面防滑，水龙头用手柄式、周围有扶手，洗浴喷头高度适宜，患者坐在轮椅上能够及等

第五节 就业前作业训练

【目的】

帮助患者恢复或获得正常的生活方式和工作能力

【适应证】

经过工作分析和工作能力评定后，尚未达到工作要求或不能立即返回工

作岗位的患者，宜进行就业前作业训练。

【禁忌证】

经康复医师评定，不宜从事体力工作者。

【仪器设备】

模拟工作训练器、Valpar 模拟工作、模拟工作岗位。

【操作程序】

1. 初步面试 治疗师通过与患者交谈，了解掌握患者一般情况。

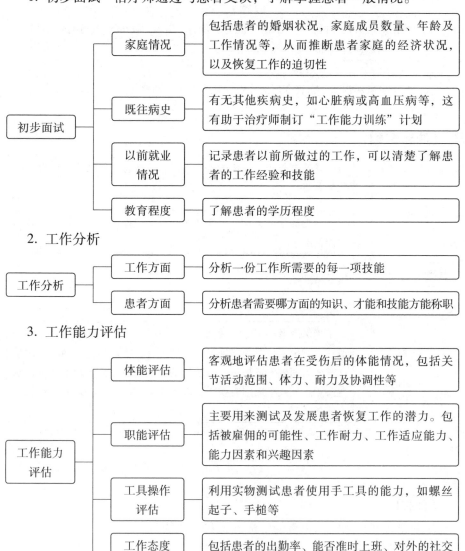

2. 工作分析

3. 工作能力评估

4. 工作能力训练　通过评估后，对不能达到工作要求或及时恢复工作的患者，便开始进行 6~8 周的工作能力训练。

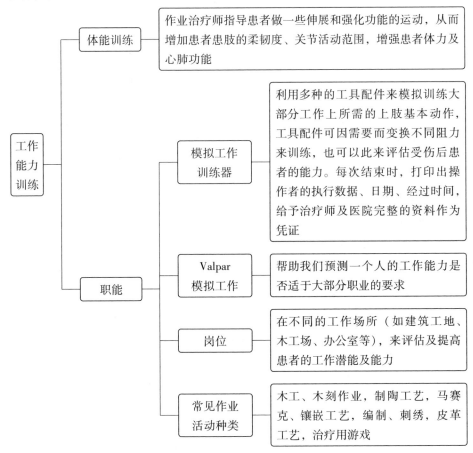

体能训练——作业治疗师指导患者做一些伸展和强化功能的运动，从而增加患者患肢的柔韧度、关节活动范围，增强患者体力及心肺功能

模拟工作训练器——利用多种的工具配件来模拟训练大部分工作上所需的上肢基本动作，工具配件可因需要而变换不同阻力来训练，也可以此来评估受伤后患者的能力。每次结束时，打印出操作者的执行数据、日期、经过时间，给予治疗师及医院完整的资料作为凭证

Valpar 模拟工作——帮助我们预测一个人的工作能力是否适于大部分职业的要求

岗位——在不同的工作场所（如建筑工地、木工场、办公室等），来评估及提高患者的工作潜能及能力

常见作业活动种类——木工、木刻作业，制陶工艺，马赛克、镶嵌工艺，编制、刺绣，皮革工艺，治疗用游戏

5. 训练后评估　训练结束后，须经过第二次评估。

【注意事项】

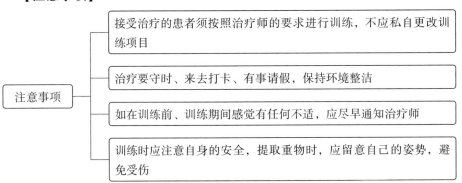

注意事项——
接受治疗的患者须按照治疗师的要求进行训练，不应私自更改训练项目

治疗要守时、来去打卡、有事请假，保持环境整洁

如在训练前、训练期间感觉有任何不适，应尽早通知治疗师

训练时应注意自身的安全，提取重物时，应留意自己的姿势，避免受伤

第六节　休闲性作业训练

【目的】

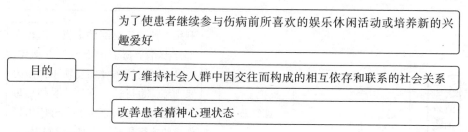

为了使患者继续参与伤病前所喜欢的娱乐休闲活动或培养新的兴趣爱好

目的　为了维持社会人群中因交往而构成的相互依存和联系的社会关系

改善患者精神心理状态

【适应证】

身体、精神、社会适应能力和情感等方面有障碍的患者，如颅脑外伤、脊髓损伤、心脏病、精神病等患者。

【禁忌证】

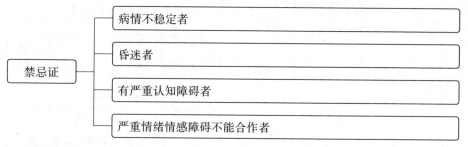

病情不稳定者

昏迷者

禁忌证　有严重认知障碍者

严重情绪情感障碍不能合作者

【仪器设备】

电视机、扑克牌、麻将牌、炊事用具、改良的球类、简单的玩具、改良按键的电子游戏机，游泳、射箭、绘画、园艺、编织、陶艺等所需的设备或用具。

【操作程序】

1. 娱乐活动

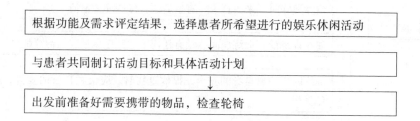

根据功能及需求评定结果，选择患者所希望进行的娱乐休闲活动

↓

与患者共同制订活动目标和具体活动计划

↓

出发前准备好需要携带的物品，检查轮椅

根据活动分析结果，找出患者不能完成部分，并对缺失部分进行有针对性的训练或提供辅助技术服务

与患者交流分享活动心得

2. 社交活动

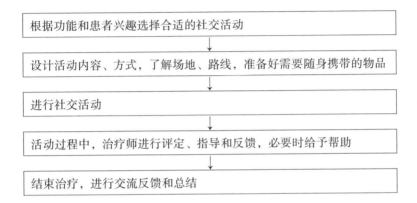

根据功能和患者兴趣选择合适的社交活动

设计活动内容、方式，了解场地、路线，准备好需要随身携带的物品

进行社交活动

活动过程中，治疗师进行评定、指导和反馈，必要时给予帮助

结束治疗，进行交流反馈和总结

【注意事项】

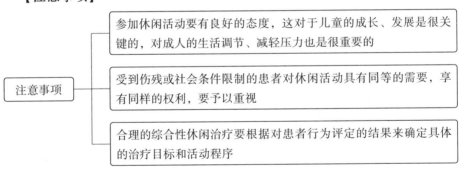

注意事项

参加休闲活动要有良好的态度，这对于儿童的成长、发展是很关键的，对成人的生活调节、减轻压力也是很重要的

受到伤残或社会条件限制的患者对休闲活动具有同等的需要，享有同样的权利，要予以重视

合理的综合性休闲治疗要根据对患者行为评定的结果来确定具体的治疗目标和活动程序

第十二章

运 动 疗 法

第一节 关节活动度训练

【目的】

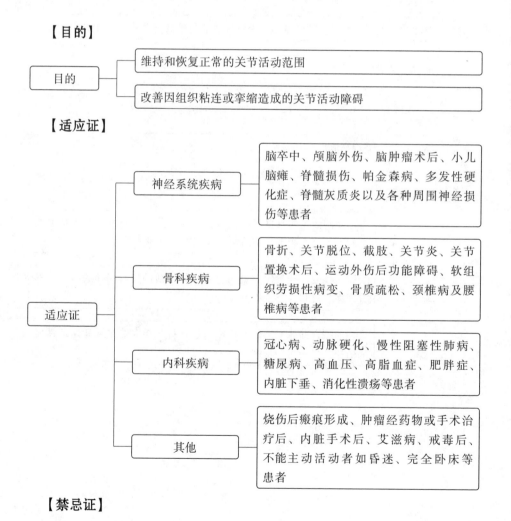

| 目的 | 维持和恢复正常的关节活动范围 |
| | 改善因组织粘连或挛缩造成的关节活动障碍 |

【适应证】

适应证	神经系统疾病	脑卒中、颅脑外伤、脑肿瘤术后、小儿脑瘫、脊髓损伤、帕金森病、多发性硬化症、脊髓灰质炎以及各种周围神经损伤等患者
	骨科疾病	骨折、关节脱位、截肢、关节炎、关节置换术后、运动外伤后功能障碍、软组织劳损性病变、骨质疏松、颈椎病及腰椎病等患者
	内科疾病	冠心病、动脉硬化、慢性阻塞性肺病、糖尿病、高血压、高脂血症、肥胖症、内脏下垂、消化性溃疡等患者
	其他	烧伤后瘢痕形成、肿瘤经药物或手术治疗后、内脏手术后、艾滋病、戒毒后、不能主动活动者如昏迷、完全卧床等患者

【禁忌证】

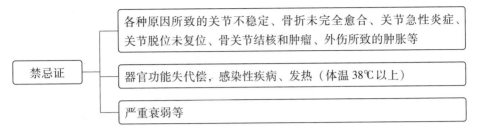

禁忌证 ── 各种原因所致的关节不稳定、骨折未完全愈合、关节急性炎症、关节脱位未复位、骨关节结核和肿瘤、外伤所致的肿胀等

── 器官功能失代偿，感染性疾病、发热（体温38℃以上）

── 严重衰弱等

【仪器设备】

毛巾、肋木、滑板、体操棍、绳索滑轮装置、悬吊装置、肩轮、腕屈伸练习器、踝关节练习器、墙拉力器、功率自行车、划船器、分指圆锥、分指板、橡筋网、浴槽、游泳池等。

【操作程序】

关节活动范围（ROM）训练的基本方法

（1）主动运动ROM训练：包括各种徒手体操或器械体操。动作的设计原则是根据患者关节活动受限的方向和程度、肌力的大小以及可以使用的器械，设计出一些有针对性的动作。适用于意识清楚且有较强的毅力，能配合并坚持治疗者；如已出现ROM受限，则带动该关节运动的肌肉肌力应达到3级以上。

（2）助力运动ROM训练：可根据条件选择训练方式，常用的有悬吊练习、滑轮练习和器械练习、水中运动。

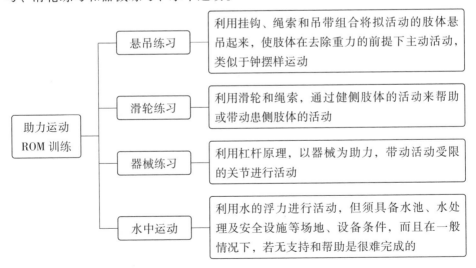

助力运动 ROM 训练 ── 悬吊练习 ── 利用挂钩、绳索和吊带组合将拟活动的肢体悬吊起来，使肢体在去除重力的前提下主动活动，类似于钟摆样运动

── 滑轮练习 ── 利用滑轮和绳索，通过健侧肢体的活动来帮助或带动患侧肢体的活动

── 器械练习 ── 利用杠杆原理，以器械为助力，带动活动受限的关节进行活动

── 水中运动 ── 利用水的浮力进行活动，但须具备水池、水处理及安全设施等场地、设备条件，而且在一般情况下，若无支持和帮助是很难完成的

（3）被动运动ROM训练

根据关节运动学原理使患者完成关节各个方向的被动活动。操作要在关节活动的各个方向进行，范围要尽可能大，动作缓慢，忌暴力。每天应活动关节 1~2 遍，每遍让所有关节至少做 3~5 次全范围运动。已发生关节 ROM 受限时，操作动作应达到最大活动限度，并在到达时再稍用力，力求略有超过，在稍停留后还原再做。每天必须坚持锻炼数遍，确保训练效果

关节可动范围的活动

又称"澳式手法"或"Maitland 手法"。特点是利用关节的生理运动和附属运动被动活动患者关节，以达到维持或改善关节活动范围，缓解疼痛的目的。常用手法包括关节的牵引、滑动、滚动、挤压、旋转等。关节松动术由于其对手法和力度的控制要求严格，治疗师须经过严格的正规培训才可为患者进行治疗

关节松动术

被动运动ROM 训练

应用力学原理，通过机械装置，使关节和软组织得到持续的牵伸，从而解除肌痉挛和改善关节挛缩

关节牵引术

利用机械或电动活动装置，使肢体在术后能进行早期、持续性、不引起疼痛的被动活动，以缓解疼痛，改善关节活动范围，防止粘连和关节僵硬，促进伤口愈合和关节软骨的修复和再生，促进关节周围软组织的血液循环和损伤软组织的修复，消除手术和制动带来的并发症

持续性被动活动

【注意事项】

注意事项

- 患者应处于舒适的体位，穿宽松衣服，必要时应脱去衣服或暴露治疗部位

- 治疗师必须熟悉关节的解剖学结构和运动平面、运动方向以及各方向 ROM 的正常值，以免使关节的运动方向产生错误和超范围运动造成损伤

- 治疗前应向患者说明训练的重要性和治疗所采用的手法和器械的作用以及可能产生的正常和异常感觉，使患者做好心理准备，避免恐惧及过分紧张，并能在治疗中有异常感觉时及时告诉治疗师

- 治疗师应采取适当的体位为患者进行治疗，避免用力不当导致不必要的损伤或某一局部过度疲劳

- 操作要缓慢、有节律地在无痛的范围内进行。合理控制力度，一般应以治疗过程关节周围软组织有明显牵拉感，治疗后略感酸胀为宜。注意患者的疼痛反应，避免牵拉已经过度活动的关节。如果出现关节明显疼痛或肌肉肿胀，并持续 24 小时，则说明用力过度

- 除 CPM 以外，无论主动运动还是被动运动，均应在达到关节 ROM 终点处停留数秒或更长时间，以达到对粘连、挛缩的软组织更好的牵张效果

- 注意对每一关节进行全方位的关节活动，例如肩关节的屈曲、伸展、内收、外展、外旋、内旋各个方向的运动均应做到

- 骨折处不可受力之前避免牵拉；牵拉中有明显骨性阻挡感避免牵拉；炎症急性渗出期也应避免牵拉

第二节 肌 力 训 练

【目的】

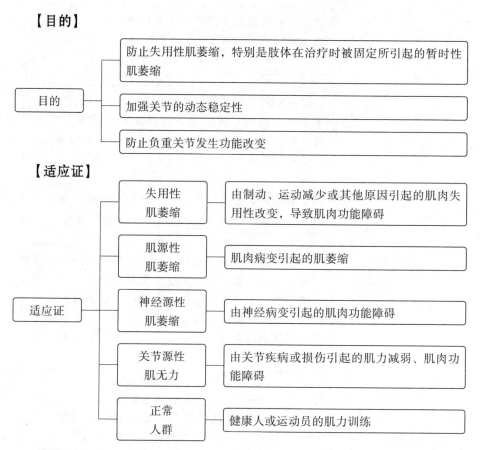

目的	防止失用性肌萎缩，特别是肢体在治疗时被固定所引起的暂时性肌萎缩
	加强关节的动态稳定性
	防止负重关节发生功能改变

【适应证】

适应证	失用性肌萎缩	由制动、运动减少或其他原因引起的肌肉失用性改变，导致肌肉功能障碍
	肌源性肌萎缩	肌肉病变引起的肌萎缩
	神经源性肌萎缩	由神经病变引起的肌肉功能障碍
	关节源性肌无力	由关节疾病或损伤引起的肌力减弱、肌肉功能障碍
	正常人群	健康人或运动员的肌力训练

【禁忌证】

各种原因所致关节不稳、新发骨折或骨折未愈合又未做内固定、骨关节肿瘤、全身情况较差、急性炎症、病情不稳定及严重的心肺功能不全者等。

【仪器设备】

肌力训练方法有徒手训练和器械训练。器械训练时仪器设备包括哑铃、沙袋、实心球、弹性阻力装置、滑轮系统、等张力矩臂组件，如股四头肌训练器等、可变阻力装置、等长肌力训练装置、等速肌力训练装置等。

【操作程序】

1. 传递神经冲动训练

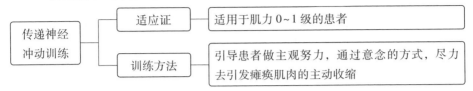

2. 助力训练

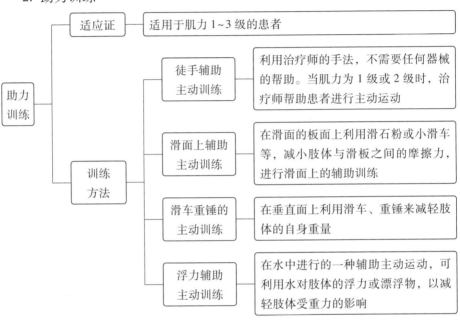

3. 悬吊训练

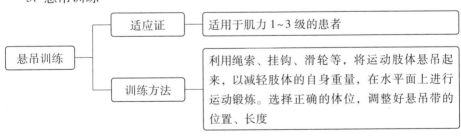

4. 主动训练

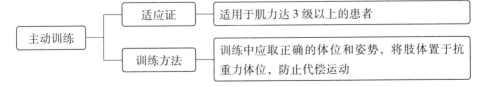

5. 抗阻训练

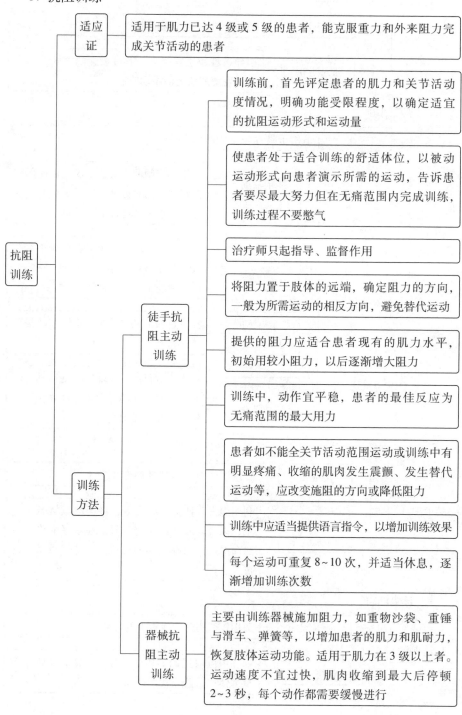

【注意事项】

正确掌握运动量与训练节奏，每次肌肉训练应引起一定的肌肉疲劳，同时应有适当休息，根据患者训练情况及时调整运动量

由于神经系统疾病的早期，肌痉挛同时伴有肌力下降，此时主要解决的是肌痉挛问题，不应强调单块肌肉的肌力训练，以免加重肌痉挛；在疾病的恢复期或后遗症期，则需同时重视肌力的训练，以多肌肉运动或闭链运动方式为主

应在无痛和轻度疼痛范围内进行训练，如果最初训练引起肌肉的轻微酸痛，则属正常反应，一般次日即可自行恢复。如肌力训练引起患者训练肌肉的明显疼痛，则应减少运动量或暂停。疼痛不仅增加患者不适，而且也难达到预期训练效果。待查明原因，进行临床治疗后再进行训练

注意事项 — 灵活运用各种不同训练方法进行训练，以提高训练效果

行抗阻训练时，阻力应从小到大，在活动范围的起始和终末施加最小的阻力，中间最大；要有足够的阻力，但不要大到阻止患者完成活动

充分调动患者的积极性，因为肌力训练的效果与患者的主观努力程度关系密切。训练前应使患者了解训练的作用和意义，训练中经常给予语言鼓励并肯定其训练效果，以提高患者的信心和积极性

掌握肌力训练的适应证和禁忌证，心血管疾病患者、老年人、体弱者等高危人群应在治疗师指导下训练，注意密切观察患者反应，严防意外发生

第三节 耐 力 训 练

【目的】

提高机体氧化代谢能力。

【适应证】

不同程度的心血管疾病及心脏手术后心血管功能稳定者：陈旧性心肌梗死、隐性冠心病、心脏瓣膜移植术后等患者；各种代谢性疾病：糖尿病、单纯性肥胖症；慢性呼吸系统疾病及胸腔手术后恢复期患者；其他慢性疾病状态：慢性肾衰竭稳定期、慢性疼痛综合征、慢性疲劳综合征、长期体力活动

缺乏及长期卧床恢复期患者；中老年人的健身锻炼。

【禁忌证】

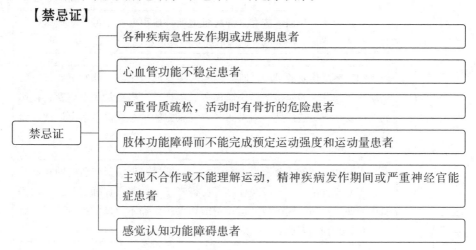

禁忌证
- 各种疾病急性发作期或进展期患者
- 心血管功能不稳定患者
- 严重骨质疏松，活动时有骨折的危险患者
- 肢体功能障碍而不能完成预定运动强度和运动量患者
- 主观不合作或不能理解运动，精神疾病发作期间或严重神经官能症患者
- 感觉认知功能障碍患者

【仪器设备】

有氧训练的仪器设备有活动平板、功率自行车等。

【操作程序】

1. 训练前评估　训练前，经症状限制性运动试验或低水平运动试验评估等，确定患者最大运动强度、靶心率运动强度（50%~85%最大运动强度）及总运动量，确保训练安全性。

2. 制订运动处方

（1）运动强度：运动处方的核心。表示方法有最大摄氧量（$Vo_{2,max}$）、靶心率（THR）、代谢当量（MET）、自感劳累分级（RPE）。

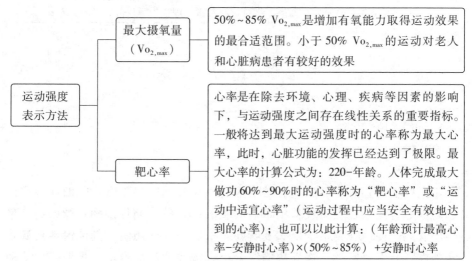

运动强度表示方法

最大摄氧量（$Vo_{2,max}$）	50%~85% $Vo_{2,max}$是增加有氧能力取得运动效果的最合适范围。小于50% $Vo_{2,max}$的运动对老人和心脏病患者有较好的效果
靶心率	心率是在除去环境、心理、疾病等因素的影响下，与运动强度之间存在线性关系的重要指标。一般将达到最大运动强度时的心率称为最大心率，此时，心脏功能的发挥已经达到了极限。最大心率的计算公式为：220-年龄。人体完成最大做功60%~90%时的心率称为"靶心率"或"运动中适宜心率"（运动过程中应当安全有效地达到的心率）；也可以以此计算：（年龄预计最高心率-安静时心率)×(50%~85%) +安静时心率

续流程

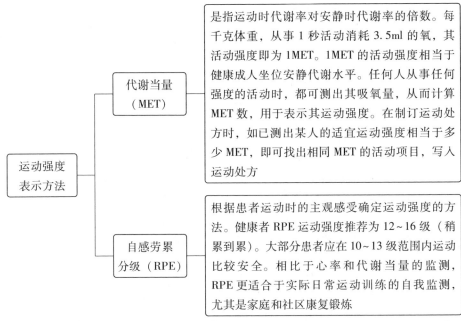

运动强度表示方法

代谢当量（MET）：是指运动时代谢率对安静时代谢率的倍数。每千克体重，从事 1 秒活动消耗 3.5ml 的氧，其活动强度即为 1MET。1MET 的活动强度相当于健康成人坐位安静代谢水平。任何人从事任何强度的活动时，都可测出其吸氧量，从而计算 MET 数，用于表示其运动强度。在制订运动处方时，如已测出某人的适宜运动强度相当于多少 MET，即可找出相同 MET 的活动项目，写入运动处方

自感劳累分级（RPE）：根据患者运动时的主观感受确定运动强度的方法。健康者 RPE 运动强度推荐为 12~16 级（稍累到累）。大部分患者应在 10~13 级范围内运动比较安全。相比于心率和代谢当量的监测，RPE 更适合于实际日常运动训练的自我监测，尤其是家庭和社区康复锻炼

（2）运动频率：指每周运动频度，即每周运动次数。在运动处方中，运动频率一般用每周锻炼的次数来表示。运动频率的确定取决于运动强度和每次运动的持续时间。一般观点认为，每周锻炼 3~4 次，即隔天锻炼一次的效果最好，但最低的运动频率不要少于每周 2 次。对于刚开始运动的人，可以从每周 1 次开始，然后根据自身体能提高的实际情况，渐渐调整到最佳状态。

（3）运动持续时间：即达到处方要求强度的持续运动时间的长短。一般情况下，每次运动持续时间以 15~60 分钟为宜，其中保持靶心率（上限）的锻炼时间为 15 分钟左右，其余时间都可以采用适当低于靶心率上限的强度进行。三种中等强度的运动和运动持续时间的组合模式均采用适当低于靶心率上限的强度进行。如果采用靶心率强度较大的运动，就要缩短运动持续时间，反之相反。三种中等强度的运动和运动持续时间的组合如下。

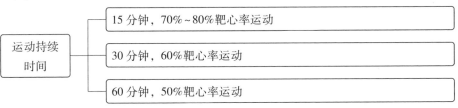

运动持续时间
- 15 分钟，70%~80%靶心率运动
- 30 分钟，60%靶心率运动
- 60 分钟，50%靶心率运动

（4）运动类型：步行和慢跑是最常用的训练方式，容易控制运动强度和运动量，简便易学，运动损伤较少，此外还有骑车（室内和室外）、游泳及有氧舞蹈等。

【注意事项】

```
            ┌─ 明确运动的禁忌证或不宜进行运动的特征：如功能障碍、病情不
            │  稳定的心力衰竭、急性心包炎、心肌炎、心内膜炎、严重心律失
            │  常、高血压等
            │
            ├─ 为避免运动强度过大，以下情况需判断合理的运动训练：不能完
            │  成运动；活动时因气喘而不能自由交谈；运动后无力或恶心；慢
            │  性持续性疲劳；运动当日失眠；运动后持续性关节酸痛；运动次
            │  日清晨安静心率突然出现明显变快或变慢，或感觉不适；情绪改
  注意事项 ─┤  变。如出现上述症状需调整运动量或中止训练
            │
            ├─ 注意循序渐进，持之以恒
            │
            ├─ 根据季节变换和环境不同来调整运动
            │
            ├─ 注意防止发生运动损伤，保证充分的准备和整理活动
            │
            └─ 饭前、饭后 1 小时内不要进行大强度运动。热水浴宜在运动后 30
               分钟进行
```

第四节　平　衡　训　练

【目的】

提高患者维持身体平衡能力。

【适应证】

中枢性瘫痪（如脑损伤或病变、脊髓损伤或病变）或其他神经疾患（如外周神经损伤或病变）所致感觉、运动功能受损或前庭器官病变引起的平衡功能障碍；下肢骨折、软组织损伤或手术后有平衡功能障碍的患者等。

【禁忌证】

严重认知损害不能理解训练目的和技能者；骨折、关节脱位未愈者；严

重疼痛或肌力、肌张力异常而不能维持特定级别平衡者。

【仪器设备】

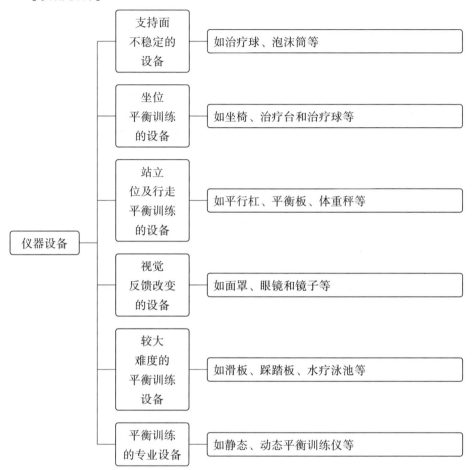

【操作程序】

在平衡练习前，应首先要求患者学会放松，减少紧张或恐惧心理。平衡练习中，必须保持头部于稳定的位置。平衡练习可分静态平衡和动态平衡练习。

1. 静态平衡练习　静态平衡主要依靠肌肉相互协调的等长收缩，用以维持身体的平衡。在静态平衡训练中先从比较稳定的体位开始，然后转至较不稳定体位，如前臂支撑俯卧位→倾跪位（前臂支撑跪位）→跪坐位→半跪位→坐位→站立位。站立位时也可先睁眼再闭眼进行。

2. 动态平衡练习

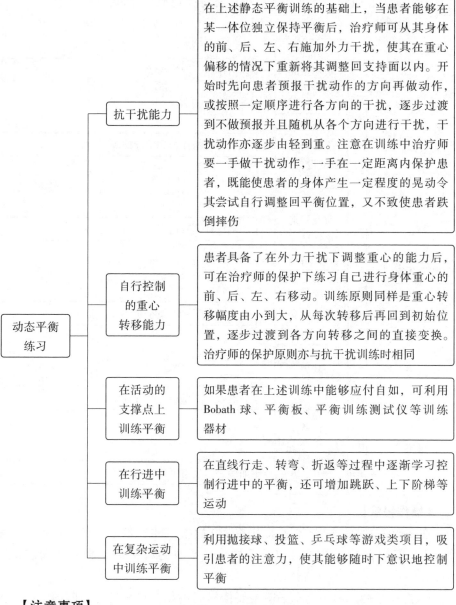

【注意事项】

注意事项 ── 训练时，要利用镜子让患者进行姿势矫正

患者姿势稍倾斜时，治疗师应用口令，如"向左""向右"等声音刺激来指导矫正

续流程

患者姿势向一侧倾斜时，治疗师不要立即扶他，应轻轻地向倾斜方向推他，以诱发姿势反射而使患者直立

训练坐位平衡时，偏瘫患者躯干不能直立，头会渐渐低垂、前屈，这时治疗师应推其两肩或使头部向下给予抵抗，诱导患者躯干伸展

当偏瘫患者进行坐位训练时，若患者易向后方或侧方倾斜而不能保持平衡，则可在患者患侧臀部下方垫上一个小枕

注意事项

截瘫患者进行坐位训练时，易倒向后方，应先进行腘绳肌等后侧肌群的牵伸训练。但是对于高位截瘫患者需要靠后侧肌群张力维持坐位平衡时，则不应过度降低腘绳肌及背侧肌群的张力

训练前、训练中及疗程结束后，要注意平衡功能评定，以了解问题所在，制订或修改训练方案

平衡功能训练不是孤立进行的，而要同时进行相应的肌力训练

第五节 协调训练

【目的】

提高随意运动的控制能力。

【适应证】

深部感觉障碍患者；小脑性、前庭迷路性和大脑性运动失调、震颤性麻痹患者；因不随意运动所致的一系列协调运动障碍患者。

【禁忌证】

严重认知损害不能理解训练目的和技能者；骨折、关节脱位未愈者；严重疼痛或肌力、肌张力异常者。

【仪器设备】

一般不需要特殊的仪器设备。

【操作程序】

1. 训练顺序

无论症状轻重，患者均应从卧位训练开始，待熟练后再在坐位、站立位、步行中进行训练

↓

从简单的单侧动作开始，逐步过渡到比较复杂的动作。最初几天的简单运动为上肢、下肢和头部单一轴心方向的运动，然后逐渐过渡到多轴心方向；复杂的动作包括双侧上肢（或下肢）同时动作、上下肢同时动作、上下肢交替动作、两侧肢体做互不相关的动作等

↓

可先做容易完成的大范围、快速的动作，熟练后再做小范围、缓慢动作的训练

↓

上肢和手的协调训练应从动作的正确性、反应速度快慢、动作节律性等方面进行；下肢协调训练主要进行下肢各方向的运动和各种正确的行走步态训练

↓

先睁眼进行训练，后闭眼进行训练

↓

两侧残疾程度轻重不等的残疾者，先从轻侧开始；两侧残疾程度相同者，原则上先从右侧开始

↓

每一动作重复 3~4 次

2. 上肢协调训练

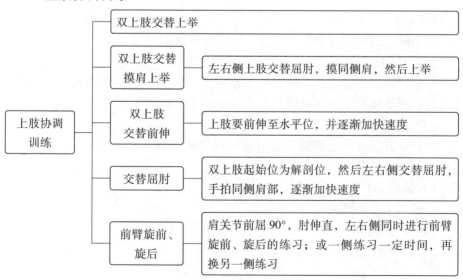

续流程

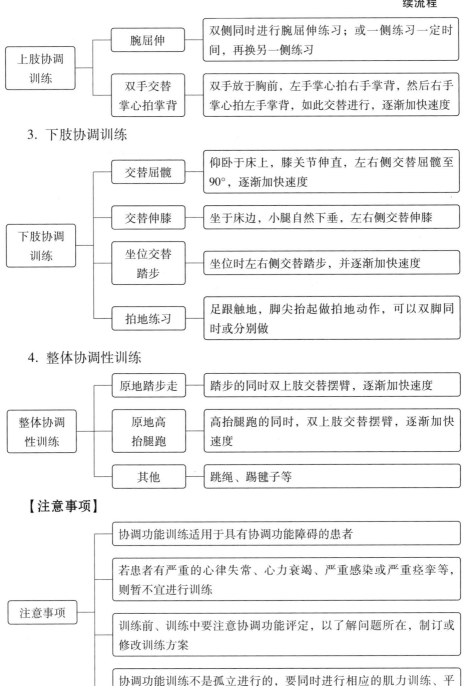

3. 下肢协调训练

4. 整体协调性训练

【注意事项】

第六节 步行训练

【目的】

恢复行走功能。

【适应证】

中枢神经系统损伤（如脑外伤或脑卒中引起的偏瘫、截瘫、小脑疾患、脑瘫等）影响行走功能的患者；骨骼运动系统的病变或损伤（如截肢后安装假肢、下肢关节置换术后等）影响行走功能的患者。

【禁忌证】

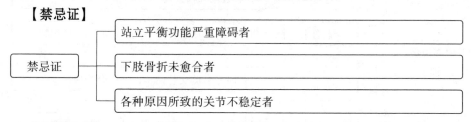

禁忌证
- 站立平衡功能严重障碍者
- 下肢骨折未愈合者
- 各种原因所致的关节不稳定者

【仪器设备】

起立床、平行杠、助行器、拐杖、轮椅等。

【操作程序】

1. 步行前的训练

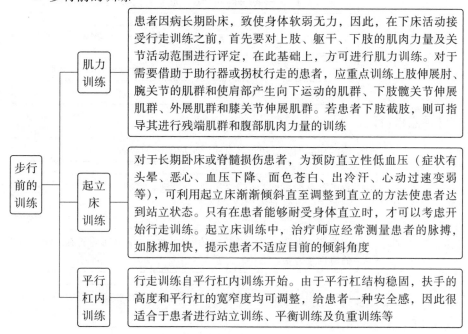

步行前的训练

肌力训练：患者因病长期卧床，致使身体软弱无力，因此，在下床活动接受行走训练之前，首先要对上肢、躯干、下肢的肌肉力量及关节活动范围进行评定，在此基础上，方可进行肌力训练。对于需要借助于助行器或拐杖行走的患者，应重点训练上肢伸展肘、腕关节的肌群和使肩部产生向下运动的肌群、下肢髋关节伸展肌群、外展肌群和膝关节伸展肌群。若患者下肢截肢，则可指导其进行残端肌群和腹部肌肉力量的训练

起立床训练：对于长期卧床或脊髓损伤患者，为预防直立性低血压（症状有头晕、恶心、血压下降、面色苍白、出冷汗、心动过速变弱等），可利用起立床渐渐倾斜直至调整到直立的方法使患者达到站立状态。只有在患者能够耐受身体直立时，才可以考虑开始行走训练。起立床训练中，治疗师应经常测量患者的脉搏，如脉搏加快，提示患者不适应目前的倾斜角度

平行杠内训练：行走训练自平行杠内训练开始。由于平行杠结构稳固，扶手的高度和平行杠的宽窄度均可调整，给患者一种安全感，因此很适合于患者进行站立训练、平衡训练及负重训练等

2. 步行训练

（1）使用助行器的步行训练：患者用双手分别握住助行器两侧的扶手，提起助行器使之向前移动 20~30cm 后，迈出健侧下肢，再移动患侧下肢跟进，如此反复前进。

（2）腋杖的步行训练

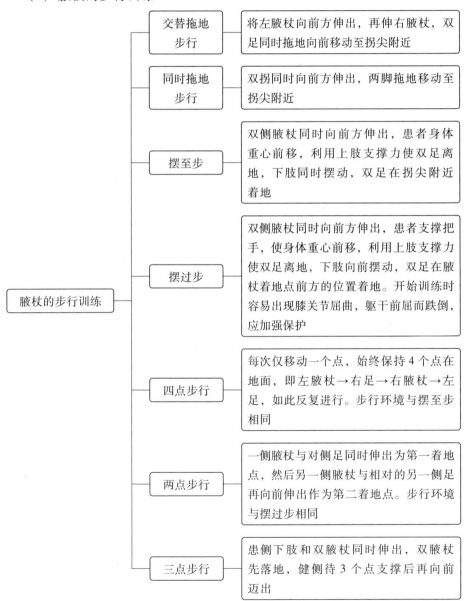

腋杖的步行训练	交替拖地步行	将左腋杖向前方伸出，再伸右腋杖，双足同时拖地向前移动至拐尖附近
	同时拖地步行	双拐同时向前方伸出，两脚拖地移动至拐尖附近
	摆至步	双侧腋杖同时向前方伸出，患者身体重心前移，利用上肢支撑力使双足离地，下肢同时摆动，双足在拐尖附近着地
	摆过步	双侧腋杖同时向前方伸出，患者支撑把手，使身体重心前移，利用上肢支撑力使双足离地，下肢向前摆动，双足在腋杖着地点前方的位置着地。开始训练时容易出现膝关节屈曲，躯干前屈而跌倒，应加强保护
	四点步行	每次仅移动一个点，始终保持 4 个点在地面，即左腋杖→右足→右腋杖→左足，如此反复进行。步行环境与摆至步相同
	两点步行	一侧腋杖与对侧足同时伸出为第一着地点，然后另一侧腋杖与相对的另一侧足再向前伸出作为第二着地点。步行环境与摆过步相同
	三点步行	患侧下肢和双腋杖同时伸出，双腋杖先落地，健侧待 3 个点支撑后再向前迈出

（3）手杖的步行训练

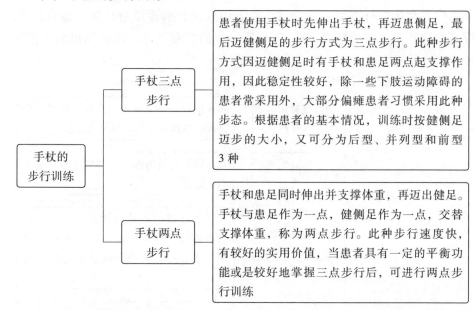

3. 驱动轮椅训练　轮椅对于步行功能丧失者来说是一种重要的代步工具，使他们借助轮椅仍然能够参加各种社会活动及娱乐活动，真正地走向社会。轮椅有依靠人力驱动的普通轮椅、依靠电力驱动的电动轮椅以及专为残疾运动员设计的竞技用轮椅。普通轮椅的使用训练主要包括平地前进驱动训练、方向转换和旋转训练、抬前轮训练。

【注意事项】

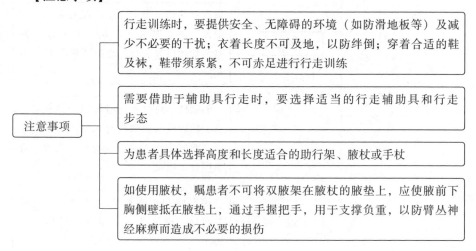

第七节 呼 吸 训 练

【目的】

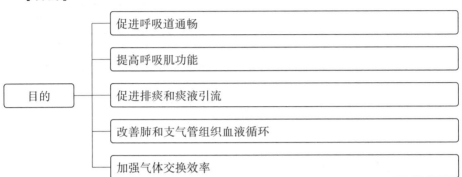

目的
- 促进呼吸道通畅
- 提高呼吸肌功能
- 促进排痰和痰液引流
- 改善肺和支气管组织血液循环
- 加强气体交换效率

【适应证】

慢性阻塞性肺疾病患者，主要为慢性支气管炎和肺气肿；慢性限制性肺疾病患者，包括胸膜炎后和胸部手术后；慢性肺实质疾病患者，包括肺结核、尘肺等；哮喘及其他慢性呼吸系统疾病伴呼吸功能障碍患者。

【禁忌证】

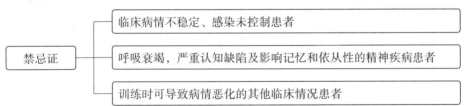

禁忌证
- 临床病情不稳定、感染未控制患者
- 呼吸衰竭，严重认知缺陷及影响记忆和依从性的精神疾病患者
- 训练时可导致病情恶化的其他临床情况患者

【仪器设备】

一般不需要仪器设备。

【操作程序】

1. 体位 基本原则是选用放松、舒适的体位，例如卧位、半卧位、前倚靠坐位等。取合适体位的目的包括放松呼吸相关的肌肉、稳定情绪、放松肩带肌群、减少上胸部活动、有利于膈移动等。需加强患侧的胸式呼吸时可采取患侧在上的侧卧位；对体力较好者可采用前倾站位。

2. 操作方法

（1）腹式呼吸训练：指以膈肌呼吸为主的方法，以改善异常呼吸模式，多用于慢性支气管炎、肺气肿或阻塞性肺疾病患者。

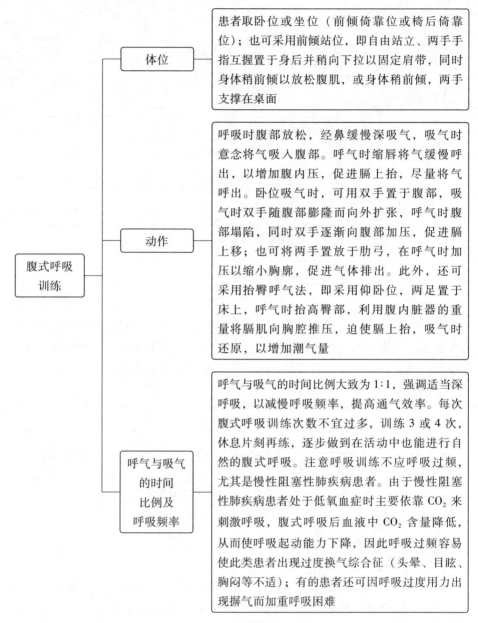

（2）抗阻呼气训练：指在呼气时施加阻力的训练方法，用于慢支肺气肿或阻塞性肺疾病的患者，以适当增加气道阻力，减轻或防止病变部位支气管在呼气时过早塌陷，从而改善呼气过程，减少肺内残气量。具体可以采用缩唇呼气（吹笛样呼气）、吹瓶呼气和发音呼气等方法。

（3）局部呼吸训练：指在胸廓局部加压的呼吸方法。治疗师或患者把手放于需加压的部位，在吸气时施加压力。用于增加胸廓局部的呼吸能力。

（4）排痰训练

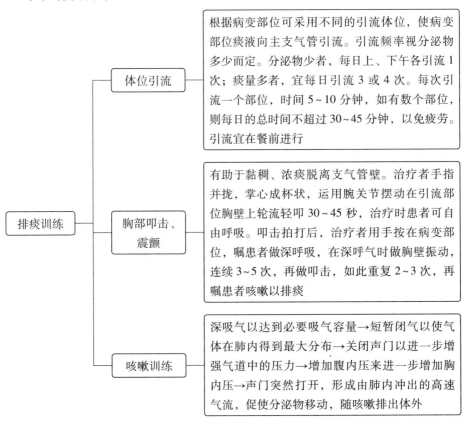

排痰训练	体位引流	根据病变部位可采用不同的引流体位，使病变部位痰液向主支气管引流。引流频率视分泌物多少而定。分泌物少者，每日上、下午各引流1次；痰量多者，宜每日引流3或4次。每次引流一个部位，时间5～10分钟，如有数个部位，则每日的总时间不超过30～45分钟，以免疲劳。引流宜在餐前进行
	胸部叩击、震颤	有助于黏稠、浓痰脱离支气管壁。治疗者手指并拢，掌心成杯状，运用腕关节摆动在引流部位胸壁上轮流轻叩30～45秒，治疗时患者可自由呼吸。叩击拍打后，治疗者用手按在病变部位，嘱患者做深呼吸，在深呼气时做胸壁振动，连续3～5次，再做叩击，如此重复2～3次，再嘱患者咳嗽以排痰
	咳嗽训练	深吸气以达到必要吸气容量→短暂闭气以使气体在肺内得到最大分布→关闭声门以进一步增强气道中的压力→增加腹内压来进一步增加胸内压→声门突然打开，形成由肺内冲出的高速气流，促使分泌物移动，随咳嗽排出体外

（5）呼吸肌训练

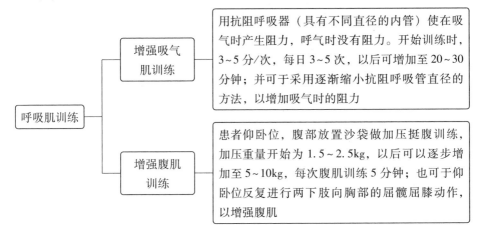

| 呼吸肌训练 | 增强吸气肌训练 | 用抗阻呼吸器（具有不同直径的内管）使在吸气时产生阻力，呼气时没有阻力。开始训练时，3～5分/次，每日3～5次，以后可增加至20～30分钟；并可于采用逐渐缩小抗阻呼吸管直径的方法，以增加吸气时的阻力 |
| | 增强腹肌训练 | 患者仰卧位，腹部放置沙袋做加压挺腹训练，加压重量开为1.5～2.5kg，以后可以逐步增加至5～10kg，每次腹肌训练5分钟；也可于仰卧位反复进行两下肢向胸部的屈髋屈膝动作，以增强腹肌 |

【注意事项】

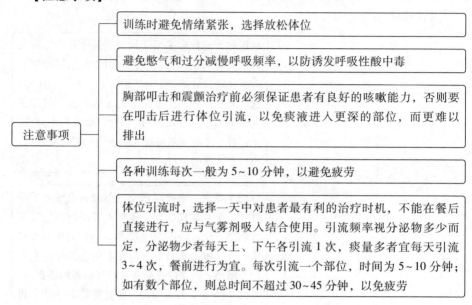

注意事项

- 训练时避免情绪紧张，选择放松体位
- 避免憋气和过分减慢呼吸频率，以防诱发呼吸性酸中毒
- 胸部叩击和震颤治疗前必须保证患者有良好的咳嗽能力，否则要在叩击后进行体位引流，以免痰液进入更深的部位，而更难以排出
- 各种训练每次一般为 5~10 分钟，以避免疲劳
- 体位引流时，选择一天中对患者最有利的治疗时机，不能在餐后直接进行，应与气雾剂吸入结合使用。引流频率视分泌物多少而定，分泌物少者每天上、下午各引流 1 次，痰量多者宜每天引流 3~4 次，餐前进行为宜。每次引流一个部位，时间为 5~10 分钟；如有数个部位，则总时间不超过 30~45 分钟，以免疲劳

第八节　放松训练

【目的】

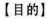

目的

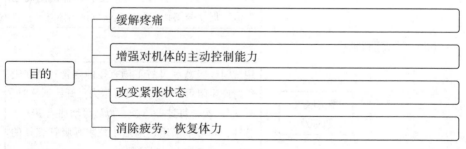

- 缓解疼痛
- 增强对机体的主动控制能力
- 改变紧张状态
- 消除疲劳，恢复体力

【适应证】

运动后肌肉疲劳，预防肌肉骨骼损伤，减轻运动后肌肉疼痛，缓解动作僵硬、非病理性肌肉紧张不协调等。

【禁忌证】

不配合训练者。

【仪器设备】

放松训练不需要仪器设备。

【操作程序】

1. 心理性治疗　是临床常用的一种肌肉放松疗法，常采用暗示、意志和想象的力量，有意识地使身体、心理处于平静状态，调节自主神经系统的功能，促使肌肉放松。这种练习能提高肌肉收缩和放松的协调性。

2. 牵拉放松方法　是在每次练习间歇期和运动训练后进行整理放松活动。静力牵张练习可有效地提高肌肉的放松能力。

（1）双人法

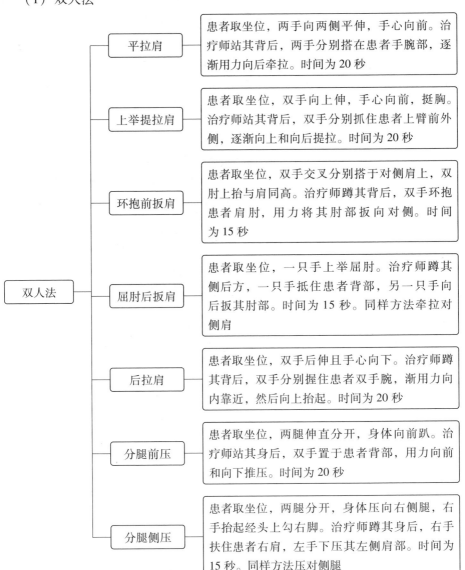

双人法	平拉肩	患者取坐位，两手向两侧平伸，手心向前。治疗师站其背后，两手分别搭在患者手腕部，逐渐用力向后牵拉。时间为20秒
	上举提拉肩	患者取坐位，双手向上伸，手心向前，挺胸。治疗师站其背后，双手分别抓住患者上臂前外侧，逐渐向上和向后提拉。时间为20秒
	环抱前扳肩	患者取坐位，双手交叉分别搭于对侧肩上，双肘上抬与肩同高。治疗师蹲其背后，双手环抱患者肩肘，用力将其肘部扳向对侧。时间为15秒
	屈肘后扳肩	患者取坐位，一只手上举屈肘。治疗师蹲其侧后方，一只手抵住患者背部，另一只手向后扳其肘部。时间为15秒。同样方法牵拉对侧肩
	后拉肩	患者取坐位，双手后伸且手心向下。治疗师蹲其背后，双手分别握住患者双手腕，渐用力向内靠近，然后向上抬起。时间为20秒
	分腿前压	患者取坐位，两腿伸直分开，身体向前趴。治疗师站其身后，双手置于患者背部，用力向前和向下推压。时间为20秒
	分腿侧压	患者取坐位，两腿分开，身体压向右侧腿，右手抬起经头上勾右脚。治疗师蹲其身后，右手扶住患者右肩，左手下压其左侧肩部。时间为15秒。同样方法压对侧腿

续流程

```
                    ┌─ 并腿前压 ─── 患者取坐位，双腿并拢前伸，双手扳住双脚尖。
                    │               治疗师站其身后，双手推压患者肩背部。时间
                    │               为 15 秒
                    │
                    ├─ 盘腿压腿 ─── 患者取坐位，双膝屈曲左右分开，双脚掌对齐
                    │               靠近身前。治疗师蹲其身后，双手分别按压患
                    │               者双膝部。时间为 20 秒
                    │
                    ├─ 仰卧扳腿 ─── 患者平仰卧，右腿直抬至 90°。治疗师站其身右
                    │               侧，用左膝部抵住患者右膝前部，右手抓住脚
                    │               踝，左手下扳脚尖，时间为 20 秒。同样方法牵
                    │               拉左侧腿
                    │
                    ├─ 俯卧拉腰 ─── 患者取俯卧位，双腿略分开，双小腿后屈。治
                    │               疗师站其两腿间，双手分别抓住患者双踝，向
                    │               上提拉。时间为 15 秒
    双人法 ─────────┤
                    ├─ 俯卧拉背 ─── 患者取俯卧位，双臂向前伸直。治疗师骑跨式
                    │               站立，双手分别握住患者双手，向上提起，使
                    │               其上身离开床面。时间为 20 秒
                    │
                    ├─ 俯卧压腿 ─── 患者俯卧，两小腿尽力后屈。治疗师站其腿后，
                    │               双手分别将其脚压向臀部。时间为 20 秒
                    │
                    ├─ 侧卧扳腿 ─── 患者取左侧卧位，左腿伸直，右腿屈膝伸髋。
                    │               治疗师站其身后，右手扳住患者右膝，左手握
                    │               住其右脚背，逐渐用力向后上方扳。时间为 15
                    │               秒。同样方法牵拉另一侧大腿
                    │
                    └─ 侧卧拉肩 ─── 患者取左侧卧位，双臂交叉上举过头。治疗师
                                    骑跨式站于患者头端，双手分别握住患者双手，
                                    交叉上提肩关节。时间为 20 秒。同样方法牵拉
                                    另一侧肩
```

（2）自我牵拉放松法

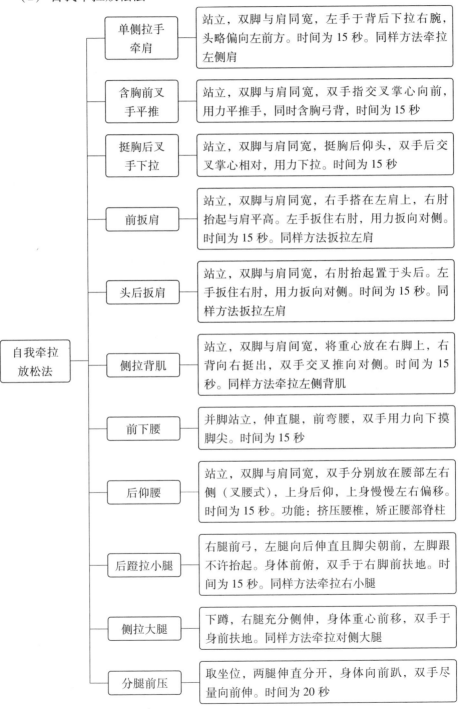

自我牵拉放松法	单侧拉手牵肩	站立，双脚与肩同宽，左手于背后下拉右腕，头略偏向左前方。时间为15秒。同样方法牵拉左侧肩
	含胸前叉手平推	站立，双脚与肩同宽，双手指交叉掌心向前，用力平推手，同时含胸弓背，时间为15秒
	挺胸后叉手下拉	站立，双脚与肩同宽，挺胸后仰头，双手后交叉掌心相对，用力下拉。时间为15秒
	前扳肩	站立，双脚与肩同宽，右手搭在左肩上，右肘抬起与肩平高。左手扳住右肘，用力扳向对侧。时间为15秒。同样方法扳拉左肩
	头后扳肩	站立，双脚与肩同宽，右肘抬起置于头后。左手扳住右肘，用力扳向对侧。时间为15秒。同样方法扳拉左肩
	侧拉背肌	站立，双脚与肩间宽，将重心放在右脚上，右背向右挺出，双手交叉推向对侧。时间为15秒。同样方法牵拉左侧背肌
	前下腰	并脚站立，伸直腿，前弯腰，双手用力向下摸脚尖。时间为15秒
	后仰腰	站立，双脚与肩同宽，双手分别放在腰部左右侧（叉腰式），上身后仰，上身慢慢左右偏移。时间为15秒。功能：挤压腰椎，矫正腰部脊柱
	后蹬拉小腿	右腿前弓，左腿向后伸直且脚尖朝前，左脚跟不许抬起。身体前俯，双手于右脚前扶地。时间为15秒。同样方法牵拉右小腿
	侧拉大腿	下蹲，右腿充分侧伸，身体重心前移，双手于身前扶地。同样方法牵拉对侧大腿
	分腿前压	取坐位，两腿伸直分开，身体向前趴，双手尽量向前伸。时间为20秒

续流程

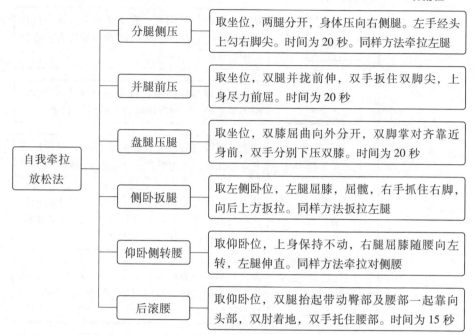

自我牵拉放松法

分腿侧压：取坐位，两腿分开，身体压向右侧腿。左手经头上勾右脚尖。时间为 20 秒。同样方法牵拉左腿

并腿前压：取坐位，双腿并拢前伸，双手扳住双脚尖，上身尽力前屈。时间为 20 秒

盘腿压腿：取坐位，双膝屈曲向外分开，双脚掌对齐靠近身前，双手分别下压双膝。时间为 20 秒

侧卧扳腿：取左侧卧位，左腿屈膝，屈髋，右手抓住右脚，向后上方扳拉。同样方法扳拉左腿

仰卧侧转腰：取仰卧位，上身保持不动，右腿屈膝随腰向左转，左腿伸直。同样方法牵拉对侧腰

后滚腰：取仰卧位，双腿抬起带动臀部及腰部一起靠向头部，双肘着地，双手托住腰部。时间为 15 秒

3. 渐进性松弛法　通过反复练习骨骼肌的收缩和松弛，提高肌肉的感觉，使肌肉进入更深的松弛状态之中，又称为 Jacobson 方法。这种方法是从一个肌群向另一个肌群，有意识地反复练习肌肉的紧张和松弛，使全身逐渐地进入松弛状态。

（1）提高肌肉紧张的感受阈

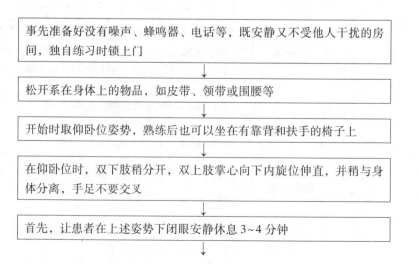

事先准备好没有噪声、蜂鸣器、电话等，既安静又不受他人干扰的房间，独自练习时锁上门

松开系在身体上的物品，如皮带、领带或围腰等

开始时取仰卧位姿势，熟练后也可以坐在有靠背和扶手的椅子上

在仰卧位时，双下肢稍分开，双上肢掌心向下内旋位伸直，并稍与身体分离，手足不要交叉

首先，让患者在上述姿势下闭眼安静休息 3~4 分钟

接着将腕关节保持在背屈位数分钟。前臂背侧肘关节会感受到一种模糊的、部位不明确的紧张感觉，即紧张感。注意这种感觉不要混同于由背屈从前臂特别是在腕关节屈侧被动性牵引造成的牵拉紧张感。若渐进性松弛法的姿势不能体会这种肌肉的紧张感，就不能做到以后的松弛。为了体会这一点，有时让患者反复多次进行腕关节的伸屈，但应避免这种反复操作

如果体会到紧张感后停止背屈，手掌就会自然下落（不是故意落下），紧张感就减弱下去。这种紧张感的消失也就是肌肉松弛

再次强烈背屈腕关节，然后反复进行松弛。重点应在松弛状态下放松30分钟

以后每日用1小时反复练习，但在第二天除反复复习前日腕关节伸肌松弛以外，还应做腕关节掌屈，体会屈肌的紧张，接着进行松弛，并加以练习

（2）全身肌肉的松弛：随后训练肘关节屈肌，接着训练伸肌。进一步扩展到左上肢、右下肢、左下肢、胸部、背部、颈部及面部。患者适应后，在一部分肌肉进行松弛时，已经受过训练的其他部分也同时松弛。更熟练者在工作时，不参与工作的肌肉也会变得松弛。依靠选择性肌肉松弛可以防止因持续存在的肌肉紧张而引起的继发性疼痛（例如紧张性头痛）。康复训练最好达到全身松弛的程度。

（3）确认已经松弛的肌肉：完全松弛的肌肉在被动运动时没有任何阻力。将上下肢抬起后松手就沉甸甸地下落，犹如抱完全丧失意识的人体时手足沉重的感觉。

4. 肌松弛体操

（1）仰卧位

将上肢放松，侧放在身体的两侧，轻握拳，握紧拳，再放松（一侧、交替、双侧）

在床上伸展上肢，用力下按，放松（一侧、交替、双侧）

将上肢放松，放在身体的两侧，手指伸展，一手紧张抬起，一手放松落下

抬起前臂，放松落下

↓

伸展上肢并抬起来，放松落下（一侧、交替、双侧）。上肢不要抬得太高，一旦抬得过高，下落时可引起肘关节防御性弯曲反跳（因肘关节无力）。这些练习可同样用于下肢

↓

抬起头，放下

↓

抬起上半身，放松，像躺下一样放下

（2）坐位

向上伸展上肢，放松落下（单侧、交替、双侧）

将腰挺起来（端坐），再如平常坐（放松，将背弓起坐位），使全身重力向下

↓

再将腰挺起来，伸展上肢，上举，进一步重新坐位，放松上肢，落下（单侧、交替、双侧）

↓

以上的两步骤与呼吸运动同期进行为好（全身重力向下，呼气，放松，端坐，伸展上肢，吸气）

↓

端坐，抬头，放松，全身重力向下，向前垂头（不向后垂）

↓

端坐，抬头，伸展上肢上举，放松，全身重力向下，向前垂头，放下上肢（单侧、交替、双侧）

↓

坐在椅子上并用手抓住椅子，伸展下肢，以足跟为轴，做足内旋、外旋

（3）立位

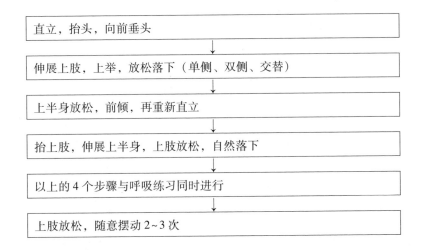

直立，抬头，向前垂头

伸展上肢，上举，放松落下（单侧、双侧、交替）

上半身放松，前倾，再重新直立

抬上肢，伸展上半身，上肢放松，自然落下

以上的 4 个步骤与呼吸练习同时进行

上肢放松，随意摆动 2~3 次

（4）步行位

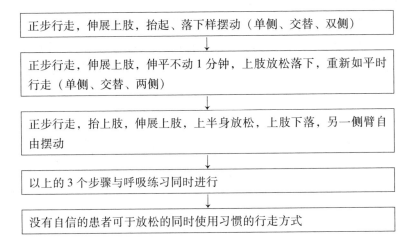

正步行走，伸展上肢，抬起、落下样摆动（单侧、交替、双侧）

正步行走，伸展上肢，伸平不动 1 分钟，上肢放松落下，重新如平时行走（单侧、交替、两侧）

正步行走，抬上肢，伸展上肢，上半身放松，上肢下落，另一侧臂自由摆动

以上的 3 个步骤与呼吸练习同时进行

没有自信的患者可于放松的同时使用习惯的行走方式

5. 通过医学、生物学手段提高肌肉放松能力　如进行水疗、按摩、针刺、肌电图生物反馈疗法等，均可有效地提高肌肉的放松能力。

第十三章

牵 引 疗 法

第一节　颈 椎 牵 引

【目的】

通过牵引带沿颈椎纵轴方向施加拉力从而产生一系列的生理效应，以改善颈椎的生理功能，消除病理改变，达到治疗颈椎疾病的目的。

【适应证】

各种类型的颈椎病患者，如颈椎关节功能紊乱，颈椎侧弯、后突畸形，颈部肌肉疼痛导致的痉挛、颈椎退行性疾病、颈椎椎间盘突（膨）出、颈脊神经根受刺激或压迫、椎间关节囊炎、颈椎失稳症和寰枢椎半脱位等。

【禁忌证】

颈椎及邻近组织的肿瘤、结核或血管损害性疾病、骨髓炎或椎间盘炎、颈段风湿性关节炎、严重的颈椎失稳或椎体骨折、脊髓压迫症、突出的椎间盘破碎、急性损伤或炎症在首次治疗后症状加重、严重的骨质疏松、颈椎病术后、未控制的高血压及严重的心血管疾病、颈椎结构完整性受损害时、出血性疾病、动脉瘤、重要器官功能不全患者以及妇女月经期、孕妇等。

【仪器设备】

机械牵引需要颈椎牵引器（牵引椅、牵引带等）；徒手牵引不需要仪器设备。

【操作程序】

1. 处方

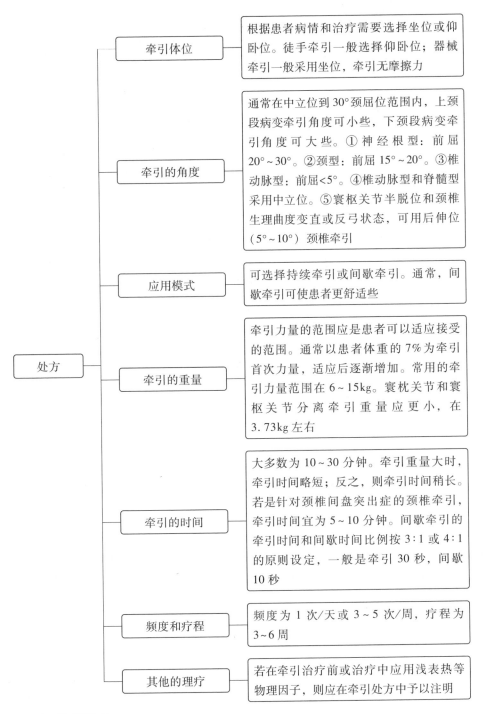

处方	牵引体位	根据患者病情和治疗需要选择坐位或仰卧位。徒手牵引一般选择仰卧位；器械牵引一般采用坐位，牵引无摩擦力
	牵引的角度	通常在中立位到30°颈屈位范围内，上颈段病变牵引角度可小些，下颈段病变牵引角度可大些。①神经根型：前屈20°~30°。②颈型：前屈15°~20°。③椎动脉型：前屈<5°。④椎动脉型和脊髓型采用中立位。⑤寰枢关节半脱位和颈椎生理曲度变直或反弓状态，可用后伸位（5°~10°）颈椎牵引
	应用模式	可选择持续牵引或间歇牵引。通常，间歇牵引可使患者更舒适些
	牵引的重量	牵引力量的范围应是患者可以适应接受的范围。通常以患者体重的7%为牵引首次力量，适应后逐渐增加。常用的牵引力量范围在6~15kg。寰枕关节和寰枢关节分离牵引重量应更小，在3.73kg左右
	牵引的时间	大多数为10~30分钟。牵引重量大时，牵引时间略短；反之，则牵引时间稍长。若是针对颈椎间盘突出症的颈椎牵引，牵引时间宜为5~10分钟。间歇牵引的牵引时间和间歇时间比例按3∶1或4∶1的原则设定，一般是牵引30秒，间歇10秒
	频度和疗程	频度为1次/天或3~5次/周，疗程为3~6周
	其他的理疗	若在牵引治疗前或治疗中应用浅表热等物理因子，则应在牵引处方中予以注明

2. 治疗操作

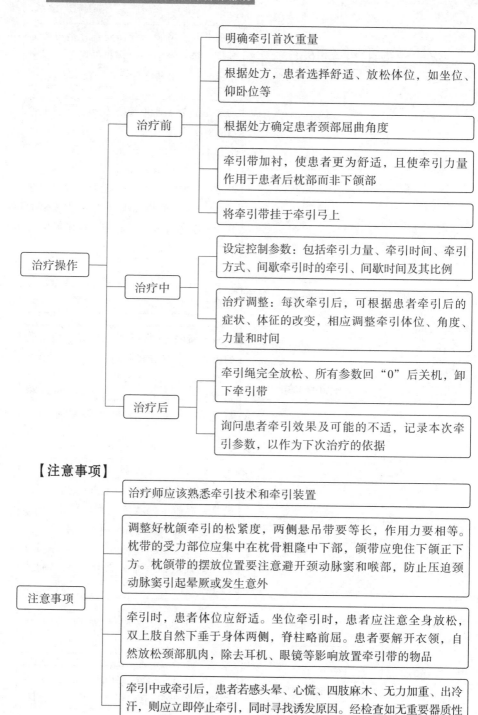

治疗操作
├─ 治疗前
│ ├─ 明确牵引首次重量
│ ├─ 根据处方，患者选择舒适、放松体位，如坐位、仰卧位等
│ ├─ 根据处方确定患者颈部屈曲角度
│ ├─ 牵引带加衬，使患者更为舒适，且使牵引力量作用于患者后枕部而非下颌部
│ └─ 将牵引带挂于牵引弓上
├─ 治疗中
│ ├─ 设定控制参数：包括牵引力量、牵引时间、牵引方式、间歇牵引时的牵引、间歇时间及其比例
│ └─ 治疗调整：每次牵引后，可根据患者牵引后的症状、体征的改变，相应调整牵引体位、角度、力量和时间
└─ 治疗后
   ├─ 牵引绳完全放松、所有参数回"0"后关机，卸下牵引带
   └─ 询问患者牵引效果及可能的不适，记录本次牵引参数，以作为下次治疗的依据

【注意事项】

注意事项
├─ 治疗师应该熟悉牵引技术和牵引装置
├─ 调整好枕颌牵引的松紧度，两侧悬吊带要等长，作用力要相等。枕带的受力部位应集中在枕骨粗隆中下部，颌带应兜住下颌正下方。枕颌带的摆放位置要注意避开颈动脉窦和喉部，防止压迫颈动脉窦引起晕厥或发生意外
├─ 牵引时，患者体位应舒适。坐位牵引时，患者应注意全身放松，双上肢自然下垂于身体两侧，脊柱略前屈。患者要解开衣领，自然放松颈部肌肉，除去耳机、眼镜等影响放置牵引带的物品
└─ 牵引中或牵引后，患者若感头晕、心慌、四肢麻木、无力加重、出冷汗，则应立即停止牵引，同时寻找诱发原因。经检查如无重要器质性疾病，次日可在严密观察下调整牵引角度和重量后试行短时间牵引

续流程

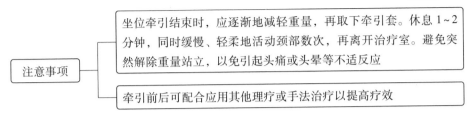

注意事项
- 坐位牵引结束时，应逐渐地减轻重量，再取下牵引套。休息 1~2 分钟，同时缓慢、轻柔地活动颈部数次，再离开治疗室。避免突然解除重量站立，以免引起头痛或头晕等不适反应
- 牵引前后可配合应用其他理疗或手法治疗以提高疗效

第二节　腰椎牵引

【目的】
缓解神经根性疼痛。

【适应证】
腰椎间盘突出症，尤为造成脊神经损害者；腰椎退行性椎间盘疾患；腰椎关节功能障碍或退行性骨关节炎、腰椎肌肉痉挛或紧张、腰椎小关节紊乱、腰椎管狭窄症、腰椎滑脱、早期强直性脊柱炎、腰肌劳损。

【禁忌证】
上腰段脊髓受压、腰椎感染、恶性肿瘤、风湿性关节炎、急性拉伤扭伤、腹疝、裂孔疝、动脉瘤、严重痔疮、严重骨质疏松、急性消化性溃疡、心血管疾病（尤其是未控制的高血压）、严重的呼吸系统疾病、心肺功能障碍、孕妇、腰椎结核、脊髓疾病、椎板骨折、出血倾向。

【仪器设备】
电动牵引装置或机械牵引装置。

【操作程序】
1. 腰椎机械牵引疗法

（1）治疗前

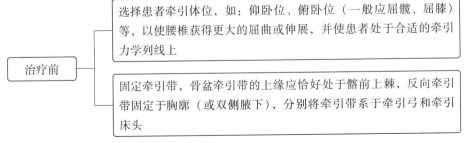

治疗前
- 选择患者牵引体位，如：仰卧位、俯卧位（一般应屈髋、屈膝）等，以使腰椎获得更大的屈曲或伸展，并使患者处于合适的牵引力学列线上
- 固定牵引带，骨盆牵引带的上缘应恰好处于髂前上棘，反向牵引带固定于胸廓（或双侧腋下），分别将牵引带系于牵引弓和牵引床头

（2）治疗过程中

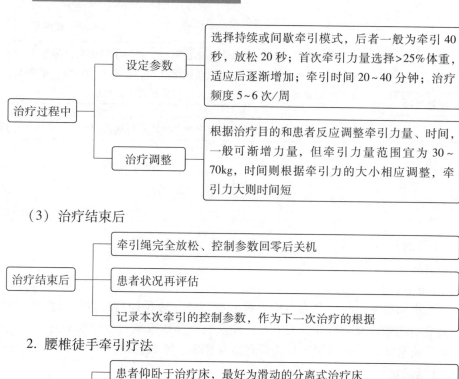

设定参数：选择持续或间歇牵引模式，后者一般为牵引40秒，放松20秒；首次牵引力量选择>25%体重，适应后逐渐增加；牵引时间20~40分钟；治疗频度5~6次/周

治疗过程中

治疗调整：根据治疗目的和患者反应调整牵引力量、时间，一般可渐增力量，但牵引力量范围宜为30~70kg，时间则根据牵引力的大小相应调整，牵引力大则时间短

（3）治疗结束后

治疗结束后
- 牵引绳完全放松、控制参数回零后关机
- 患者状况再评估
- 记录本次牵引的控制参数，作为下一次治疗的根据

2. 腰椎徒手牵引疗法

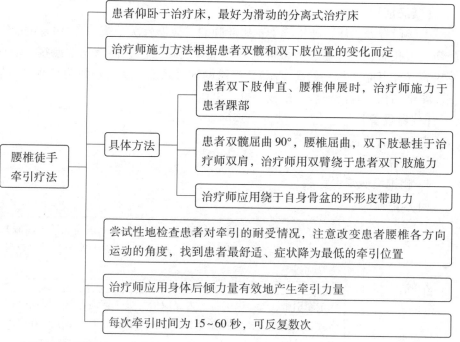

腰椎徒手牵引疗法
- 患者仰卧于治疗床，最好为滑动的分离式治疗床
- 治疗师施力方法根据患者双髋和双下肢位置的变化而定
- 具体方法
  - 患者双下肢伸直、腰椎伸展时，治疗师施力于患者踝部
  - 患者双髋屈曲90°，腰椎屈曲，双下肢悬挂于治疗师双肩，治疗师用双臂绕于患者双下肢施力
  - 治疗师应用绕于自身骨盆的环形皮带助力
- 尝试性地检查患者对牵引的耐受情况，注意改变患者腰椎各方向运动的角度，找到患者最舒适、症状降为最低的牵引位置
- 治疗师应用身体后倾力量有效地产生牵引力量
- 每次牵引时间为15~60秒，可反复数次

【注意事项】

1. 腰椎机械牵引疗法

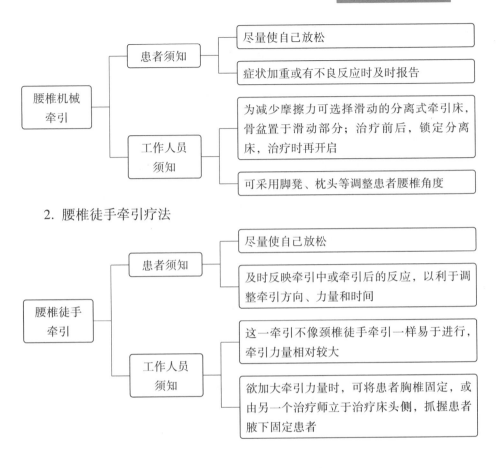

2. 腰椎徒手牵引疗法

第三节 四肢关节、功能关节牵引

【目的】

牵伸关节或增大关节生理运动范围。

【适应证】

四肢骨折、脱位后关节功能障碍，软组织损伤性骨化（骨化性肌炎），关节附近烧伤后瘢痕粘连；肌肉韧带外伤手术后软组织挛缩，颈椎间盘膨出、突出，颈椎病（神经根型、椎动脉型、颈型），颈椎小关节滑膜嵌顿，颈椎退行性骨关节炎，颈椎侧弯后突畸形，颈肌痉挛。

【禁忌证】

新近骨折后、关节内及周围的炎症或感染、骨性关节强直、关节运动或肌肉拉长时疼痛剧烈、有血肿或其他组织损伤征兆时、颈椎结核、肿瘤、严重骨质疏松、长期服用激素者、椎动脉硬化畸形、心肌梗死、脑动脉硬化、严重颈椎失稳或椎体骨折、脊髓压迫症、脊髓炎症。

【仪器设备】

电动牵引装置、机械牵引装置及牵引必备品。

【操作程序】

1. 治疗前准备

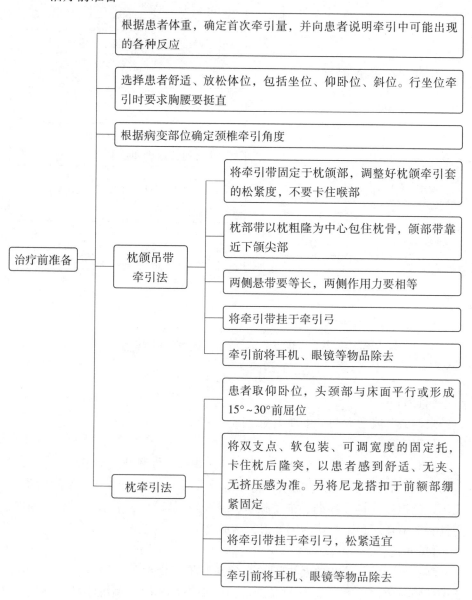

2. 治疗过程中

治疗过程中 ── 按下电源开关，设定控制参数。选择持续牵引或间歇牵引方式

治疗中对患者情况密切观察，如有头痛、头胀等反应可减小牵引力量，缩短牵引时间

根据患者牵引后的症状、体征改变，相应调整牵引体位、角度、力量和时间

3. 治疗结束

治疗结束 ── 牵引完全放松，所有参数回零后关机，卸下牵引带、架

询问患者牵引效果，有无不适；记录本次牵引参数作为下次治疗依据

【注意事项】

注意事项 ── 牵引前详细阅读牵引设备操作手册，了解设备性能、特点及注意事项。根据患者个体情况设定牵引参数。牵引前先采取局部热疗或热敷，使挛缩关节周围的软组织放松，提高牵引效果。受牵引局部需要暴露，衣着应舒适、宽松，以免限制肢体的牵引

牵引中患者应尽量放松，避免和牵引力对抗。牵引力不能使关节超过其正常的关节活动度，避免用较大的力量牵引长期制动的肌肉和结缔组织。活动的关节要加以固定保护，对存在骨质疏松的患者操作要小心。牵引时受力部位应有衬垫保护，以免出现压疮。避免牵引水肿组织和过度牵引无力的肌肉

牵引时患者有不适主诉，立即检查调整，查找原因

牵引治疗后要询问、观察治疗后的反应，如出现疼痛、肿胀加重，特别是关节周围温度增高要及时减轻牵引重量，预防过度牵引而导致骨化性肌炎的发生。关节功能牵引亦可作为关节主动运动、被动运动等功能训练的准备。当挛缩或缩短的软组织代替正常结构对关节起稳定作用时，或当挛缩或缩短的软组织有加强关节功能作用时（尤其是瘫痪或严重肌无力患者），关节牵引必须慎重

不能耐受者改理疗法

第十四章

神经生理学疗法

第一节　Bobath 疗法

【目的】

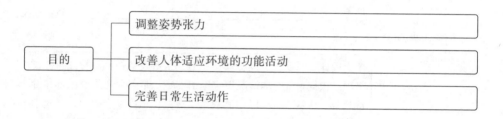

目的 ── 调整姿势张力

改善人体适应环境的功能活动

完善日常生活动作

【适应证】

中枢神经系统损伤引起的姿势张力异常、运动功能障碍，如儿童脑瘫、成人偏瘫等。

【禁忌证】

非中枢神经系统损伤引起的运动障碍者。

【仪器设备】

不需要特殊的设备。

【操作程序】

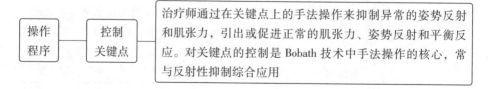

操作程序 ── 控制关键点 ── 治疗师通过在关键点上的手法操作来抑制异常的姿势反射和肌张力，引出或促进正常的肌张力、姿势反射和平衡反应。对关键点的控制是 Bobath 技术中手法操作的核心，常与反射性抑制综合应用

续流程

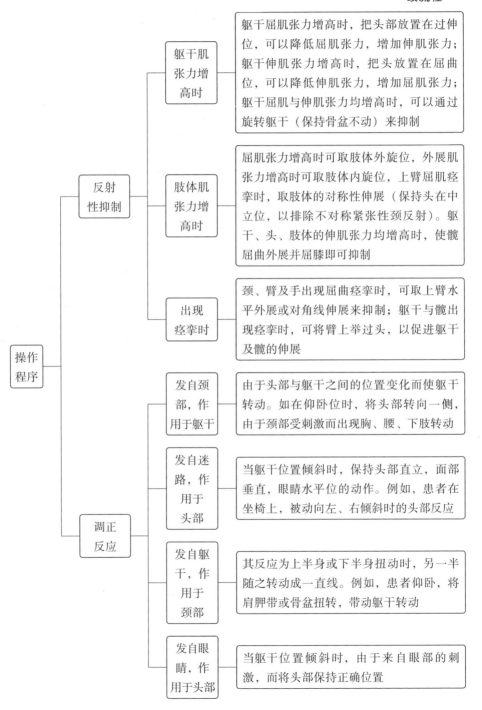

| | | 躯干屈肌张力增高时，把头部放置在过伸位，可以降低屈肌张力，增加伸肌张力；躯干伸肌张力增高时，把头放置在屈曲位，可以降低伸肌张力，增加屈肌张力；躯干屈肌与伸肌张力均增高时，可以通过旋转躯干（保持骨盆不动）来抑制 |

操作程序 —— 反射性抑制

- 躯干肌张力增高时：躯干屈肌张力增高时，把头部放置在过伸位，可以降低屈肌张力，增加伸肌张力；躯干伸肌张力增高时，把头放置在屈曲位，可以降低伸肌张力，增加屈肌张力；躯干屈肌与伸肌张力均增高时，可以通过旋转躯干（保持骨盆不动）来抑制
- 肢体肌张力增高时：屈肌张力增高时可取肢体外旋位，外展肌张力增高时可取肢体内旋位，上臂屈肌痉挛时，取肢体的对称性伸展（保持头在中立位，以排除不对称紧张性颈反射）。躯干、头、肢体的伸肌张力均增高时，使髋屈曲外展并屈膝即可抑制
- 出现痉挛时：颈、臂及手出现屈曲痉挛时，可取上臂水平外展或对角线伸展来抑制；躯干与髋出现痉挛时，可将臂上举过头，以促进躯干及髋的伸展

操作程序 —— 调正反应

- 发自颈部，作用于躯干：由于头部与躯干之间的位置变化而使躯干转动。如在仰卧位时，将头部转向一侧，由于颈部受刺激而出现胸、腰、下肢转动
- 发自迷路，作用于头部：当躯干位置倾斜时，保持头部直立，面部垂直，眼睛水平位的动作。例如，患者在坐椅上，被动向左、右倾斜时的头部反应
- 发自躯干，作用于颈部：其反应为上半身或下半身扭动时，另一半随之转动成一直线。例如，患者仰卧，将肩胛带或骨盆扭转，带动躯干转动
- 发自眼睛，作用于头部：当躯干位置倾斜时，由于来自眼部的刺激，而将头部保持正确位置

续流程

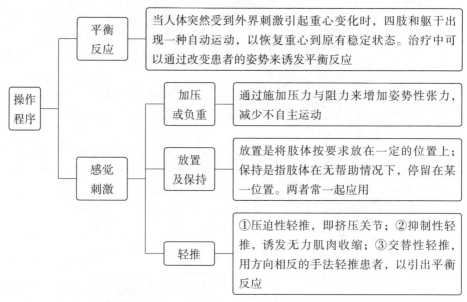

【注意事项】

注意事项

为了患者能更容易地活动，促通中改变其关键点（KP）位置使治疗师的帮助变少，逐渐离开 KP，由此诱导患者自身更主动地运动。重视调整姿势运动过程，注意支撑面与身体中心部关键点（CKP）、近端部关键点（PKP）、远端部关键点（DKP）的关系，确认动作中关键点之间排列合适

练习如四肢相对于躯干的运动及躯干相对于四肢的运动等有同样部位同样肌群的作用或类似但有多样性的组合模式。患者在更容易活动的过程中再认识运动的感知觉

治疗师应注意患者对刺激即输入信息是否确切出现预计的反应。如对弛缓性瘫痪侧手内在肌施加刺激时不用一定的张力，则肌群及其上皮肤难以感受压力刺激。这样的肌肉及皮肤张力通过松动才能改善已缩短的肌肉及皮肤的黏弹性。同时为了提高瘫痪侧手指运动，输入不稳定且不宜适应的强压刺激、引起大脑皮质调整的手指牵张刺激及摩擦的触觉，以激活手指的运动

第二节　Rood 疗法

【目的】
诱发有目的的运动反应。

【适应证】
用于成人偏瘫、小儿脑瘫及其他有运动障碍的脑损伤患者的康复治疗。

【禁忌证】
非神经系统疾患。

【仪器设备】

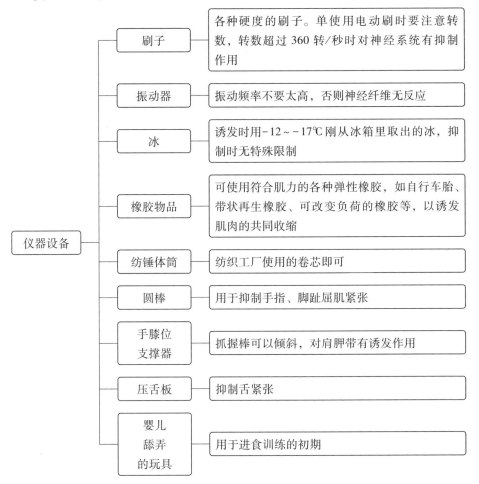

仪器设备	刷子	各种硬度的刷子。单使用电动刷时要注意转数，转数超过 360 转/秒时对神经系统有抑制作用
	振动器	振动频率不要太高，否则神经纤维无反应
	冰	诱发时用−12～−17℃ 刚从冰箱里取出的冰，抑制时无特殊限制
	橡胶物品	可使用符合肌力的各种弹性橡胶，如自行车胎、带状再生橡胶、可改变负荷的橡胶等，以诱发肌肉的共同收缩
	纺锤体筒	纺织工厂使用的卷芯即可
	圆棒	用于抑制手指、脚趾屈肌紧张
	手膝位支撑器	抓握棒可以倾斜，对肩胛带有诱发作用
	压舌板	抑制舌紧张
	婴儿舔弄的玩具	用于进食训练的初期

续流程

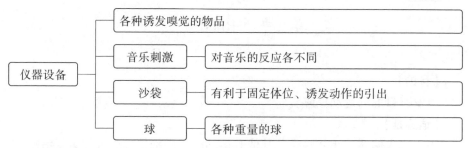

【操作程序】

1. 触觉刺激

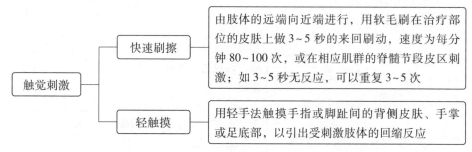

2. 温度刺激　将冰放在局部 3~5 秒，然后擦干，可以引起与快速刷擦相同的效应。由于冰可引起交感神经的保护性反应（血管收缩），因此应避免在背部脊神经后支分布区刺激。

3. 牵拉肌肉

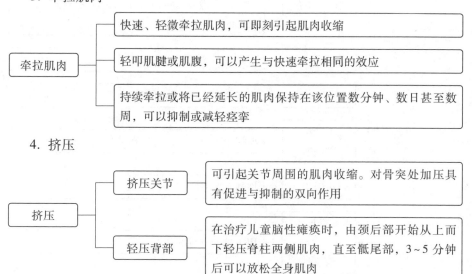

4. 挤压

续流程

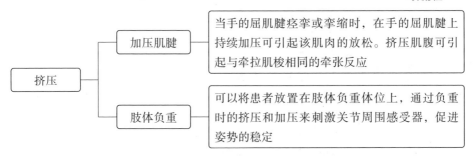

5. 特殊感觉刺激 听觉和视觉刺激可用来促进或抑制中枢神经系统；节奏明快的音乐具有促进作用，节奏舒缓的音乐具有抑制作用；治疗者说话的音调和语气可以影响患者的行为；光线明亮、色彩鲜艳的环境可以产生促进效应。

6. 吞咽和发音障碍 在局部采取比较强的刺激，如轻刷上嘴唇、面部和咽喉部；用冰刺激嘴唇和面部，用冰擦下颌部；抗阻吸吮。

【注意事项】

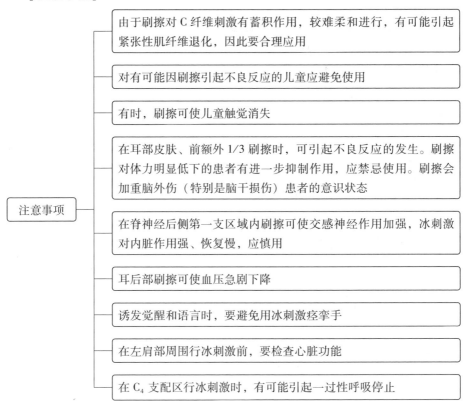

续流程

	持续头低位可抑制心肺功能
注意事项	感觉的应用：新生儿感觉的发育，首先是触觉和味觉的发育，接着是视觉、听觉，最后为嗅觉的发育。新生儿口周围感受性很强，需要进行感觉诱发训练时，该部位是最初训练的部位。由于嗅觉的发展需要在出生 6 个月以后完成，所以嗅觉的诱发需放在最后。成人的训练顺序首先是视觉和听觉，其次是触觉、味觉、嗅觉。对帕金森病患者，可利用嗅觉刺激激活全身运动

第三节　Brunnstrom 疗法

【目的】

让患者能自己进行独立运动。

【适应证】

中枢神经系统疾患，包括儿童脑瘫、成人偏瘫及其他中枢神经系统疾病导致的运动控制障碍的患者。

【禁忌证】

非中枢神经系统的疾患。

【仪器设备】

不需要特别的设备。

【操作程序】

1. 基本技术与方法

（1）Brunnstrom Ⅰ～Ⅱ期

	治疗目的：通过健侧肢体的抗阻运动，诱导出患侧肢体的联合反应或共同运动
Brunnstrom Ⅰ～Ⅱ期	对健肢远端施加阻力，进行各个方向的活动，诱发患者肢体的运动
	对患肢近端牵拉引起屈曲反应，牵拉前臂肌群引起伸肌的共同运动
	应用视觉和本体刺激诱发患肢的运动

（2）Brunnstrom Ⅲ期

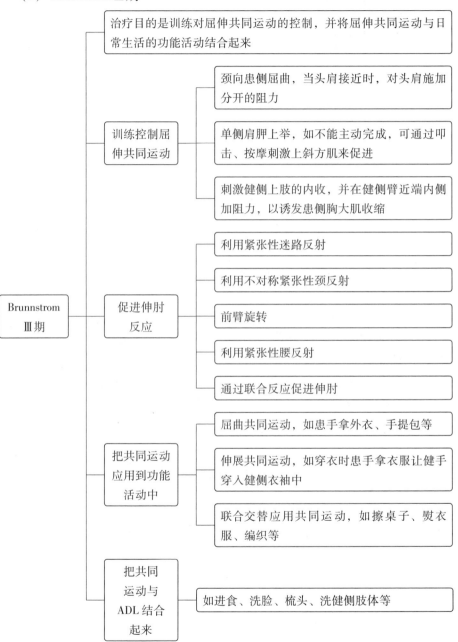

治疗目的是训练对屈伸共同运动的控制，并将屈伸共同运动与日常生活的功能活动结合起来

训练控制屈伸共同运动
- 颈向患侧屈曲，当头肩接近时，对头肩施加分开的阻力
- 单侧肩胛上举，如不能主动完成，可通过叩击、按摩刺激上斜方肌来促进
- 刺激健侧上肢的内收，并在健侧臂近端内侧加阻力，以诱发患侧胸大肌收缩

Brunnstrom Ⅲ期

促进伸肘反应
- 利用紧张性迷路反射
- 利用不对称紧张性颈反射
- 前臂旋转
- 利用紧张性腰反射
- 通过联合反应促进伸肘

把共同运动应用到功能活动中
- 屈曲共同运动，如患手拿外衣、手提包等
- 伸展共同运动，如穿衣时患手拿衣服让健手穿入健侧衣袖中
- 联合交替应用共同运动，如擦桌子、熨衣服、编织等

把共同运动与ADL结合起来
- 如进食、洗脸、梳头、洗健侧肢体等

（3）Brunnstrom Ⅳ期

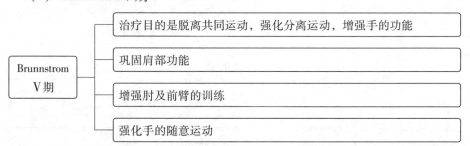

Brunnstrom Ⅳ期	治疗目的是促进上肢共同运动的随意运动成分
	训练患手放到后腰部
	训练肩前屈 90°
	训练屈肘 90°时前臂旋前或旋后
	训练手的功能活动，伸、屈、抓握及其放松

（4）Brunnstrom Ⅴ期

Brunnstrom Ⅴ期	治疗目的是脱离共同运动，强化分离运动，增强手的功能
	巩固肩部功能
	增强肘及前臂的训练
	强化手的随意运动

（5）Brunnstrom Ⅵ期：治疗目的是恢复肢体的独立运动。方法：在这一阶段可以按正常的运动模式进行各种日常生活活动练习，加强上肢的协调性、灵活性及耐力的训练，并可运用多种器具训练手的精细活动。

2. 常用反射及模式

（1）紧张性反射

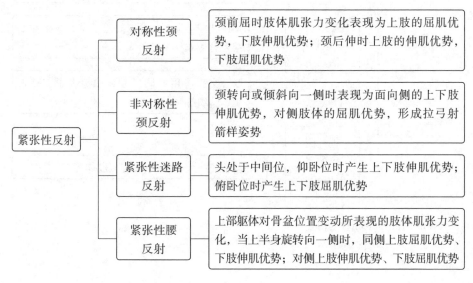

紧张性反射	对称性颈反射	颈前屈时肢体肌张力变化表现为上肢的屈肌优势，下肢伸肌优势；颈后伸时上肢的伸肌优势，下肢屈肌优势
	非对称性颈反射	颈转向或倾斜向一侧时表现为面向侧的上下肢伸肌优势，对侧肢体的屈肌优势，形成拉弓射箭样姿势
	紧张性迷路反射	头处于中间位，仰卧位时产生上下肢伸肌优势；俯卧位时产生上下肢屈肌优势
	紧张性腰反射	上部躯体对骨盆位置变动所表现的肢体肌张力变化，当上半身旋转向一侧时，同侧上肢屈肌优势、下肢伸肌优势；对侧上肢伸肌优势、下肢屈肌优势

（2）联合反射：患肢无随意运动，健侧上肢抗阻屈曲或伸展，可引起患侧上肢屈肌或伸肌的协同运动；健侧下肢抗阻屈曲或伸展可引起患侧下肢的相似运动。患侧上肢用力屈曲或伸展亦可引起同侧下肢出现相同动作。

（3）协同运动：是由人们的主动意志所引起的肢体运动，但只能按一定模式进行。

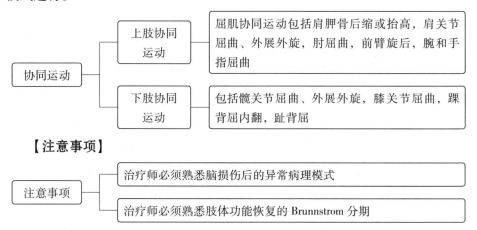

【注意事项】

注意事项 ─┬─ 治疗师必须熟悉脑损伤后的异常病理模式

　　　　　└─ 治疗师必须熟悉肢体功能恢复的 Brunnstrom 分期

第四节　PNF 疗法

【目的】

促进神经肌肉的反应，获得有效的运动功能。

【适应证】

瘫痪、尤为脑性瘫痪，骨科损伤性疾病，运动创伤，周围神经损伤和关节炎所致的功能障碍。

【禁忌证】

除某些技术有一定禁忌证外，一般无特殊禁忌。

【仪器设备】

不需要专门的仪器设备。

【操作程序】

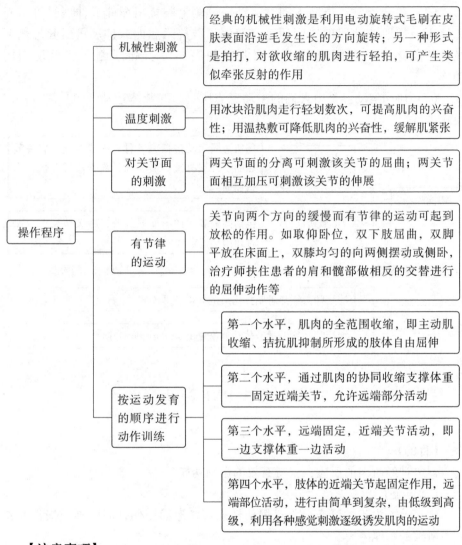

机械性刺激 —— 经典的机械性刺激是利用电动旋转式毛刷在皮肤表面沿逆毛发生长的方向旋转；另一种形式是拍打，对欲收缩的肌肉进行轻拍，可产生类似牵张反射的作用

温度刺激 —— 用冰块沿肌肉走行轻划数次，可提高肌肉的兴奋性；用温热敷可降低肌肉的兴奋性，缓解肌紧张

对关节面的刺激 —— 两关节面的分离可刺激该关节的屈曲；两关节面相互加压可刺激该关节的伸展

有节律的运动 —— 关节向两个方向的缓慢而有节律的运动可起到放松的作用。如取仰卧位，双下肢屈曲，双脚平放在床面上，双膝均匀的向两侧摆动或侧卧，治疗师扶住患者的肩和髋部做相反的交替进行的屈伸动作等

按运动发育的顺序进行动作训练：
第一个水平，肌肉的全范围收缩，即主动肌收缩、拮抗肌抑制所形成的肢体自由屈伸
第二个水平，通过肌肉的协同收缩支撑体重——固定近端关节，允许远端部分活动
第三个水平，远端固定，近端关节活动，即一边支撑体重一边活动
第四个水平，肢体的近端关节起固定作用，远端部位活动，进行由简单到复杂，由低级到高级，利用各种感觉刺激逐级诱发肌肉的运动

操作程序

【注意事项】

1. 治疗对象方面的注意事项

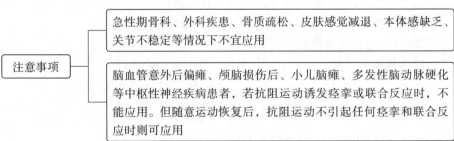

注意事项 —— 急性期骨科、外科疾患、骨质疏松、皮肤感觉减退、本体感缺乏、关节不稳定等情况下不宜应用

脑血管意外后偏瘫、颅脑损伤后、小儿脑瘫、多发性脑动脉硬化等中枢性神经疾病患者，若抗阻运动诱发痉挛或联合反应时，不能应用。但随意运动恢复后，抗阻运动不引起任何痉挛和联合反应时则可应用

续流程

注意事项 —— 早期可应用节律性发动手法的中枢神经疾病仅为帕金森病

—— 婴幼儿、意识障碍、听力障碍的患者，由于无法理解言语提示，效果会受到影响，一般不将此类患者作为主要治疗对象

2. 技术应用方面的注意事项

注意事项 —— 在对患者进行评定时，必须考虑患者的短期和长期目的、患者的整体肌力状况和肌力力弱状况等因素。由于 PNF 治疗是一动态技术，故需要经常地、定时地对治疗效果再评定，并以此为依据对感觉输入、治疗目标、任务不断调整

—— 根据患者运动功能水平选择合适的体位，以利于更好地发展肌力和稳定性

—— 疼痛作为一种抑制因素，必须考虑其对触觉敏感性、关节活动范围、软组织的柔韧性、承重耐受性的影响

—— 阻力可通过重力、徒手、附加的自由重量或弹力带等提供。根据患者身体体质和治疗的反应决定阻力的大小、运动范围、运动速率、重复次数、训练组数和训练的频度

—— 加强患者康复教育。从与患者最初的交流开始，治疗师的工作就应向促进患者独立性、建立有效的家庭康复护理程序方向发展，直接地向患者及家属、护理人员提供教育和训练，以使患者返回家庭后仍可继续进行训练以保持治疗效果

第五节　运动再学习

【目的】
恢复运动功能。

【适应证】
脑血管意外后、脑瘫、颅脑损伤等中枢神经系统功能缺损的患者。

【禁忌证】
无特别的禁忌证。如患者伴有高血压、心脏病，或严重身体衰弱，要予

以监控，循序渐进。

【仪器设备】

无专门的特殊设备要求。

【操作程序】

1. 上肢功能训练

（1）诱发上肢伸向物体和指向物体的肌肉活动，并进行运动控制训练

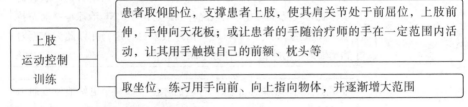

| 上肢运动控制训练 | 患者取仰卧位，支撑患者上肢，使其肩关节处于前屈位，上肢前伸，手伸向天花板；或让患者的手随治疗师的手在一定范围内活动，让其用手触摸自己的前额、枕头等 |
| | 取坐位，练习用手向前、向上指向物体，并逐渐增大范围 |

（2）维持肌肉长度、防止挛缩的训练

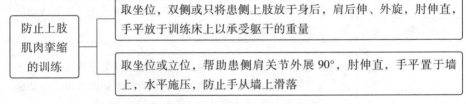

| 防止上肢肌肉挛缩的训练 | 取坐位，双侧或只将患侧上肢放于身后，肩后伸、外旋、肘伸直，手平放于训练床上以承受躯干的重量 |
| | 取坐位或立位，帮助患侧肩关节外展90°，肘伸直，手平置于墙上，水平施压，防止手从墙上滑落 |

（3）诱发肌肉活动和运动控制训练

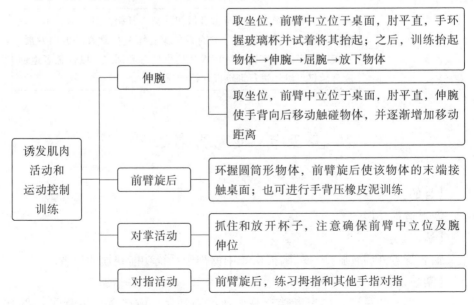

诱发肌肉活动和运动控制训练	伸腕	取坐位，前臂中立位于桌面，肘平直，手环握玻璃杯并试着将其抬起；之后，训练抬起物体→伸腕→屈腕→放下物体
		取坐位，前臂中立位于桌面，肘平直，伸腕使手背向后移动触碰物体，并逐渐增加移动距离
	前臂旋后	环握圆筒形物体，前臂旋后使该物体的末端接触桌面；也可进行手背压橡皮泥训练
	对掌活动	抓住和放开杯子，注意确保前臂中立位及腕伸位
	对指活动	前臂旋后，练习拇指和其他手指对指

续流程

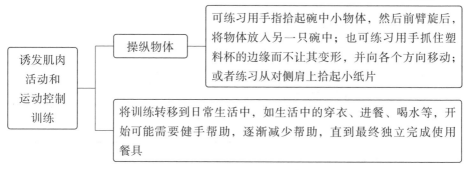

诱发肌肉活动和运动控制训练	操纵物体	可练习用手指拾起碗中小物体，然后前臂旋后，将物体放入另一只碗中；也可练习用手抓住塑料杯的边缘而不让其变形，并向各个方向移动；或者练习从对侧肩上拾起小纸片
		将训练转移到日常生活中，如生活中的穿衣、进餐、喝水等，开始可能需要健手帮助，逐渐减少帮助，直到最终独立完成使用餐具

2. 口腔颌面部功能训练

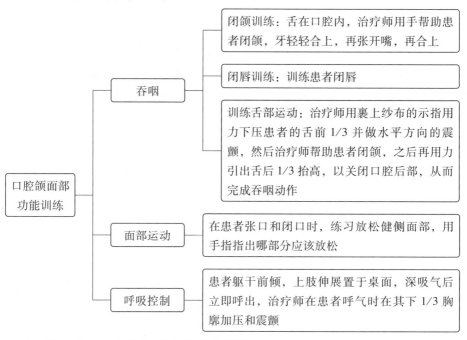

口腔颌面部功能训练	吞咽	闭颌训练：舌在口腔内，治疗师用手帮助患者闭颌，牙轻轻合上，再张开嘴，再合上
		闭唇训练：训练患者闭唇
		训练舌部运动：治疗师用裹上纱布的示指用力下压患者的舌前 1/3 并做水平方向的震颤，然后治疗师帮助患者闭颌，之后再用力引出舌后 1/3 抬高，以关闭口腔后部，从而完成吞咽动作
	面部运动	在患者张口和闭口时，练习放松健侧面部，用手指指出哪部分应该放松
	呼吸控制	患者躯干前倾，上肢伸展置于桌面，深吸气后立即呼出，治疗师在患者呼气时在其下 1/3 胸廓加压和震颤

3. 从卧位到床边坐起及坐位平衡训练

（1）从仰卧转向侧卧位训练

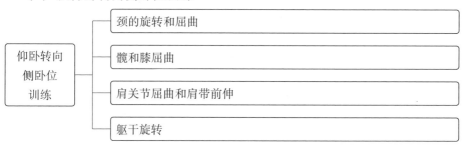

仰卧转向侧卧位训练	颈的旋转和屈曲
	髋和膝屈曲
	肩关节屈曲和肩带前伸
	躯干旋转

（2）从侧卧到床边坐起训练

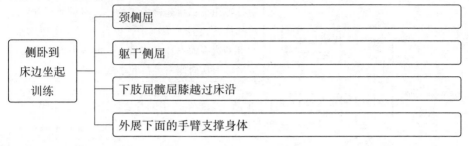

（3）从床边坐到卧位训练

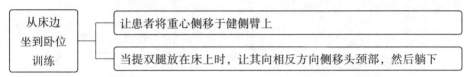

（4）训练转移到日常生活中：只要病情允许，应尽快帮助患者坐起，每一次坐起都要坚持上述正确方法，防止代偿。坐起后可用枕头支撑患臂。必须卧床时，要帮助患者做桥式运动。

（5）坐位平衡训练

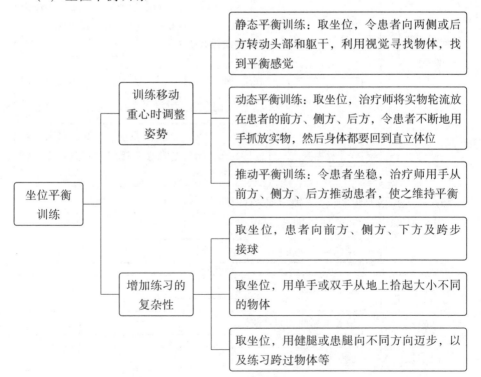

4. 站起与坐下训练

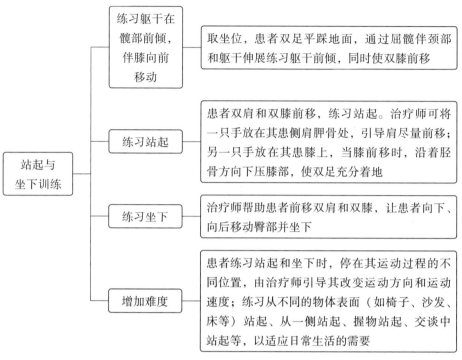

5. 站立平衡训练

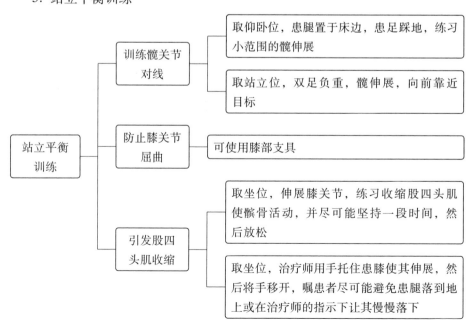

续流程

站立平衡训练
- 重心转移时调整姿势
  - 取站立位，双足分开站立，头部转动向上方、下方、左右看
  - 取站立位，双足分开站立，嘱患者进行各方向伸手拾物训练，要求双足不能移动
  - 取站立位，患腿负重，健腿向前迈一步，然后退回或向后迈一步
  - 患者靠墙站立，双足跟距墙约10cm，双手相握并向前伸，将髋部离开墙，治疗师握住患者的双手并给予助力或阻力来指导运动。在重心前后转移的过程中，寻找激发踝背屈的位置，并在此位置诱发患者的主动运动
- 增加难度的训练方法
  - 分别向前、向侧方、向下伸手去抓抛来的球及跨步接球
  - 用单手或双手从地上拾起大小不同的物体
  - 用健腿或患腿向不同方向（前、后、左、右）迈步，并练习跨过物体等
- 日常生活中的练习
  - 要给患者以书面指导，以便其监督自己的练习；应注意患者的站姿及患腿负重情况，可以练习靠桌子站或用肢体负重监测器以了解患腿负重情况；另外，练习站立时，要与站起和坐下训练结合起来

6. 行走训练

（1）站立期

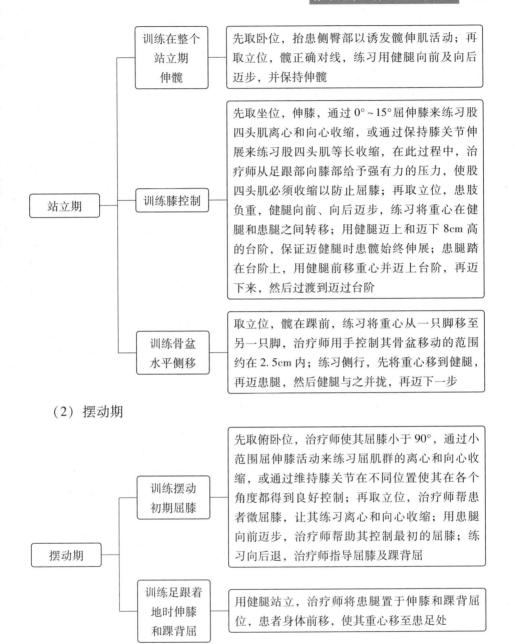

站立期

訓练在整个站立期伸髋
先取卧位，抬患侧臀部以诱发髋伸肌活动；再取立位，髋正确对线，练习用健腿向前及向后迈步，并保持伸髋

训练膝控制
先取坐位，伸膝，通过 0°~15° 屈伸膝来练习股四头肌离心和向心收缩，或通过保持膝关节伸展来练习股四头肌等长收缩，在此过程中，治疗师从足跟部向膝部给予强有力的压力，使股四头肌必须收缩以防止屈膝；再取立位，患肢负重，健腿向前、向后迈步，练习将重心在健腿和患腿之间转移；用健腿迈上和迈下 8cm 高的台阶，保证迈健腿时患髋始终伸展；患腿踏在台阶上，用健腿前移重心并迈上台阶，再迈下来，然后过渡到迈过台阶

训练骨盆水平侧移
取立位，髋在踝前，练习将重心从一只脚移至另一只脚，治疗师用手控制其骨盆移动的范围约在 2.5cm 内；练习侧行，先将重心移到健腿，再迈患腿，然后健腿与之并拢，再迈下一步

（2）摆动期

摆动期

训练摆动初期屈膝
先取俯卧位，治疗师使其屈膝小于 90°，通过小范围屈伸膝活动来练习屈肌群的离心和向心收缩，或通过维持膝关节在不同位置使其在各个角度都得到良好控制；再取立位，治疗师帮患者微屈膝，让其练习离心和向心收缩；用患腿向前迈步，治疗师帮助其控制最初的屈膝；练习向后退，治疗师指导屈膝及踝背屈

训练足跟着地时伸膝和踝背屈
用健腿站立，治疗师将患腿置于伸膝和踝背屈位，患者身体前移，使其重心移至患足处

（3）行走练习：先用健腿迈步，治疗师站在患者身后并在其双上臂处稳定之。刚开始用患腿迈步可能有困难，治疗师可用自己的腿来指导患者的腿前移。可给予一定口令，让患者有节奏地行走。同时要观察分析患者的对线情况，找出问题，改善其行走的姿势。

（4）增加难度：跨过不同高度的物体；行走的同时做其他活动，如和别人说话、拿着东西等；改变行走速度；在拥挤的走廊中行走；出入电梯；在训练平台上练习行走等。

（5）为患者制订家庭训练计划，合理使用矫形器和辅助设备。

【注意事项】

```
                 ┌─────────────────────────────────────────────────┐
                 │ 使患者及亲属了解运动再学习的概念和主要方法，以获得患者的 │
                 │ 积极配合                                          │
                 └─────────────────────────────────────────────────┘
                 ┌─────────────────────────────────────────────────┐
                 │ 掌握学习时机。在患者病情稳定后立即开始，避免给肌肉有学习 │
                 │ 错误活动的机会                                    │
                 └─────────────────────────────────────────────────┘
                 ┌─────────────────────────────────────────────────┐
                 │ 在训练的早期，应使患者保持注意力集中                │
                 └─────────────────────────────────────────────────┘
                 ┌─────────────────────────────────────────────────┐
                 │ 治疗师应了解应用运动再学习的目的不是为了增加肌力，而是为 │
                 │ 了增加运动的控制能力                              │
         ┌──────┐└─────────────────────────────────────────────────┘
         │注意事项│┌─────────────────────────────────────────────────┐
         └──────┘│ 要注重训练与日常生活功能相联系的特殊作业，要模仿真正的生 │
                 │ 活条件，训练要按正确的顺序进行                      │
                 └─────────────────────────────────────────────────┘
                 ┌─────────────────────────────────────────────────┐
                 │ 注意要训练的不是某种运动模式，而是有现实意义的日常工作生 │
                 │ 活能力                                            │
                 └─────────────────────────────────────────────────┘
                 ┌─────────────────────────────────────────────────┐
                 │ 充分利用反馈，视、听和言语反馈是非常重要的           │
                 └─────────────────────────────────────────────────┘
                 ┌─────────────────────────────────────────────────┐
                 │ 训练要循序渐进，制订的目标要符合患者的现状，训练过程中应 │
                 │ 多给患者鼓励，不要使患者丧失自信心                  │
                 └─────────────────────────────────────────────────┘
                 ┌─────────────────────────────────────────────────┐
                 │ 训练的运动强度要适当，以防患者产生疲劳              │
                 └─────────────────────────────────────────────────┘
```

第十五章

言语-吞咽障碍的治疗

第一节　失语症的康复

【目的】

促进交流能力的获得或再获得。

【适应证】

脑部病损所致的各种类型失语症、交流障碍。

【禁忌证】

无特殊禁忌证。

【仪器设备】

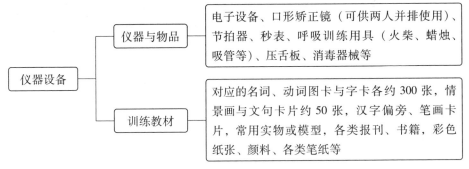

仪器设备

仪器与物品：电子设备、口形矫正镜（可供两人并排使用）、节拍器、秒表、呼吸训练用具（火柴、蜡烛、吸管等）、压舌板、消毒器械等

训练教材：对应的名词、动词图卡与字卡各约 300 张，情景画与文句卡片约 50 张，汉字偏旁、笔画卡片，常用实物或模型，各类报刊、书籍，彩色纸张、颜料、各类笔纸等

【操作程序】

1. 评价与分析　包括对言语及相关障碍的评定与分析。

2. 选择训练课题　优先选用日常用语，尽量选择患者感兴趣、与职业或爱好有关的内容；训练中所选课题应设计在成功率为 70%～90%的水平。

3. 语言功能训练

（1）听力理解训练

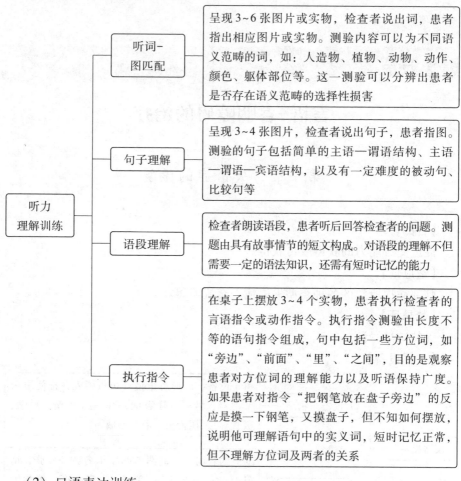

听力理解训练

听词-图匹配：呈现3~6张图片或实物，检查者说出词，患者指出相应图片或实物。测验内容可以为不同语义范畴的词，如：人造物、植物、动物、动作、颜色、躯体部位等。这一测验可以分辨出患者是否存在语义范畴的选择性损害

句子理解：呈现3~4张图片，检查者说出句子，患者指图。测验的句子包括简单的主语—谓语结构、主语—谓语—宾语结构，以及有一定难度的被动句、比较句等

语段理解：检查者朗读语段，患者听后回答检查者的问题。测题由具有故事情节的短文构成。对语段的理解不但需要一定的语法知识，还需有短时记忆的能力

执行指令：在桌子上摆放3~4个实物，患者执行检查者的言语指令或动作指令。执行指令测验由长度不等的语句指令组成，句中包括一些方位词，如"旁边"、"前面"、"里"、"之间"，目的是观察患者对方位词的理解能力以及听语保持广度。如果患者对指令"把钢笔放在盘子旁边"的反应是摸一下钢笔，又摸盘子，但不知如何摆放，说明他可理解语句中的实义词，短时记忆正常，但不理解方位词及两者的关系

（2）口语表达训练

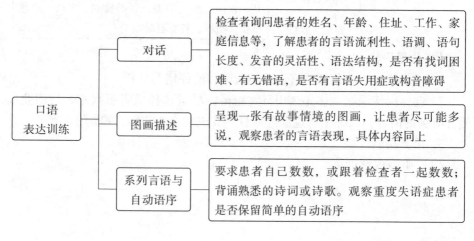

口语表达训练

对话：检查者询问患者的姓名、年龄、住址、工作、家庭信息等，了解患者的言语流利性、语调、语句长度、发音的灵活性、语法结构，是否有找词困难、有无错语，是否有言语失用症或构音障碍

图画描述：呈现一张有故事情境的图画，让患者尽可能多说，观察患者的言语表现，具体内容同上

系列言语与自动语序：要求患者自己数数，或跟着检查者一起数数；背诵熟悉的诗词或诗歌。观察重度失语症患者是否保留简单的自动语序

续流程

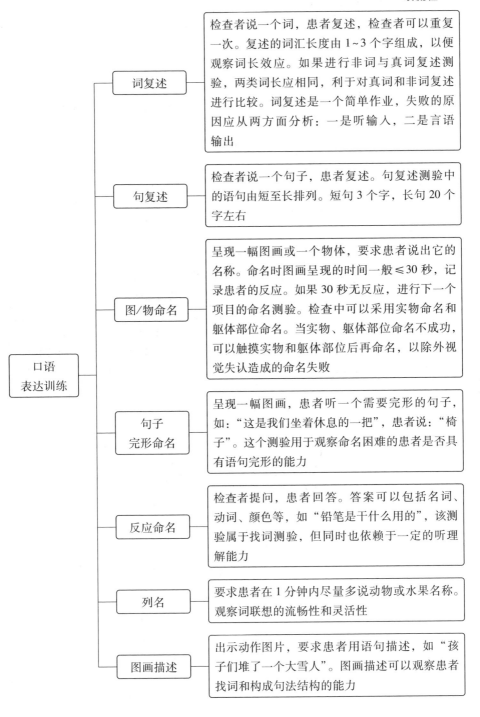

	词复述	检查者说一个词，患者复述，检查者可以重复一次。复述的词汇长度由 1~3 个字组成，以便观察词长效应。如果进行非词与真词复述测验，两类词长应相同，利于对真词和非词复述进行比较。词复述是一个简单作业，失败的原因应从两方面分析：一是听输入，二是言语输出
口语表达训练	句复述	检查者说一个句子，患者复述。句复述测验中的语句由短至长排列。短句 3 个字，长句 20 个字左右
	图/物命名	呈现一幅图画或一个物体，要求患者说出它的名称。命名时图画呈现的时间一般 ≤30 秒，记录患者的反应。如果 30 秒无反应，进行下一个项目的命名测验。检查中可以采用实物命名和躯体部位命名。当实物、躯体部位命名不成功，可以触摸实物和躯体部位后再命名，以除外视觉失认造成的命名失败
	句子完形命名	呈现一幅图画，患者听一个需要完形的句子，如："这是我们坐着休息的一把"，患者说："椅子"。这个测验用于观察命名困难的患者是否具有语句完形的能力
	反应命名	检查者提问，患者回答。答案可以包括名词、动词、颜色等，如"铅笔是干什么用的"，该测验属于找词测验，但同时也依赖于一定的听理解能力
	列名	要求患者在 1 分钟内尽量多说动物或水果名称。观察词联想的流畅性和灵活性
	图画描述	出示动作图片，要求患者用语句描述，如"孩子们堆了一个大雪人"。图画描述可以观察患者找词和构成句法结构的能力

在上述言语表达测验中，都应详细记录患者的言语反应，尤其是错语，如：语义错语、无关错语、音位性错语、新词和持续言语等。通过分析错语的类别，判断患者找词或命名的损害层级，有利于指导治疗。

（3）阅读与朗读训练

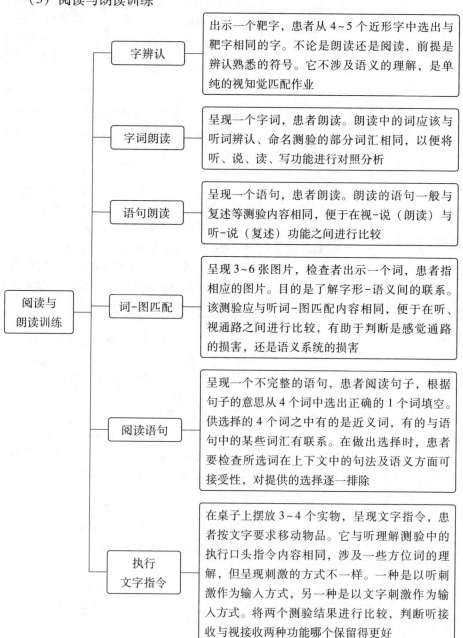

阅读与朗读训练

字辨认：出示一个靶字，患者从4~5个近形字中选出与靶字相同的字。不论是朗读还是阅读，前提是辨认熟悉的符号。它不涉及语义的理解，是单纯的视知觉匹配作业

字词朗读：呈现一个字词，患者朗读。朗读中的词应该与听词辨认、命名测验的部分词汇相同，以便将听、说、读、写功能进行对照分析

语句朗读：呈现一个语句，患者朗读。朗读的语句一般与复述等测验内容相同，便于在视-说（朗读）与听-说（复述）功能之间进行比较

词-图匹配：呈现3~6张图片，检查者出示一个词，患者指相应的图片。目的是了解字形-语义间的联系。该测验应与听词-图匹配内容相同，便于在听、视通路之间进行比较，有助于判断是感觉通路的损害，还是语义系统的损害

阅读语句：呈现一个不完整的语句，患者阅读句子，根据句子的意思从4个词中选出正确的1个词填空。供选择的4个词之中有的是近义词，有的与语句中的某些词汇有联系。在做出选择时，患者要检查所选词在上下文中的句法及语义方面可接受性，对提供的选择逐一排除

执行文字指令：在桌子上摆放3~4个实物，呈现文字指令，患者按文字要求移动物品。它与听理解测验中的执行口头指令内容相同，涉及一些方位词的理解，但呈现刺激的方式不一样。一种是以听刺激作为输入方式，另一种是以文字刺激作为输入方式。将两个测验结果进行比较，判断听接收与视接收两种功能哪个保留得更好

（4）书写训练

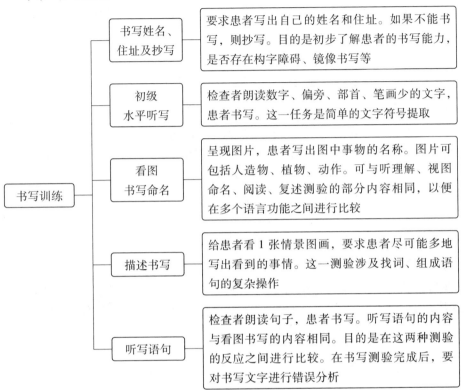

书写训练
- 书写姓名、住址及抄写：要求患者写出自己的姓名和住址。如果不能书写，则抄写。目的是初步了解患者的书写能力，是否存在构字障碍、镜像书写等
- 初级水平听写：检查者朗读数字、偏旁、部首、笔画少的文字，患者书写。这一任务是简单的文字符号提取
- 看图书写命名：呈现图片，患者写出图中事物的名称。图片可包括人造物、植物、动作。可与听理解、视图命名、阅读、复述测验的部分内容相同，以便在多个语言功能之间进行比较
- 描述书写：给患者看1张情景图画，要求患者尽可能多地写出看到的事情。这一测验涉及找词、组成语句的复杂操作
- 听写语句：检查者朗读句子，患者书写。听写语句的内容与看图书写的内容相同。目的是在这两种测验的反应之间进行比较。在书写测验完成后，要对书写文字进行错误分析

4. 言语相关功能及综合能力训练　主要有颜面及口腔动作训练、手势模仿、数概念认知、计算训练、积木组合、绘画训练、查字典等。

5. 交流能力训练

（1）PACE 技术：由 davis 和 Wilcox 创立的 PACE（promoting aphasics communication effectiveness）技术是国际上公认的实用交流训练法之一，适用于各种类型和不同程度的语言障碍者。在训练中，PACE 技术要求由治疗师与患者双向交互传递信息，利用接近于实际交流的对话结构，充分调动患者残余的语言功能，以使其掌握实用性的交流技术。

具体训练方法：将一叠图片扣置在桌子上，治疗师与患者交替摸取，不让对方看见自己手中图片的内容，然后各自运用各种表达方式（如呼名、迂回语、手势语、指物、绘画等）将图片信息传递给对方，接受者通过重复猜测、反复提问、确认等方式与提问者进行沟通，以达到训练目的。治疗师可根据患者的语言能力提供适当的示范。

训练中选材应适合于患者的水平，由易到难，对重度患者应限制图片的

数量。对于需要示范代偿方法者，可同时进行代偿手段的训练，如肢体语言、绘画等。通过此种方法的训练，可以调动患者积极参与，提高治疗效果。

PACE 的治疗特点（表 15-1）。

表 15-1　PACE 的治疗特点

治疗特点	说明
双方交流未知的新信息	利用多张卡片，治疗师和患者一方随机抽卡，然后向对方表达传递卡片信息，努力使对方得知卡片内容。而过去的治疗方法为：在治疗者已知单词或语句的情况下对患者单方面提问
自由选择交流手段	为了让对方获得信息，除口语表达外，还可采用书面语、手势、绘画、指物等各种手段进行表达交流。治疗者在传达信息时，必须向患者示范与患者能力相适应的表达手段
平等分担会话责任	治疗者与患者在交流时处于同等地位，会话任务在双方之间来回交替进行
根据信息传递的成效进行反馈	治疗者要及时调整患者的信息表达方式。当患者作为表达者、治疗者作为接受者时，治疗者根据对患者表达内容的理解给予患者适当的反馈或提示，引导其修正表达方式，提高表达能力

（2）交流板或交流册的应用：适用于口语表达严重障碍，但尚能运用手势（指点）的患者。

交流板或交流册的应用
- 交流板可设计为 45cm×45cm 左右，根据患者的日常活动、需求、喜好等设计约含若干个内容的字图及亲友照片等
- 交流册可收集患者的日常用语、常用信息（如地址、电话号码等）以及亲友的照片等
- 交流板或交流册制作完成后，训练患者建立运用交流板或交流册的意识，以及会话中应用交流板或交流册的技巧等

6. 交流策略训练

（1）针对患者的指导

针对患者的指导
- 尽量要求患者保持日常的交流习惯
- 告诉患者若有问题时应及时求教于言语治疗师，寻求评定、治疗和合作

续流程

针对患者的指导

- 如果患者述说欠佳，可改用其他的交流方式，例如图画、读物、书写、手势或面部表情等
- 指导患者除了用口语表达外，还可以尝试使用其他交流方式
- 尽量指导患者谈论熟悉的话题，而不要在无辅助状况下让其进入新的话题
- 言语治疗师应指导患者获得初期言语的特殊技能，例如语速、呼吸控制或口语训练
- 言语治疗师和患者应取得对交流的一致理解，确认患者理解将进行事物的目的和过程、将使用的交流方法，两者使用同样的交流技术。例如，当患者需要完全采用指图进行交流时，则言语治疗师等其他人不再提出用书写或口语表达要求
- 在患者与其家庭成员及与其年龄相当者进行交流时，尽量使谈话简单而直接
- 康复和代偿策略中应包括提问和表明期望的技能。学会受教育的代偿策略
- 不论成功或大或小，言语治疗师和患者均应享受交流过程及成功

（2）对家属的指导

对家属的指导

- 在对失语症患者进行交流策略训练的同时，应让其家属亦参与交流策略的训练活动
- 应容忍患者的情绪波动，尤其是在患者疲倦或患病、其听力和理解力比平常差时
- 尽量减少交谈时的外界噪声
- 尽可能面对患者交谈，表达时加上丰富的表情，并辅以手势或借助实物文字等
- 尽量用简短的语句

续流程

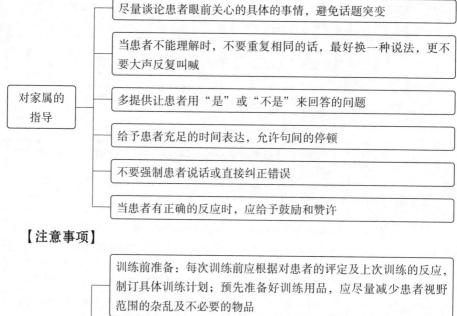

【注意事项】

【注意事项】

注意事项

训练前准备：每次训练前应根据对患者的评定及上次训练的反应，制订具体训练计划；预先准备好训练用品，应尽量减少患者视野范围的杂乱及不必要的物品

训练时间：每周 3~5 天（慢性期每周 1~3 天），每日 1 或 2 次，每次 30~60 分钟，耐受力差者也可从 15~20 分钟开始

治疗师应充分理解患者，尊重患者人格，让患者对自身障碍有正确的认识

注意正面引导，避免直接否定患者。增强患者的自信心，激发患者训练的欲望

第二节　构音障碍的训练

【目的】

目的

促进患者发音

使构音器官重新获得功能

【适应证】

构音器官的先天性或后天性结构异常，神经、肌肉功能障碍所致的发音

障碍。

【禁忌证】

无特殊禁忌证。

【仪器设备】

无需特殊仪器设备。

【操作程序】

1. 放松训练　痉挛型及运动减少型构音障碍者，在肢体肌张力增高的同时，往往伴有咽喉部肌群张力的增高，导致构音障碍。通过放松训练，可以降低腰腹部、颈肩部、咽喉部肌张力，使构音器官的肌群处于易于发起运动的状态。训练方法：使患者身体处于放松状态。在各部位设计一些使肌肉先紧张、再放松的动作，让患者更容易体会松弛的感觉。如肩关节的放松，可以先做双肩上耸，使肩部肌肉紧张，保持 3 秒，然后再放松，重复 3 次以放松肩关节周围肌肉。

2. 呼吸训练　构音障碍患者常出现呼气时相短且气息弱的情况。训练时，建立规律可控的呼吸频率，能为发声动作和发音节奏练习打下良好的基础。

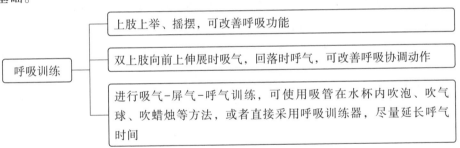

呼吸训练
- 上肢上举、摇摆，可改善呼吸功能
- 双上肢向前上伸展时吸气，回落时呼气，可改善呼吸协调动作
- 进行吸气-屏气-呼气训练，可使用吸管在水杯内吹泡、吹气球、吹蜡烛等方法，或者直接采用呼吸训练器，尽量延长呼气时间

3. 改善构音的训练

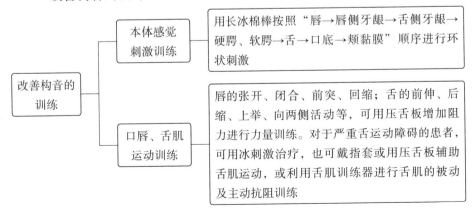

改善构音的训练
- 本体感觉刺激训练：用长冰棉棒按照"唇→唇侧牙龈→舌侧牙龈→硬腭、软腭→舌→口底→颊黏膜"顺序进行环状刺激
- 口唇、舌肌运动训练：唇的张开、闭合、前突、回缩；舌的前伸、后缩、上举、向两侧活动等，可用压舌板增加阻力进行力量训练。对于严重舌运动障碍的患者，可用冰刺激治疗，也可戴指套或用压舌板辅助舌肌运动，或利用舌肌训练器进行舌肌的被动及主动抗阻训练

续流程

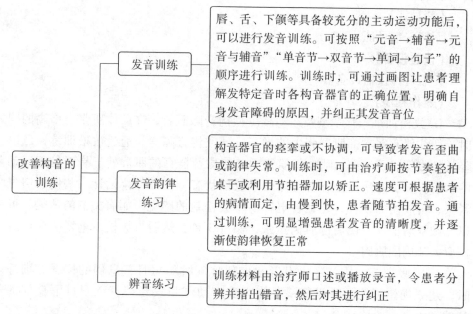

4. 鼻音控制训练 鼻音过重是由于软腭运动力弱，或腭咽部不能适当闭合，导致气流经鼻腔逸出，将鼻音以外的音发成鼻音所致。

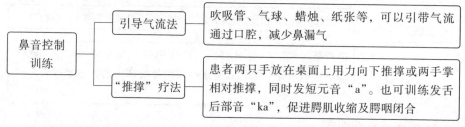

5. 克服费力音训练 发音费力是由于声带过分内收所致，治疗的目的是让患者学会较轻松的发音方式。

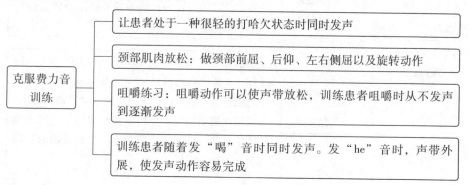

6. 克服气息音训练　气息音是由于声门闭合不充分而引起。训练方法通常有"推撑"法、咳嗽法等。也可采用手法辅助发音（如辅助甲状软骨的运动等），还可用一个元音或双元音结合辅音和另一个元音同时发音。

7. 语调训练　对于音调低或单一音调的患者，可跟随乐器节奏训练音调和音量，也可采用可视音调训练器进行辅助训练。

【注意事项】

应遵循由易到难的原则。

第三节　言语失用症的训练

【目的】

促进交流能力的获得或再获得。

【适应证】

无明显唇、面、舌瘫痪，但不能有目的地、随意地进行唇、面、舌运动的患者；无明显声带麻痹，但不能有目的地、随意地发音，或发音费力、笨拙、语音歪曲的患者。

【禁忌证】

无特殊禁忌证。

【仪器设备】

无需特殊仪器设备

【操作程序】

1. 口面失用症

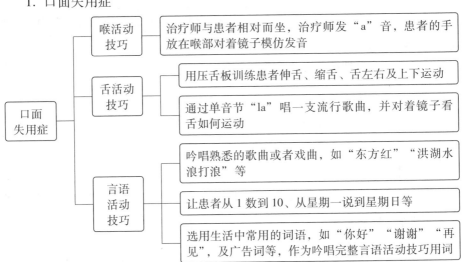

2. 言语失用症

（1）Rosenbeke 八步法

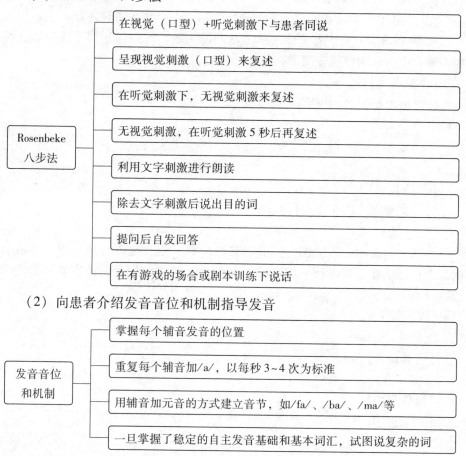

（2）向患者介绍发音音位和机制指导发音

【注意事项】

根据患者情况训练，要循序渐进，耐心指导，反复训练。

第四节 吞咽障碍的训练

【目的】

加强下颌、唇、舌、软腭及声带闭合运动控制，强化肌群的力量及协调性，从而改善吞咽状况。

【适应证】

口腔、咽、食管等吞咽器官发生病变导致进食障碍者。

【禁忌证】

无特殊禁忌证。

【仪器设备】

无需特殊仪器设备。

【操作程序】

1. 口面肌肉运动

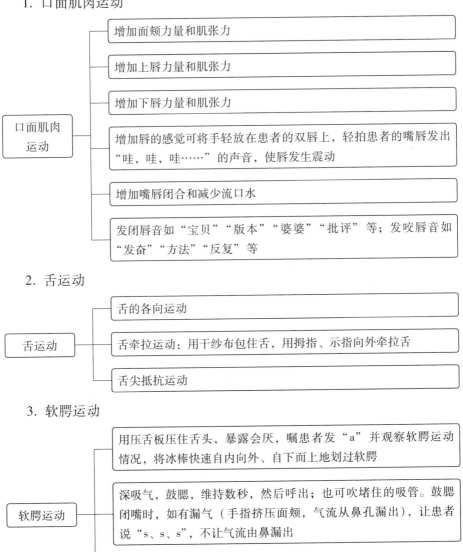

口面肌肉运动

- 增加面颊力量和肌张力
- 增加上唇力量和肌张力
- 增加下唇力量和肌张力
- 增加唇的感觉可将手轻放在患者的双唇上，轻拍患者的嘴唇发出"哇，哇，哇……"的声音，使唇发生震动
- 增加嘴唇闭合和减少流口水
- 发闭唇音如"宝贝""版本""婆婆""批评"等；发咬唇音如"发奋""方法""反复"等

2. 舌运动

舌运动

- 舌的各向运动
- 舌牵拉运动：用干纱布包住舌，用拇指、示指向外牵拉舌
- 舌尖抵抗运动

3. 软腭运动

软腭运动

- 用压舌板压住舌头，暴露会厌，嘱患者发"a"并观察软腭运动情况，将冰棒快速自内向外、自下而上地划过软腭
- 深吸气，鼓腮，维持数秒，然后呼出；也可吹堵住的吸管。鼓腮闭嘴时，如有漏气（手指挤压面颊，气流从鼻孔漏出），让患者说"s、s、s"，不让气流由鼻漏出
- 分辨鼻音与非鼻音，让患者发"na，ba""bo，mo""bei，mei"等

4. 下颌运动

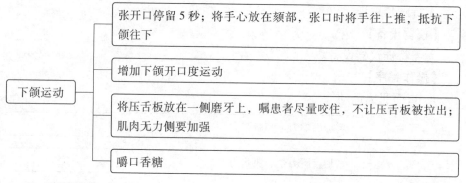

下颌运动
- 张开口停留5秒；将手心放在颏部，张口时将手往上推，抵抗下颌往下
- 增加下颌开口度运动
- 将压舌板放在一侧磨牙上，嘱患者尽量咬住，不让压舌板被拉出；肌肉无力侧要加强
- 嚼口香糖

5. 吞咽运动

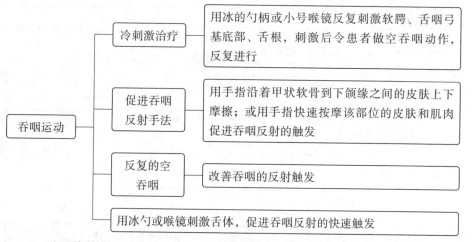

吞咽运动
- 冷刺激治疗：用冰的勺柄或小号喉镜反复刺激软腭、舌咽弓基底部、舌根，刺激后令患者做空吞咽动作，反复进行
- 促进吞咽反射手法：用手指沿着甲状软骨到下颌缘之间的皮肤上下摩擦；或用手指快速按摩该部位的皮肤和肌肉促进吞咽反射的触发
- 反复的空吞咽：改善吞咽的反射触发
- 用冰勺或喉镜刺激舌体，促进吞咽反射的快速触发

6. 吞咽代偿方法

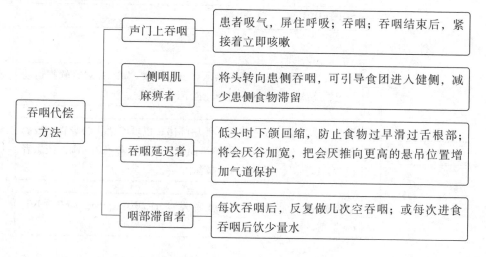

吞咽代偿方法
- 声门上吞咽：患者吸气，屏住呼吸；吞咽；吞咽结束后，紧接着立即咳嗽
- 一侧咽肌麻痹者：将头转向患侧吞咽，可引导食团进入健侧，减少患侧食物滞留
- 吞咽延迟者：低头时下颌回缩，防止食物过早滑过舌根部；将会厌谷加宽，把会厌推向更高的悬吊位置增加气道保护
- 咽部滞留者：每次吞咽后，反复做几次空吞咽；或每次进食吞咽后饮少量水

7. 进食训练

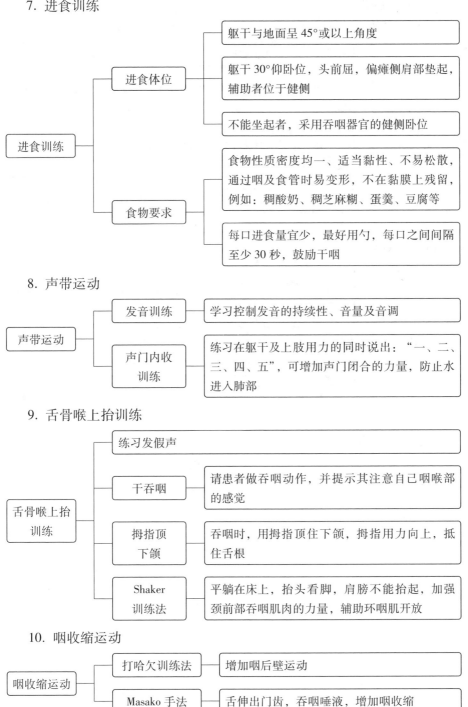

进食训练
- 进食体位
  - 躯干与地面呈 45°或以上角度
  - 躯干 30°仰卧位，头前屈，偏瘫侧肩部垫起，辅助者位于健侧
  - 不能坐起者，采用吞咽器官的健侧卧位
- 食物要求
  - 食物性质密度均一、适当黏性、不易松散，通过咽及食管时易变形，不在黏膜上残留，例如：稠酸奶、稠芝麻糊、蛋羹、豆腐等
  - 每口进食量宜少，最好用勺，每口之间间隔至少 30 秒，鼓励干咽

8. 声带运动

声带运动
- 发音训练
  - 学习控制发音的持续性、音量及音调
- 声门内收训练
  - 练习在躯干及上肢用力的同时说出："一、二、三、四、五"，可增加声门闭合的力量，防止水进入肺部

9. 舌骨喉上抬训练

舌骨喉上抬训练
- 练习发假声
- 干吞咽
  - 请患者做吞咽动作，并提示其注意自己咽喉部的感觉
- 拇指顶下颌
  - 吞咽时，用拇指顶住下颌，拇指用力向上，抵住舌根
- Shaker 训练法
  - 平躺在床上，抬头看脚，肩膀不能抬起，加强颈前部吞咽肌肉的力量，辅助环咽肌开放

10. 咽收缩运动

咽收缩运动
- 打哈欠训练法
  - 增加咽后壁运动
- Masako 手法
  - 舌伸出门齿，吞咽唾液，增加咽收缩

11. 呼吸运动

（1）呼吸控制训练

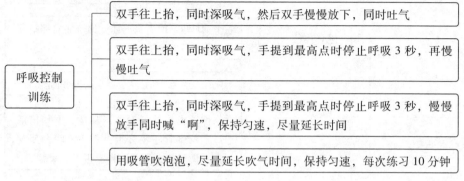

（2）腹式呼吸训练。

12. 放松运动

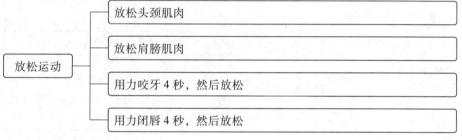

【注意事项】

指导人员需耐心指导。

第十六章

心理疗法

第一节 支持性心理疗法

【目的】

治疗师通过对患者的指导、劝解、鼓励、安慰和疏导的方法来支持、协助患者处理问题，适应所面对的现实环境，化解心理危机。

【适应证】

面对严重的心理挫折或心理创伤，心理难以承受，难以控制自己的感情，精神几乎崩溃，感到手足无措，需要依靠别人的"支持"来应对心理上的难关者。

【禁忌证】

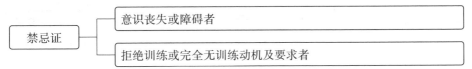

```
                ┌─── 意识丧失或障碍者
         禁忌证 ─┤
                └─── 拒绝训练或完全无训练动机及要求者
```

【仪器设备】

一般不需要仪器设备。

【操作程序】

```
┌──────────────────────────────────────────────────┐
│ 治疗师倾听患者的诉说，让患者觉得医生真心关心他们的疾苦，以便 │
│ 消除顾虑，增加信任感，从而树立勇气和信心               │
└──────────────────────────────────────────────────┘
                         ↓
┌──────────────────────────────────────────────────┐
│ 协助分析患者发病及症状迁延的主、客观因素               │
└──────────────────────────────────────────────────┘
                         ↓
┌──────────────────────────────────────────────────┐
│ 采用各种指导、劝解、鼓励、安慰和疏导的方法以支持、协助患者处 │
│ 理问题，达到改善患者情绪和有益于康复的目的             │
└──────────────────────────────────────────────────┘
                         ↓
┌──────────────────────────────────────────────────┐
│ 应把治疗效果实事求是地告诉患者，并告诉患者从哪些方面努力才能 │
│ 促进康复进程，取得更佳效果                            │
└──────────────────────────────────────────────────┘
```

【注意事项】

```
            ┌─ 训练场所应选择安静的房间，避免干扰

            ├─ 每次训练前应根据对患者的评定结果及上次训练的反应，制订具
            │  体的训练计划。预先准备好训练用品，应尽量减少患者视野范围
            │  内的物品，避免杂乱无章

            ├─ 治疗师必须真正做到以不批评、不包办代替和中立的态度对待
            │  患者

  注意事项 ─┤  治疗师既要宽容患者的弱点和缺陷，又要重视和欣赏患者的长处
            ├─ 和优点。对患者要真诚地理解、尊重和认同，以得到患者的信任，
            │  与患者建立一种具有治疗意义的亲密关系

            ├─ 成功的治疗应注意提高患者克服各种困难的能力，要增强患者的
            │  自尊、自信、独立自主和对自己负责的意识

            ├─ 医生在做出判断前，一定要有足够的根据和把握，使患者深信不
            │  疑，这种信任感是取得疗效的重要保证

            └─ 医生多次为患者提供支持后，患者容易对其产生依赖，这时需调
               整医患之间的关系，引导患者要信赖组织、亲人，信赖自己
```

第二节 认 知 疗 法

认知疗法是根据人的认知过程影响其情绪和行为的理论假设，通过认知和行为技术来改变求治者的不良认知，从而矫正并适应不良行为的心理治疗方法。

【目的】

认知疗法主要着眼点放在患者非功能性的认知问题上，试图通过改变患者对自己、对人或对事的看法与态度来解决其心理问题。

【适应证】

主要用于治疗错误的认知所导致的异常情绪反应（如抑郁、焦虑等）。

【禁忌证】

拒绝训练或完全无训练动机及要求者。

【仪器设备】

一般不需要仪器设备。

【操作程序】

施治者要向求治者说明一个人的看法与态度是如何影响其心情及行为的

↓

帮助求治者去检讨他所持有的对自己、对人以及对四周环境的看法，从中发觉跟患者主诉的问题有密切关系的一些"看法"或"态度"，并协助患者去检讨这些看法或态度与一般现实的差距，指出其错误认知的非功能性与病态性

↓

督促患者去练习更换这些看法或态度，重建功能性的、健康的看法与态度，以便借此新的看法或态度来产生健康的心理与适应性的行为

【注意事项】

同"支持性心理疗法"中的"注意事项"。

第三节　行 为 疗 法

行为疗法，又称行为矫正法，它是建立在行为学习理论基础上的一种心理咨询方法。其基本认识是：异常行为和正常行为一样，是通过学习、训练、后天培养而获得的，自然也可以通过学习和训练来加以纠正。

一、系统脱敏疗法

【目的】

系统脱敏法在行为治疗中占有重要地位。这种方法主要诱导来访者缓慢地暴露出导致神经症焦虑的情境，并通过心理的放松状态来对抗这种焦虑情绪，从而达到消除神经症的目的。

【适应证】

处于抑郁阶段，并伴有严重焦虑、恐惧的患者。

【禁忌证】

拒绝训练或完全无训练动机及要求者。

【仪器设备】

肌电生物反馈仪等。

【操作程序】

> 排列出焦虑的等级层次表，即找出使来访者感到焦虑的事件，并用
> 0~100 表示对每一事件感到焦虑的主观程度。其中，0 为心情平静，
> 25 为轻度焦虑，50 为中度焦虑，75 为高度焦虑，100 为极度焦虑。
> 然后将标出的焦虑事件按等级程度由弱到强依次排列

↓

> 进行放松训练，以全身肌肉能迅速进入松弛状态为合格，一般要练习
> 6~10 次，每次需 30 分钟，每天 12 次

↓

> 进入系统脱敏过程，进行焦虑反应与肌肉放松技术的结合训练。系统
> 脱敏可分为想象系统脱敏和现实系统脱敏。想象系统脱敏的过程即让
> 来访者全身肌肉处于放松状态，由治疗师加以引导，让来访者进行想
> 象；从最低层开始，想象 30 秒，停止想象时报告此时感到主观焦虑
> 的等级分数；再进入下一个层次，如此渐进直到通过最后一个层次，
> 以不感到紧张害怕为止

【注意事项】

同"支持性心理疗法"中的"注意事项"。

二、冲击疗法

冲击疗法又称满灌疗法、暴露疗法，一开始就让来访者处于最恐惧或焦虑的情境之中，给他一个强烈的冲击，同时不允许其采取堵耳、闭眼、哭喊等逃避行为。治疗理论认为让患者持久地暴露在惊恐因子面前，其惊恐反应终究会自行消除。

【目的】

快速、充分地向来访者施加令他害怕的刺激，实际体验后他感到并不是那么害怕，恐惧感慢慢消除。

【适应证】

主要用于治疗恐怖症，也可用于某些强迫症。

【禁忌证】

拒绝训练或完全无训练动机及要求者。

【仪器设备】

惊恐因子等。

【操作程序】

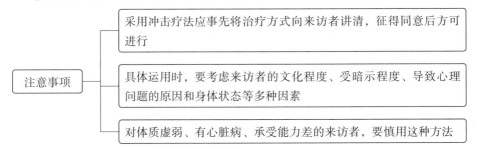

```
向患者认真地介绍冲击疗法的原理和过程，尤其要如实地告诉患者在
治疗中必须付出的痛苦代价
        ↓
患者及其家属同意后在治疗协议上签字

进行必要的体格检查和详细的精神状况检查，排除心血管疾病、内分
泌疾病及癫痫等重大躯体疾患；排除严重的精神疾病
```

【注意事项】

注意事项 ── 采用冲击疗法应事先将治疗方式向来访者讲清，征得同意后方可进行

具体运用时，要考虑来访者的文化程度、受暗示程度、导致心理问题的原因和身体状态等多种因素

对体质虚弱、有心脏病、承受能力差的来访者，要慎用这种方法

三、阳性强化疗法

阳性强化法基于下述行为原则：一种行为得以持续，必然是由它的结果所强化。例如，某一行为若得到奖赏，以后该行为出现的频率就会增加。阳性强化疗法就是运用这一原则实施的。

【目的】

当来访者一出现某种预期的良好表现时，就立即给予奖励，使该行为得以强化。

【适应证】

主要用于慢性精神分裂症、儿童孤独症等疾病的治疗。

【禁忌证】

拒绝训练或完全无训练动机及要求者。

【仪器设备】

强化物如可以在某一范围内兑换为物品的券，也可以是小红旗、有分值的小卡片等。

【操作程序】

确定希望改变的是什么行为，并有专人（治疗师或经过训练的护士、家属）随时记录这一行为发生的频度、程度

↓

确定这一行为的直接后果

↓

设计一个新的结果取代原来的结果

强化实施。治疗师应如实记录患者的行为表现，在其出现正常行为（或所期盼的行为）时立即给其强化物，不应拖延

【注意事项】

治疗所选的强化物要适宜，有针对性的强化物的兑现要及时。

第十七章

高压氧疗法

第一节　治疗舱操作常规

【加压前准备】

设备的检查是开舱安全治疗的必要条件，主要检查如下内容。

1. 设备检查

设备检查
- 检查压缩空气和氧气的储量，确认各供氧、供气管路上的阀门是否处于正常位置，并确认无泄漏现象
- 检查舱门是否密封，观察窗玻璃和舱门设施的完整性及观察舱玻璃有无裂纹。关闭舱门的平衡阀，关闭递物筒两端的平衡阀。检查舱内呼吸器具是否完好，卫生器具是否备齐
- 检查控制台：①打开控制台电源总开关后，再依次打开操作台照明、舱内照明、监视、对讲、温控、空调及风机等电源的分开关。逐一检查各系统，并确认其工作状况是否正常。②配有微机控制系统的氧舱，检查其通电后的工作情况，输入治疗方案程序准备运行。③校准测氧仪。④检查所有供、排气阀门是否关闭。⑤检查应急电源状况
- 根据季节、温度的变化，提前开启空调，夏天将舱内温度调整在24~28℃，冬天为18~22℃

2. 进舱人员的准备

进舱人员的准备
- 严格检查进舱人员，防止携带火种、易燃易爆物品，防止携带手表、钢笔等受压易损物品入舱
- 不得穿戴尼龙、腈纶等化纤织品入舱

续流程

```
              ┌─────────────────────────────────────────────────────────────┐
              │ 嘱进舱人员排空大小便后入舱。对新入舱人员可滴用1%呋麻滴鼻 │
          ┌───│ 液，并告之捏鼻鼓气等调压动作，以平衡耳膜内外压力          │
          │   └─────────────────────────────────────────────────────────────┘
          │   ┌─────────────────────────────────────────────────────────────┐
          │   │ 向患者和陪舱人员介绍氧气面罩的正常使用方法和吸氧时的注意 │
  进舱人员 ├───│ 事项                                                        │
  的准备   │   └─────────────────────────────────────────────────────────────┘
          │   ┌─────────────────────────────────────────────────────────────┐
          ├───│ 关闭舱门，通知患者准备加压                                   │
          │   └─────────────────────────────────────────────────────────────┘
          │   ┌─────────────────────────────────────────────────────────────┐
          │   │ 危重患者还需做好以下准备：①必须向入舱监护人员仔细交代注 │
          └───│ 意事项和进行安全检查。②备好需用的药物、器械。③为患者备 │
              │ 好一级供氧和开放式输液设备。④备好负压吸引装置。⑤患者带 │
              │ 导管入舱时，检查导管是否通畅，并妥善固定。加压前关闭各种 │
              │ 引流管                                                        │
              └─────────────────────────────────────────────────────────────┘
```

【加压】

打开加压阀开始加压。加压的起始阶段，应将加压阀门开得较大。当舱门压紧后，压力上升时，改为缓慢均匀加压。在 0.05mPa 以下应缓慢加压，以适应治疗人员咽鼓管的开张

↓

加压过程中，启动风机通风，视舱内环境温度的高低决定开启制冷或制热空调

↓

加压过程中，经常询问患者有无耳痛或其他不适情况，根据具体情况做出加压速度的调整。边加压，边做好记录。依据情况，指导患者做开启咽鼓管平衡中耳气压动作，也可嘱患者做饮水、鼓气等调压动作，以调节中耳压力。如无特殊情况，加压时间为 15 分钟

↓

当舱压升至设定治疗压力后，立即关闭加压阀门，完成加压阶段

【稳压吸氧】

从加压结束到减压开始的这段时间，舱压维持不变，称"稳压阶段"。在这一时段，一般取间歇吸氧进行高压氧治疗。

打开供氧调节阀，通知患者戴面罩吸氧。根据病情的不同，空气加压舱采用以下几种吸氧方案：①成人面罩吸氧方案：吸 O_2 20 分钟→吸空气 5 分钟→吸 O_2 20 分钟→吸空气 5 分钟→吸 O_2 20 分钟。②急救面罩吸氧方案：拆除普通吸氧面罩中的吸氧进气阀，亦即为零阻力状态下的吸氧。此方案适用于危重症急救、老年呼吸乏力、体质高度虚弱的患者以及不能配合使用普通面罩吸氧的儿童

↓

患者稳压吸氧后，根据吸氧人数打开供氧阀，调整好供氧流量

↓

通过闭路电视、观察窗等随时掌握舱内患者吸氧情况，通过通信系统询问和指导患者治疗，并及时播送轻松音乐，以稳定患者情绪

↓

根据舱内氧浓度及舱温、舱压等情况，采用通风换气手段使舱内氧浓度控制在 25% 以下，并维持舱内空气洁净新鲜和温度适宜

↓

严格掌握吸氧程序和吸氧间歇时间，总吸氧时间一般为 60 分钟

【减压】

按减压方案减压，减压方式有等速减压、吸氧减压和阶段减压等，空气加压舱常采用阶段减压

↓

减压时，通知舱内患者开始减压，让患者自由呼吸，不要屏气，以防肺气压伤。穿好衣服保暖。收拾好吸氧面罩

↓

严格掌握减压方案，送暖风保持适当的舱温

↓

舱内如出现雾气，应放慢减压速度或暂停减压，使雾气消失

↓

减压结束后，通知患者准备出舱，并交代出舱后注意事项

【出舱后的整理】

> 出舱后，询问患者在舱内的吸氧情况及设备使用情况，以及治疗中有无不良反应，并交代下次治疗时间。通知疗程结束的患者到医生处复诊

↓

> 打扫舱内卫生，清理舱内物品。用紫外线灯或电子灭菌灯进行舱内空气消毒

↓

> 关闭压缩空气与氧气气源，排空各系统压力

↓

> 关闭控制台总电源及各种电器的分电源开关

↓

> 完成操舱记录

第二节　过渡舱操作常规

大、中型氧舱都应设置过渡舱。过渡舱是为医务人员在应急情况下临时进出治疗舱或手术舱而设的，这为舱内抢救、治疗、会诊和人员调换，以及大型医疗器械送入治疗舱等提供了方便。

【入舱】

> 使用时，人员、设备由舱外先进入过渡舱内，关上舱门

↓

> 然后对过渡舱加压，当过渡舱内压力与治疗舱或手术抢救舱内压力相等时，打开舱间门上的"平衡阀"，即可打开两舱之间的舱门

↓

> 人员及设备即可进入治疗舱或手术抢救舱

【出舱】

先关闭过渡舱外门

↓

升压，待两舱间压力相等时，打开舱间门上的"平衡阀"，待两舱压力完全相等时即可打开舱间门

↓

人员进入过渡舱后，关闭治疗舱或手术抢救舱门后，按相应减压方案将过渡舱减压后再打开过渡舱外门，人员、设备离舱

第三节　递物筒操作常规

【舱内向舱外传递物品】

首先由舱外工作人员确认递物筒外盖及平衡阀均已紧锁关闭

↓

通知舱内人员打开递物筒内盖上的平衡阀，向递物筒加压

↓

当递物筒内压与舱压平衡后，即可打开递物筒内盖，放入需送出的物品，然后关闭锁紧内盖和内盖上的平衡阀，并通知舱外人员"内盖已关闭"

↓

舱外工作人员打开外盖上的平衡阀排气，当递物筒内压与舱外环境压力平衡后，即可打开递物筒外盖，取出物品

↓

关闭外盖及平衡阀

【舱外向舱内传递物品】

通知舱内人员关好递物筒内盖及平衡阀，并确认已经锁紧

舱外人员打开递物筒外盖上的平衡阀排气

当递物筒内压与舱外环境压力达到平衡时，即可打开递物筒外盖，放入传递物品，然后关闭锁紧外盖及平衡阀，并通知舱内人员"外盖已关闭"

↓

舱内人员打开内盖上的平衡阀向递物筒内加压，当压力平衡后，即可打开内盖，取出物品

↓

关闭内盖及平衡阀

第四节　氧气加压舱操作常规

氧气加压舱，可分单人氧舱和双人氧舱，一般以氧气为加压介质，适用于成人及儿童的高压氧治疗。

【加压前准备】

1. 设备的准备

设备的准备
- 检查氧舱整体情况，包括舱门是否密封，观察窗有机玻璃是否出现裂纹，压力表是否正常，供、排氧流量计及其阀门是否完好等
- 打开控制台总电源开关，打开照明、测温、测氧、对讲机等分电源开关，并确认各系统的工作状态是否正常
- 备好氧源储量，打开氧气瓶或液氧管阀门，调整好氧气减压器，使供氧压力保持在 0.55~0.60MPa，并查看供氧管路上有无泄漏现象
- 核对温度表。热天提前 20~30 分钟开启制冷空调和空调冷却水，将舱内温度控制在 26~28℃。冷天应启动加热空调，使舱温保持在 18~22℃
- 在确定一切设备处于正常状态后，关闭操作台上的供、排气开关

2. 患者的准备

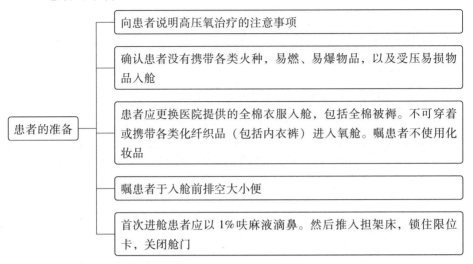

患者的准备
- 向患者说明高压氧治疗的注意事项
- 确认患者没有携带各类火种，易燃、易爆物品，以及受压易损物品入舱
- 患者应更换医院提供的全棉衣服入舱，包括全棉被褥。不可穿着或携带各类化纤织品（包括内衣裤）进入氧舱。嘱患者不使用化妆品
- 嘱患者于入舱前排空大小便
- 首次进舱患者应以 1% 呋麻液滴鼻。然后推入担架床，锁住限位卡，关闭舱门

【加压】

关闭舱门后，通知患者"开始加压"，并嘱患者做耳咽管调压动作配合加压。在加压初始的 0~0.04MPa 阶段（表压）需缓慢升压

↓

当舱压升至 0.02MPa 时，进行舱内换气，即洗舱。其方法是：打开输出阀，保持输入和排出的气体流量相等，维持舱压不变，让输入的氧气呈动态地逐步置换出舱内的原始气体，以提高舱内氧浓度，洗舱时间一般为 5 分钟，接着继续加压

↓

加压过程中，随时注意观察患者反应，如有耳痛，应减慢加压速度或暂停加压，并让患者做捏鼻鼓气动作，待疼痛消失后，恢复加压

↓

升压时间一般为 15 分钟左右。升压结束后，关闭气体输入阀，进入稳压状态

【稳压吸氧】

从加压结束到减压开始的一段时间称为稳压时间。稳压阶段是患者呼吸高压氧进行治疗的主要阶段。稳压阶段舱内氧浓度应尽量保持在 80% 以上，稳压吸氧时间一般为 60 分钟。稳压吸氧阶段可进行舱内维持小流量通风换气；也可于稳压 20 分钟后换气 5 分钟，以降低舱内二氧化碳浓度。

【减压】

稳压吸氧结束后，通知患者"开始减压"，打开排氧流量计阀门，严格按减压方案进行减压

在常规压力进行治疗后，通常采用匀速减压方式减压，减压时间约为15分钟。从减压开始至减压结束的一段时间称为减压时间

当舱压回"0"，安全联锁装置机构复位后，方可开启舱门，协助患者出舱

【出舱后的整理】

出舱后，询问患者治疗情况及有无不良反应，做好记录，并交代下次治疗有关事宜

整理或更换舱内物品，保持舱体内外卫生、整洁

关闭控制总电源及控制台各种开关按钮

关闭氧源

排除治疗时所发现的设备故障

用电子消毒灭菌器或紫外线进行舱内空气消毒

第十八章

中医传统康复疗法

第一节　针灸疗法

一、针法

（一）毫针刺法

【目的】

通过刺激腧穴，以疏通经络气血，调节脏腑阴阳，达到治疗疾病的目的。

【适应证】

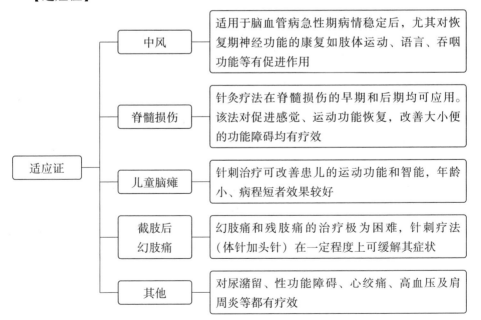

适应证	中风	适用于脑血管病急性期病情稳定后，尤其对恢复期神经功能的康复如肢体运动、语言、吞咽功能等有促进作用
	脊髓损伤	针灸疗法在脊髓损伤的早期和后期均可应用。该法对促进感觉、运动功能恢复，改善大小便的功能障碍均有疗效
	儿童脑瘫	针刺治疗可改善患儿的运动功能和智能，年龄小、病程短者效果较好
	截肢后幻肢痛	幻肢痛和残肢痛的治疗极为困难，针刺疗法（体针加头针）在一定程度上可缓解其症状
	其他	对尿潴留、性功能障碍、心绞痛、高血压及肩周炎等都有疗效

【禁忌证】

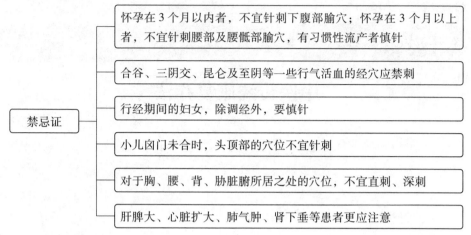

禁忌证

- 怀孕在 3 个月以内者，不宜针刺下腹部腧穴；怀孕在 3 个月以上者，不宜针刺腰部及腰骶部腧穴，有习惯性流产者慎针
- 合谷、三阴交、昆仑及至阴等一些行气活血的经穴应禁刺
- 行经期间的妇女，除调经外，要慎针
- 小儿囟门未合时，头顶部的穴位不宜针刺
- 对于胸、腰、背、胁脏腑所居之处的穴位，不宜直刺、深刺
- 肝脾大、心脏扩大、肺气肿、肾下垂等患者更应注意

【仪器设备】

一次性的针灸用具。

【操作程序】

1. 进针方法

（1）双手进针法

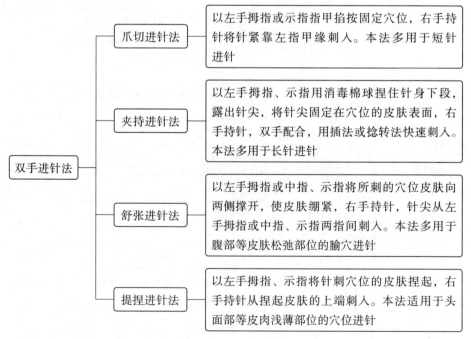

双手进针法

- 爪切进针法：以左手拇指或示指指甲掐按固定穴位，右手持针将针紧靠左指甲缘刺入。本法多用于短针进针
- 夹持进针法：以左手拇指、示指用消毒棉球捏住针身下段，露出针尖，将针尖固定在穴位的皮肤表面，右手持针，双手配合，用插法或捻转法快速刺入。本法多用于长针进针
- 舒张进针法：以左手拇指或中指、示指将所刺的穴位皮肤向两侧撑开，使皮肤绷紧，右手持针，针尖从左手拇指或中指、示指两指间刺入。本法多用于腹部等皮肤松弛部位的腧穴进针
- 提捏进针法：以左手拇指、示指将针刺穴位的皮肤捏起，右手持针从捏起皮肤的上端刺入。本法适用于头面部等皮肉浅薄部位的穴位进针

（2）针刺的角度、深度和方向

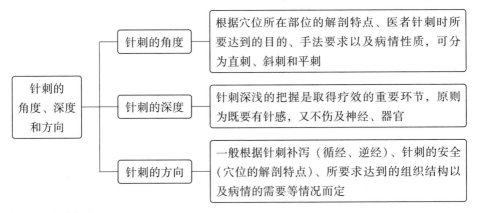

2. 行针手法

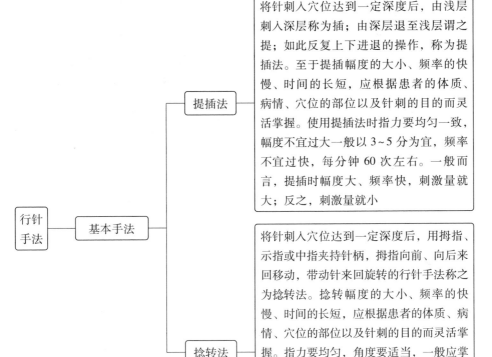

续流程

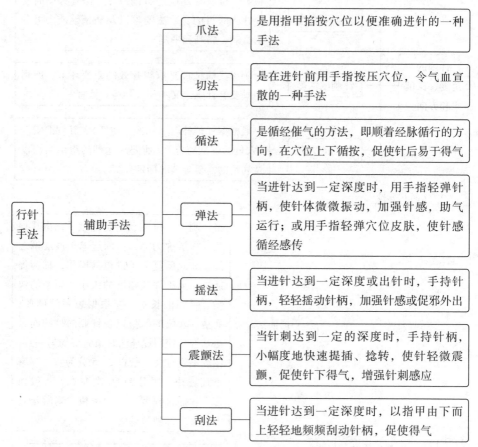

3. 针刺得气　得气，又称"气至""针感"，是指将针刺入穴位后所产生的针刺感应。这包括两层意思，一是患者对针刺后的针刺感应；二是医者手指对针体及针下皮肤肌肉组织的感应。

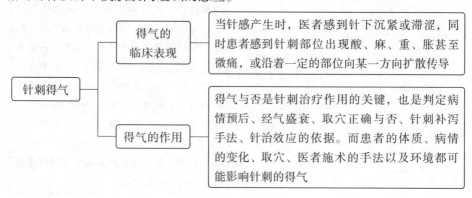

4. 临床上常用的针刺补泻手法

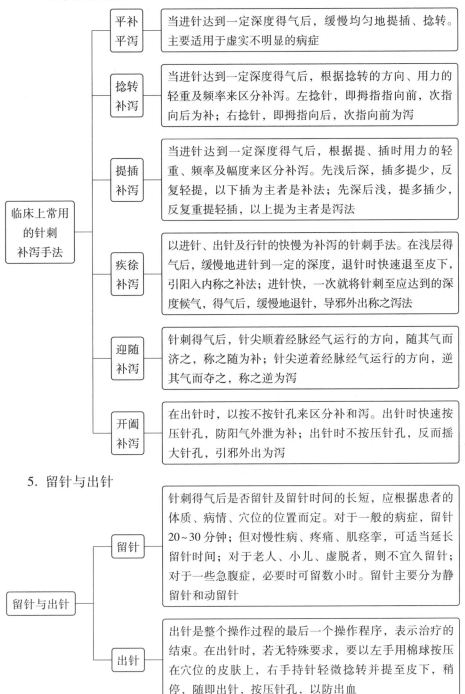

临床上常用的针刺补泻手法	平补平泻	当进针达到一定深度得气后，缓慢均匀地提插、捻转。主要适用于虚实不明显的病症
	捻转补泻	当进针达到一定深度得气后，根据捻转的方向、用力的轻重及频率来区分补泻。左捻针，即拇指指向前，次指向后为补；右捻针，即拇指指向后，次指向前为泻
	提插补泻	当进针达到一定深度得气后，根据提、插时用力的轻重、频率及幅度来区分补泻。先浅后深，插多提少，反复轻提，以下插为主者是补法；先深后浅，提多插少，反复重提轻插，以上提为主者是泻法
	疾徐补泻	以进针、出针及行针的快慢为补泻的针刺手法。在浅层得气后，缓慢地进针到一定的深度，退针时快速退至皮下，引阳入内称之补法；进针快，一次就将针刺至应达到的深度候气，得气后，缓慢地退针，导邪外出称之泻法
	迎随补泻	针刺得气后，针尖顺着经脉经气运行的方向，随其气而济之，称之随为补；针尖逆着经脉经气运行的方向，逆其气而夺之，称之逆为泻
	开阖补泻	在出针时，以按不按针孔来区分补和泻。出针时快速按压针孔，防阳气外泄为补；出针时不按压针孔，反而摇大针孔，引邪外出为泻

5. 留针与出针

留针与出针	留针	针刺得气后是否留针及留针时间的长短，应根据患者的体质、病情、穴位的位置而定。对于一般的病症，留针20~30分钟；但对慢性病、疼痛、肌痉挛，可适当延长留针时间；对于老人、小儿、虚脱者，则不宜久留针；对于一些急腹症，必要时可留数小时。留针主要分为静留针和动留针
	出针	出针是整个操作过程的最后一个操作程序，表示治疗的结束。在出针时，若无特殊要求，要以左手用棉球按压在穴位的皮肤上，右手持针轻微捻转并提至皮下，稍停，随即出针，按压针孔，以防出血

【注意事项】

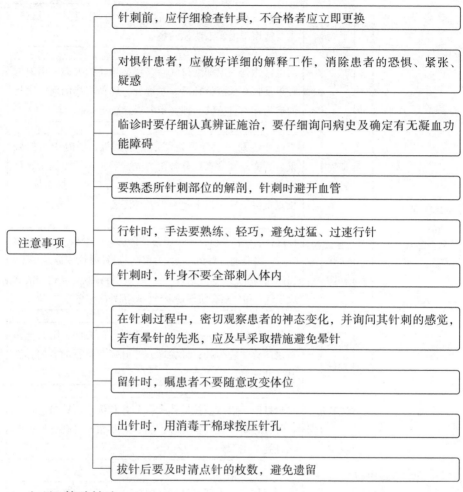

注意事项

针刺前，应仔细检查针具，不合格者应立即更换

对惧针患者，应做好详细的解释工作，消除患者的恐惧、紧张、疑惑

临诊时要仔细认真辨证施治，要仔细询问病史及确定有无凝血功能障碍

要熟悉所针刺部位的解剖，针刺时避开血管

行针时，手法要熟练、轻巧，避免过猛、过速行针

针刺时，针身不要全部刺入体内

在针刺过程中，密切观察患者的神态变化，并询问其针刺的感觉，若有晕针的先兆，应及早采取措施避免晕针

留针时，嘱患者不要随意改变体位

出针时，用消毒干棉球按压针孔

拔针后要及时清点针的枚数，避免遗留

（二）特殊针法

1. 头皮针

【概念】

头针法是利用针刺及其物理方法刺激头皮部的穴点、线、区，以治疗疾病的方法，本法是从针灸头部腧穴发展而来的现代刺法。

【目的】

在头部穴位或特定的部位进行针刺，实施一定的手法来防治疾病。

【适应证】

脑源性疾病患者。

【禁忌证】

禁忌证
- 囟门和骨缝尚未完全闭合的婴儿、孕妇禁头针治疗
- 手术后头部颅骨缺损处或开放性脑损伤部位，头皮有严重感染、溃疡、瘢痕者禁头针治疗
- 患有严重心脏病、重度糖尿病、严重贫血、高热、急性炎症和心力衰竭者禁头针治疗
- 中风患者急性期（如因脑血管意外引起昏迷、血压过高时）暂不宜用头针治疗，须待血压和病情稳定后方可进行头针治疗

【仪器设备】

头皮针。

【操作程序】

单侧肢体病，选用对侧穴线；两侧肢体病，选用双侧穴线；内脏、全身性疾病或不易区别左右的疾病，可选用双侧穴线

↓

针体与皮肤呈 30° 左右时，进针至帽状腱膜下，然后平刺进入穴线内

↓

行针方法有两种：快速捻针和抽添法

【注意事项】

注意事项
- 头皮针治疗宜长留针，特别是在治疗脑卒中时，可长留针 2 ~ 12 小时。在留针期间可嘱患者配合主动肢体运动，提高临床疗效
- 对精神紧张、过饱、过饥者应慎用头针治疗，不宜采取强刺激
- 头发较密部位常易遗忘所刺入的毫针，起针时需反复检查
- 头皮血管丰富，注意防止出血，对出血较多者，应适当延长按压针孔时间，防止出现皮下血肿
- 由于头皮针刺激感强，刺激时间较长，行针捻转时应注意观察，防止晕针等不良反应发生

2. 电针

【概念】

电针刺法是用电针器输出脉冲电流，通过毫针作用于人体经络穴位以治疗疾病的一种方法。

【目的】

将针刺入穴位得气后，在针具上通人体生物电的微量电流波，结合电和针两种刺激，以达到防治疾病的目的。

【适应证】

临床上常用于各种痛症、痹症和心、胃、肠、胆、膀胱、子宫等器官的功能失调，以及癫狂和肌肉、韧带、关节的损伤性疾病、肢体瘫痪等，并可用于针刺麻醉。

【禁忌证】

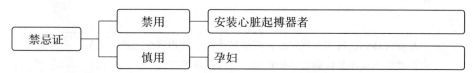

【仪器设备】

电针仪器。

【操作程序】

```
针刺入穴位有得气感应后，将输出电位器调至"0"位，负极接主穴，
正极接配穴；也可不分正负极，将两根导线任意接在两个针柄上
                        ↓
打开电源开关，选好波形，慢慢调高至所需的输出电流量
                        ↓
通电时间一般在 15~30 分钟，用于镇痛则一般在 15~45 分钟。如感
觉弱时，可适当加大输出电流量，或暂时断电 1~2 分钟后再行通电
                        ↓
当达到预定时间后，先将输出电位器退至"0"位，然后关闭电源开
关，取下导线
                        ↓
最后按一般起针方法将针取出
```

【注意事项】

注意事项
- 电针刺激量较大，需要防止晕针，体质虚弱、精神紧张者尤应注意电流不宜过大
- 调节电流时，不可突然增强，以防止引起肌肉强烈收缩，造成弯针或折针
- 电针仪器最大输出电压在 40W 以上者，最大输出电流应限制在 1mA 以内，防止触电
- 毫针的针柄如经过温针火烧之后，表面氧化不导电，则不宜使用。若使用，输出导线应夹持针体
- 在接近延髓、脊髓部位使用电针时，电流量宜小，切勿通电太强，以免发生意外
- 应用电针要注意"针刺耐受"现象的发生。所谓"针刺耐受"就是长期多次反复应用电针，使机体对电针刺激产生耐受，而使其疗效降低的现象
- 电针仪器在使用前须检查性能是否完好，如电流输出时断时续，须注意导线接触是否良好，应检查修理后再用
- 干电池使用一段时间后，如输出电流微弱，须更换新电池

3. 耳针

【概念】

耳针是指使用短毫针针刺或其他方法刺激耳穴，以诊治疾病的一种方法。

【目的】

用针刺或其他方法刺激耳穴达到防治疾病的目的。

【适应证】

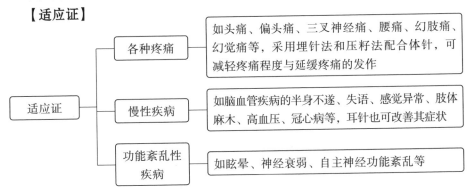

适应证
- 各种疼痛——如头痛、偏头痛、三叉神经痛、腰痛、幻肢痛、幻觉痛等，采用埋针法和压籽法配合体针，可减轻疼痛程度与延缓疼痛的发作
- 慢性疾病——如脑血管疾病的半身不遂、失语、感觉异常、肢体麻木、高血压、冠心病等，耳针也可改善其症状
- 功能紊乱性疾病——如眩晕、神经衰弱、自主神经功能紊乱等

【禁忌证】

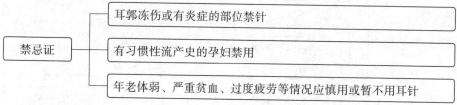

禁忌证	耳郭冻伤或有炎症的部位禁针
	有习惯性流产史的孕妇禁用
	年老体弱、严重贫血、过度疲劳等情况应慎用或暂不用耳针

【仪器设备】

用耳穴探测仪、0.5 寸短柄毫针、王不留行籽等。

【操作程序】

（1）针刺法

选用 0.5 寸短柄毫针

↓

先用 2%碘酒，后用 75%酒精脱碘消毒耳郭

↓

进针时左手固定耳郭，右手进针，进针的深度以穿破软骨但不透过对侧皮肤为宜

↓

毫针一般留针 20~30 分钟，慢性病可留针 1~2 小时或更长，留针期间可间隔捻针

（2）压籽法

将压籽敷在小方块的胶布中央，再把胶布贴在耳穴上

↓

嘱患者每天自行按压数次

↓

根据病情可 3~5 天更换一次

【注意事项】

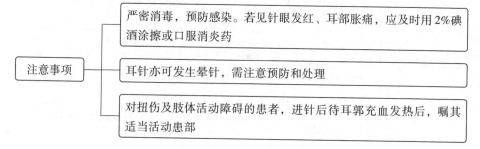

注意事项	严密消毒，预防感染。若见针眼发红、耳部胀痛，应及时用 2%碘酒涂擦或口服消炎药
	耳针亦可发生晕针，需注意预防和处理
	对扭伤及肢体活动障碍的患者，进针后待耳郭充血发热后，嘱其适当活动患部

4. 穴位注射

【概念】

穴位注射法（又称水针）是选用某些中西药物注射液注入人体有关穴位，以防治疾病的一种方法。

【目的】

将小剂量中药或西药注入穴内，通过穴位对药物的逐渐吸收，药物对腧穴产生缓慢而持久的作用，以达到治疗疾病的目的。

【常用药物】

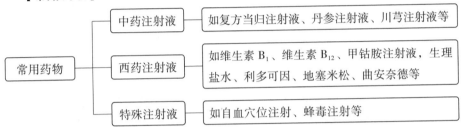

常用药物	中药注射液	如复方当归注射液、丹参注射液、川芎注射液等
	西药注射液	如维生素 B_1、维生素 B_{12}、甲钴胺注射液，生理盐水、利多可因、地塞米松、曲安奈德等
	特殊注射液	如自血穴位注射、蜂毒注射等

【操作程序】

> 医者要按"七步法"洗手及戴口罩

↓

> 根据使用药物的剂量大小、注射的部位、针刺的深度选用不同的注射器和针头

↓

> 局部皮肤常规消毒后，将针刺入皮下组织，然后缓慢推进或上下提插，"得气"后回抽，如无回血，即可将药物推入

【注意事项】

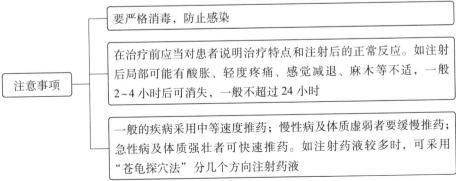

注意事项	要严格消毒，防止感染
	在治疗前应当对患者说明治疗特点和注射后的正常反应。如注射后局部可能有酸胀、轻度疼痛、感觉减退、麻木等不适，一般2~4 小时后可消失，一般不超过 24 小时
	一般的疾病采用中等速度推药；慢性病及体质虚弱者要缓慢推药；急性病及体质强壮者可快速推药。如注射药液较多时，可采用"苍龟探穴法"分几个方向注射药液

续流程

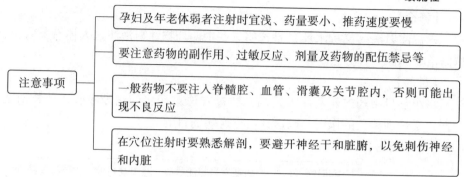

注意事项	孕妇及年老体弱者注射时宜浅、药量要小、推药速度要慢
	要注意药物的副作用、过敏反应、剂量及药物的配伍禁忌等
	一般药物不要注入脊髓腔、血管、滑囊及关节腔内，否则可能出现不良反应
	在穴位注射时要熟悉解剖，要避开神经干和脏腑，以免刺伤神经和内脏

二、灸法

【概念】

灸法是以艾为主要施救材料，点燃后在体表穴位或病变部烧灼、温熨，借其温热、药物的刺激作用，治疗疾病的一种方法。

【目的】

将艾点燃后在人体某部位熏灼，产生的热力给人体以温热刺激，达到温经通络、行气活血、防治疾病的目的。

【适应证】

灸法常常与针法同时使用，适应证同针法。两法配合使用，则疗效更明显。

【禁忌证】

孕妇的下腹部、腰骶部不宜施灸，颜面部和大血管处宜施瘢痕灸。

【仪器设备】

艾条、温灸器。

【操作程序】

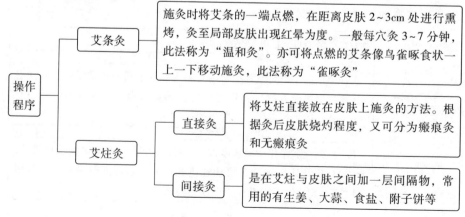

操作程序	艾条灸		施灸时将艾条的一端点燃，在距离皮肤2～3cm处进行熏烤，灸至局部皮肤出现红晕为度。一般每穴灸3～7分钟，此法称为"温和灸"。亦可将点燃的艾条像鸟雀啄食状一上一下移动施灸，此法称为"雀啄灸"
	艾炷灸	直接灸	将艾炷直接放在皮肤上施灸的方法。根据灸后皮肤烧灼程度，又可分为瘢痕灸和无瘢痕灸
		间接灸	是在艾炷与皮肤之间加一层间隔物，常用的有生姜、大蒜、食盐、附子饼等

续流程

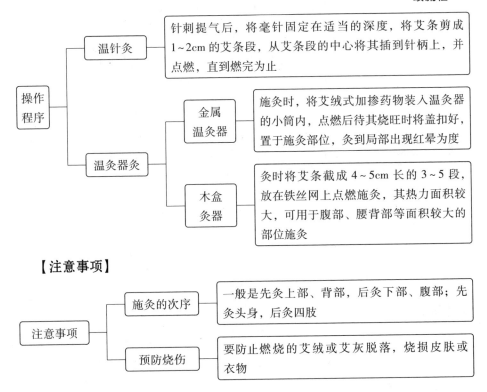

【注意事项】

注意事项
- 施灸的次序 —— 一般是先灸上部、背部，后灸下部、腹部；先灸头身，后灸四肢
- 预防烧伤 —— 要防止燃烧的艾绒或艾灰脱落，烧损皮肤或衣物

第二节 推拿疗法

【概念】

推拿手法是指医生施行推拿治疗时所采用的一种特殊的操作技能，通常以手、腕、肘、前臂、脚、膝、头等部位，按照一定的技术要求施力于患者的身体，从而达到防治疾病的目的，因为手部的运用最多，故习惯上称之为手法。

【目的】

推拿可以调节内脏的功能，促进机体的功能或抑制机体功能亢进，舒筋活络，对内脏痛、肌肉痛、神经痛等可起到抑制作用；按摩推拿通过手法的作用还可使错位的小关节、滑脱的肌腱、移位或受压的组织得到复位或解脱，改变、恢复关节的目的。

【适应证】

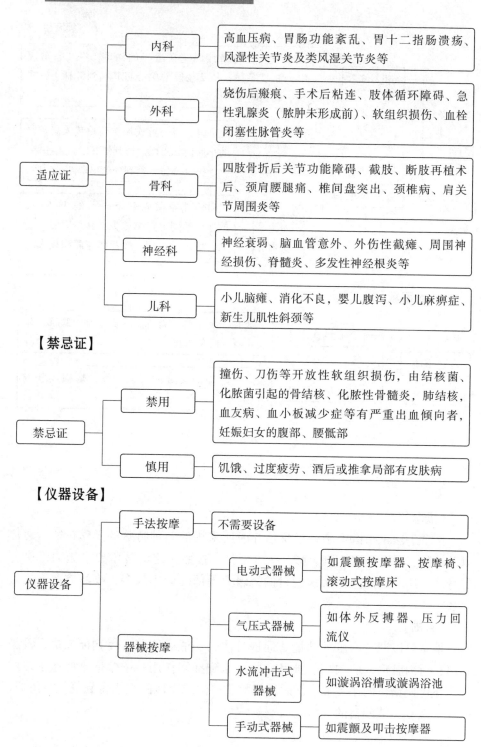

【禁忌证】

【仪器设备】

【推拿手法】

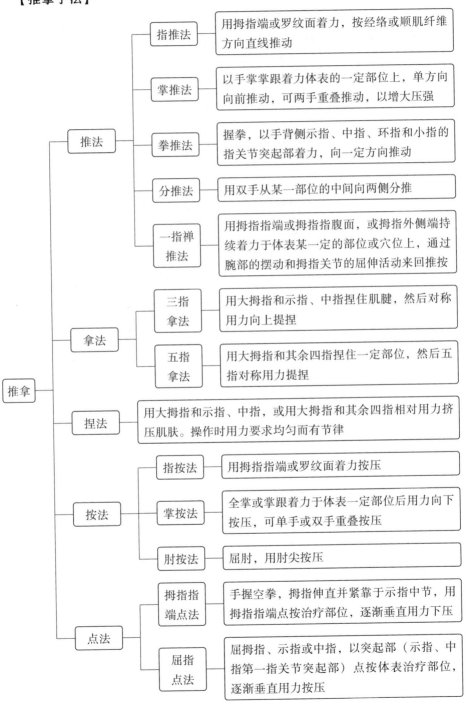

推拿
- 推法
  - 指推法：用拇指端或罗纹面着力，按经络或顺肌纤维方向直线推动
  - 掌推法：以手掌掌跟着力体表的一定部位上，单方向向前推动，可两手重叠推动，以增大压强
  - 拳推法：握拳，以手背侧示指、中指、环指和小指的指关节突起部着力，向一定方向推动
  - 分推法：用双手从某一部位的中间向两侧分推
  - 一指禅推法：用拇指端或拇指指腹面，或拇指外侧端持续着力于体表某一定的部位或穴位上，通过腕部的摆动和拇指关节的屈伸活动来回推按
- 拿法
  - 三指拿法：用大拇指和示指、中指捏住肌腱，然后对称用力向上提捏
  - 五指拿法：用大拇指和其余四指捏住一定部位，然后五指对称用力提捏
- 捏法：用大拇指和示指、中指，或用大拇指和其余四指相对用力挤压肌肤。操作时用力要求均匀而有节律
- 按法
  - 指按法：用拇指指端或罗纹面着力按压
  - 掌按法：全掌或掌跟着力于体表一定部位后用力向下按压，可单手或双手重叠按压
  - 肘按法：屈肘，用肘尖按压
- 点法
  - 拇指指端点法：手握空拳，拇指伸直并紧靠于示指中节，用拇指指端点按治疗部位，逐渐垂直用力下压
  - 屈指点法：屈拇指、示指或中指，以突起部（示指、中指第一指关节突起部）点按体表治疗部位，逐渐垂直用力按压

续流程

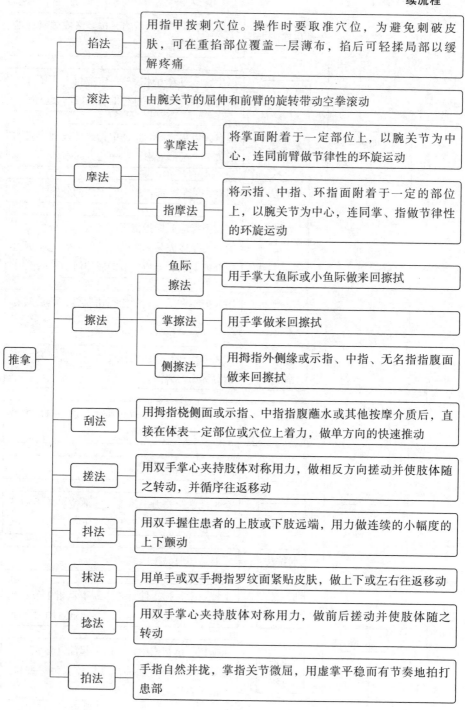

掐法		用指甲按刺穴位。操作时要取准穴位,为避免刺破皮肤,可在重掐部位覆盖一层薄布,掐后可轻揉局部以缓解疼痛
滚法		由腕关节的屈伸和前臂的旋转带动空拳滚动
摩法	掌摩法	将掌面附着于一定部位上,以腕关节为中心,连同前臂做节律性的环旋运动
	指摩法	将示指、中指、环指面附着于一定的部位上,以腕关节为中心,连同掌、指做节律性的环旋运动
擦法	鱼际擦法	用手掌大鱼际或小鱼际做来回擦拭
	掌擦法	用手掌做来回擦拭
	侧擦法	用拇指外侧缘或示指、中指、无名指指腹面做来回擦拭
刮法		用拇指桡侧面或示指、中指指腹蘸水或其他按摩介质后,直接在体表一定部位或穴位上着力,做单方向的快速推动
搓法		用双手掌心夹持肢体对称用力,做相反方向搓动并使肢体随之转动,并循序往返移动
抖法		用双手握住患者的上肢或下肢远端,用力做连续的小幅度的上下颤动
抹法		用单手或双手拇指罗纹面紧贴皮肤,做上下或左右往返移动
捻法		用双手掌心夹持肢体对称用力,做前后搓动并使肢体随之转动
拍法		手指自然并拢,掌指关节微屈,用虚掌平稳而有节奏地拍打患部

推拿

续流程

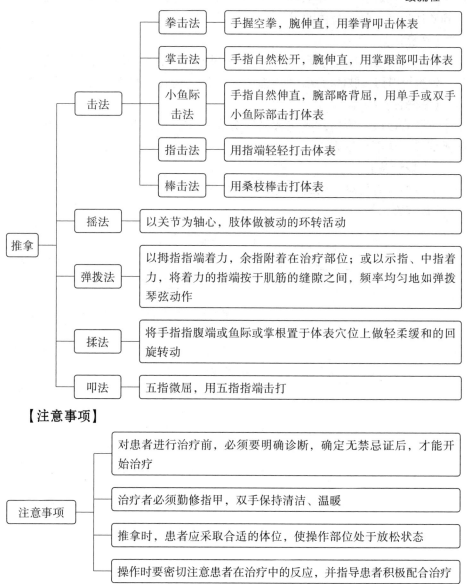

【注意事项】

注意事项	对患者进行治疗前，必须要明确诊断，确定无禁忌证后，才能开始治疗
	治疗者必须勤修指甲，双手保持清洁、温暖
	推拿时，患者应采取合适的体位，使操作部位处于放松状态
	操作时要密切注意患者在治疗中的反应，并指导患者积极配合治疗

第三节 拔罐疗法

【目的】

拔罐疗法是用杯罐为工具，利用燃烧、抽气、挤压等方法排除罐内空气，产生负压，使罐吸附于体表特定部位或穴位，形成局部充血或瘀血现象，而达到防病治病、强壮身体的目的。

【适应证】

拔罐疗法适用范围广泛，一般多用于风寒湿痹、颈肩腰背臂腿疼痛、关节痛、软组织损伤、肢体瘫痪、伤风感冒、头痛、咳嗽、哮喘、胃脘痛及呕吐等。

【禁忌证】

皮肤有过敏、溃疡，或在大血管分布部位，高热抽搐者，孕妇的腰部、腰骶部位，均不宜拔罐。

【仪器设备】

常见的罐有竹罐、陶罐、玻璃罐及抽气罐。

【拔罐方法】

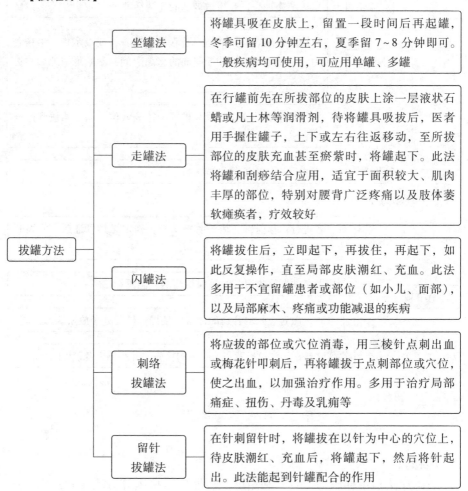

拔罐方法

坐罐法：将罐具吸在皮肤上，留置一段时间后再起罐，冬季可留 10 分钟左右，夏季留 7~8 分钟即可。一般疾病均可使用，可应用单罐、多罐

走罐法：在行罐前先在所拔部位的皮肤上涂一层液状石蜡或凡士林等润滑剂，待将罐具吸拔后，医者用手握住罐子，上下或左右往返移动，至所拔部位的皮肤充血甚至瘀紫时，将罐起下。此法将罐和刮痧结合应用，适宜于面积较大、肌肉丰厚的部位，特别对腰背广泛疼痛以及肢体萎软瘫痪者，疗效较好

闪罐法：将罐拔住后，立即起下，再拔住，再起下，如此反复操作，直至局部皮肤潮红、充血。此法多用于不宜留罐患者或部位（如小儿、面部），以及局部麻木、疼痛或功能减退的疾病

刺络拔罐法：将应拔的部位或穴位消毒，用三棱针点刺出血或梅花针叩刺后，再将罐拔于点刺部位或穴位，使之出血，以加强治疗作用。多用于治疗局部痛症、扭伤、丹毒及乳痈等

留针拔罐法：在针刺留针时，将罐拔在以针为中心的穴位上，待皮肤潮红、充血后，将罐起下，然后将针起出。此法能起到针罐配合的作用

【注意事项】

注意事项

- 拔罐时要选择适当的体位及肌肉丰厚的部位

- 起罐时，不可强力起罐，谨防拉伤皮肤

- 拔罐时，若拔的部位皮肤有皱褶、较干燥，则可在皮肤上（或罐口）涂一层凡士林，即可吸住

- 在拔火罐时，可通过酒精棉球的大小来调节火力的大小，从而控制罐的吸附力

- 拔火罐时应注意勿灼伤或烫伤皮肤。若因烫伤或留罐时间过长而使皮肤起水泡，水泡较小时，嘱患者不要弄破水泡，可不处理；水泡较大时，用注射器将水泡的水抽出，涂甲紫药水，注意不要沾水，以防感染

- 有出血倾向的疾病，如血友病、血小板减少性紫癜和白血病患者不宜拔罐

- 五官部位、肛门及心尖搏动处不宜拔罐

- 孕妇的腹部、腰骶部不宜拔罐

第十九章

康复辅助器具的训练

第一节　自　助　具

【目的】

对于部分功能已减弱或丧失，不能独立地完成各种日常生活活动的患者，通过自助具可以解决他们的困难，增加其生活独立性，帮助他们能够省时、省力、准确、快速地完成一些原来无法完成的日常生活活动。

【适应证】

生活自理和日常生活活动有一定困难，但改良用品、用具后尚能克服的患者。

【禁忌证】

无特殊禁忌证。

【仪器设备】

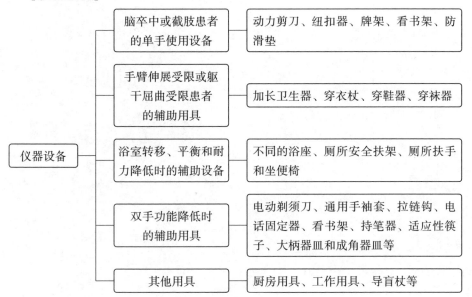

仪器设备	脑卒中或截肢患者的单手使用设备	动力剪刀、纽扣器、牌架、看书架、防滑垫
	手臂伸展受限或躯干屈曲受限患者的辅助用具	加长卫生器、穿衣杖、穿鞋器、穿袜器
	浴室转移、平衡和耐力降低时的辅助设备	不同的浴座、厕所安全扶架、厕所扶手和坐便椅
	双手功能降低时的辅助用具	电动剃须刀、通用手袖套、拉链钩、电话固定器、看书架、持笔器、适应性筷子、大柄器皿和成角器皿等
	其他用具	厨房用具、工作用具、导盲杖等

【操作程序】

患者的评定，包括患者的技能和功能、经济情况、喜欢的活动、活动完成的场景等，确定患者是否需要自助具

↓

根据患者的需要，确定使用的自助具，并向患者及家属示范和解释如何使用，必要时写下书面指导

↓

观察患者用自助具进行功能性活动的情况

↓

追踪随访，包括再评定、自助具保养和必要的维修

【注意事项】

自助具的使用不能完全代替患者全面康复，因此，无论是短期还是长期使用，均应与其他康复治疗方法相配合，以达到最佳的康复效果。

第二节　矫　形　器

【目的】

矫形器又称辅助器、支具、支架、夹板等。它借助外部机械结构对运动器官起辅助治疗及康复作用。

【适应证】

关节活动范围异常需矫形器稳定和支持关节功能者；肢体或关节骨折或其他疾患需矫形器固定和保护者；股骨头无菌性坏死等需矫形器减轻承重者；日常生活不便，需借助矫形器改善步行、饮食、穿衣等日常生活活动功能和工作能力者；儿童骨骼发育异常、关节周围肌力不平衡、肌肉无力对抗重力、损伤引起的反应性瘢痕、关节炎症、肌肉或肢体供血不足或任何能妨碍肌肉收缩的骨、关节、肌肉疼痛需矫形器预防、矫正畸形者。

【禁忌证】

因各种皮肤原因，不宜穿戴矫形器者。

【仪器设备】

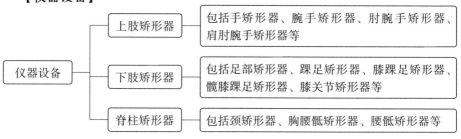

【操作程序】

```
处方制订前的检查：由康复小组人员对患者进行体检和心理检查
```
↓
```
制订处方：由康复医师制订，内容包括疾病诊断、肌力、关节活动范
围、畸形情况等，并结合患者个人生活、工作条件，对矫形器提出具
体制造和装配要求。同时康复医师应让患者了解使用矫形器的目的、
必要性、使用方法、可能出现的问题等
```
↓
```
矫形器装配前的治疗：由治疗师为患者进行针对性的肌肉力量、关节
活动范围、肌肉协调能力的训练
```
↓
```
制造、装配：由矫形器技师按照处方要求进行设计、测量、绘图、石
膏模型取型、修型、成型及组装，交付初检
```
↓
```
试样初检：由物理治疗师或矫形器制作师来完成，有条件时，原处方
医生也参加试样检验，及时发现原处方中的问题和产品配置、对线及
使用中的问题，以便及时修改
```
↓
```
矫形器的适应性训练：初检满意后，由物理治疗师对患者进行适应性
训练。物理治疗师通过各种临床客观检查、评定，认为矫形器的装配
和适应性使用都比较满意后，再安排完成产品，交付终检
```
↓
```
终检：由康复医师、治疗师、矫形器技师等康复小组人员共同协作完
成，包括矫形器生物力学性能的复查、矫形器实际使用效果的评定、
患者身体、心理康复状况的评定
```
↓
```
职业训练：根据患者所要恢复的职业，进行穿戴矫形器后的针对性
训练
```
↓
```
走上工作岗位：患者穿戴矫形器恢复工作
```
↓
```
随访：由康复医师负责定期随访，并做专门的测量、记录，必要时提
出修改意见。随访间隔时间视具体情况而定
```

【注意事项】

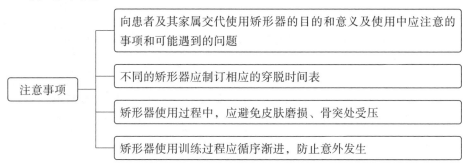

注意事项

- 向患者及其家属交代使用矫形器的目的和意义及使用中应注意的事项和可能遇到的问题
- 不同的矫形器应制订相应的穿脱时间表
- 矫形器使用过程中，应避免皮肤磨损、骨突处受压
- 矫形器使用训练过程应循序渐进，防止意外发生

第三节　助　行　器

【目的】

应用助行器可以辅助人体支撑体重、保持平衡和行走。

【适应证】

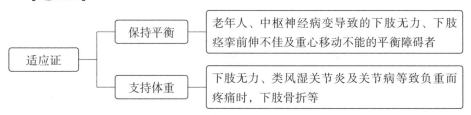

适应证

- 保持平衡：老年人、中枢神经病变导致的下肢无力、下肢痉挛前伸不佳及重心移动不能的平衡障碍者
- 支持体重：下肢无力、类风湿关节炎及关节病等致负重而疼痛时，下肢骨折等

【禁忌证】

无特殊禁忌证。

【仪器设备】

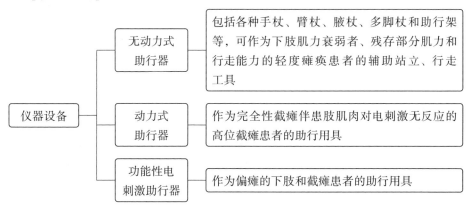

仪器设备

- 无动力式助行器：包括各种手杖、臂杖、腋杖、多脚杖和助行架等，可作为下肢肌力衰弱者、残存部分肌力和行走能力的轻度瘫痪患者的辅助站立、行走工具
- 动力式助行器：作为完全性截瘫伴患肢肌肉对电刺激无反应的高位截瘫患者的助行用具
- 功能性电刺激助行器：作为偏瘫的下肢和截瘫患者的助行用具

【操作程序】

处方制订前的检查：由康复医师或康复工程人员对患者进行病理和生理学检查

↓

制订处方：在康复医师或康复工程人员指导下确定应选用的助行器种类，开出助行器处方和训练方案

↓

训练：在治疗师帮助下进行部分助行器的使用前训练

↓

定期随访

【注意事项】

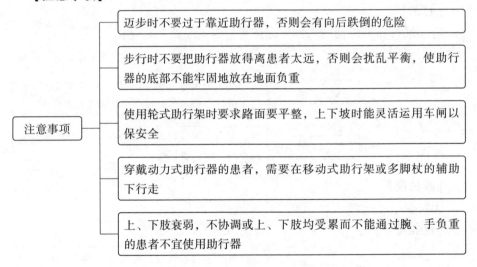

注意事项

- 迈步时不要过于靠近助行器，否则会有向后跌倒的危险
- 步行时不要把助行器放得离患者太远，否则会扰乱平衡，使助行器的底部不能牢固地放在地面负重
- 使用轮式助行架时要求路面要平整，上下坡时能灵活运用车闸以保安全
- 穿戴动力式助行器的患者，需要在移动式助行架或多脚杖的辅助下行走
- 上、下肢衰弱，不协调或上、下肢均受累而不能通过腕、手负重的患者不宜使用助行器

第四节 轮 椅

【目的】

下肢伤残无法支撑行走者，可将轮椅作为代步工具，不仅能提高日常生活活动能力，还可以参加娱乐活动及社会生活，达到增加生活独立性，回归社会的目的。

【适应证】

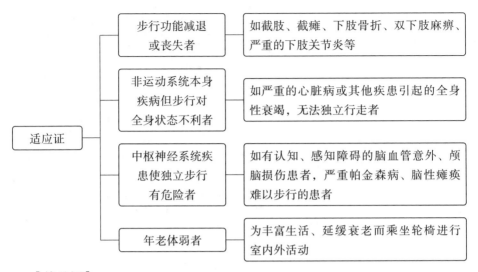

【禁忌证】

严重的臀部压疮或骨盆骨折未愈合者不宜使用坐式轮椅。

【仪器设备】

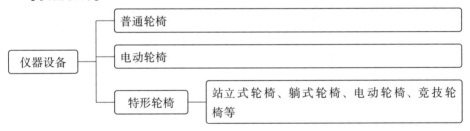

【操作程序】

1. 由康复医师评估患者

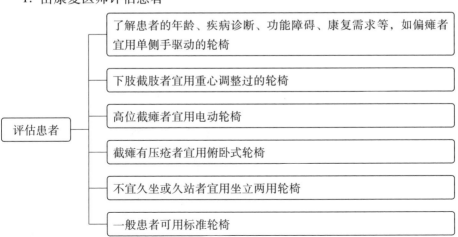

2. 由康复医师开出轮椅处方　以简式处方为例，处方内容包括：

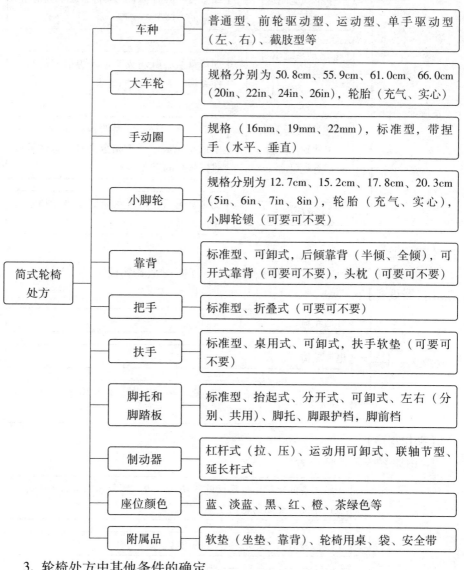

简式轮椅处方		
	车种	普通型、前轮驱动型、运动型、单手驱动型（左、右）、截肢型等
	大车轮	规格分别为 50.8cm、55.9cm、61.0cm、66.0cm（20in、22in、24in、26in），轮胎（充气、实心）
	手动圈	规格（16mm、19mm、22mm），标准型，带捏手（水平、垂直）
	小脚轮	规格分别为 12.7cm、15.2cm、17.8cm、20.3cm（5in、6in、7in、8in），轮胎（充气、实心），小脚轮锁（可要可不要）
	靠背	标准型、可卸式，后倾靠背（半倾、全倾），可开式靠背（可要可不要），头枕（可要可不要）
	把手	标准型、折叠式（可要可不要）
	扶手	标准型、桌用式、可卸式，扶手软垫（可要可不要）
	脚托和脚踏板	标准型、抬起式、分开式、可卸式、左右（分别、共用）、脚托、脚跟护档，脚前档
	制动器	杠杆式（拉、压）、运动用可卸式、联轴节型、延长杆式
	座位颜色	蓝、淡蓝、黑、红、橙、茶绿色等
	附属品	软垫（坐垫、靠背）、轮椅用桌、袋、安全带

3. 轮椅处方中其他条件的确定

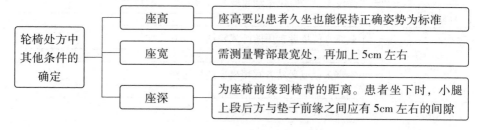

轮椅处方中其他条件的确定		
	座高	座高要以患者久坐也能保持正确姿势为标准
	座宽	需测量臀部最宽处，再加上 5cm 左右
	座深	为座椅前缘到椅背的距离。患者坐下时，小腿上段后方与垫子前缘之间应有 5cm 左右的间隙

续流程

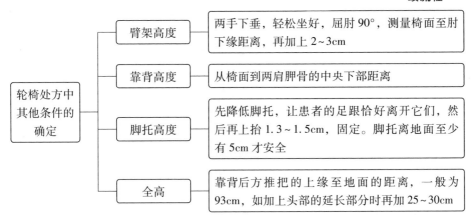

臂架高度	两手下垂，轻松坐好，屈肘 90°，测量椅面至肘下缘距离，再加上 2~3cm
轮椅处方中其他条件的确定	靠背高度	从椅面到两肩胛骨的中央下部距离
脚托高度	先降低脚托，让患者的足跟恰好离开它们，然后再上抬 1.3~1.5cm，固定。脚托离地面至少有 5cm 才安全
全高	靠背后方推把的上缘至地面的距离，一般为 93cm，如加上头部的延长部分时再加 25~30cm

4. 由康复工程技术人员根据轮椅处方为患者配制轮椅。

5. 由康复治疗师负责患者的轮椅操作训练

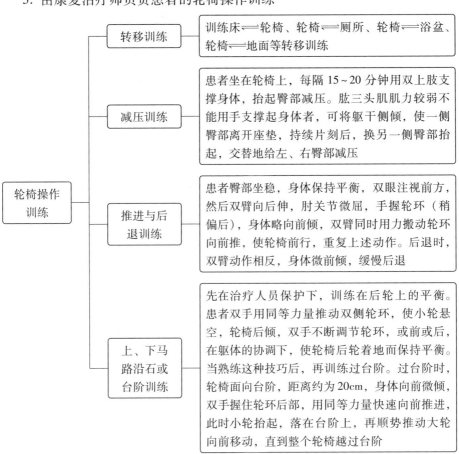

转移训练	训练床⇌轮椅、轮椅⇌厕所、轮椅⇌浴盆、轮椅⇌地面等转移训练
轮椅操作训练	减压训练	患者坐在轮椅上，每隔 15~20 分钟用双上肢支撑身体，抬起臀部减压。肱三头肌肌力较弱不能用手支撑起身体者，可将躯干侧倾，使一侧臀部离开座垫，持续片刻后，换另一侧臀部抬起，交替地给左、右臀部减压
推进与后退训练	患者臀部坐稳，身体保持平衡，双眼注视前方，然后双臂向后伸，肘关节微屈，手握轮环（稍偏后），身体略向前倾，双臂同时用力搬动轮环向前推，使轮椅前行，重复上述动作。后退时，双臂动作相反，身体微前倾，缓慢后退
上、下马路沿石或台阶训练	先在治疗人员保护下，训练在后轮上的平衡。患者双手用同等力量推动双侧轮环，使小轮悬空，轮椅后倾，双手不断调节轮环，或前或后，在躯体的协调下，使轮椅后轮着地而保持平衡。当熟练这种技巧后，再训练过台阶。过台阶时，轮椅面向台阶，距离约为 20cm，身体向前微倾，双手握住轮环后部，用同等力量快速向前推进，此时小轮抬起，落在台阶上，再顺势推动大轮向前移动，直到整个轮椅越过台阶

续流程

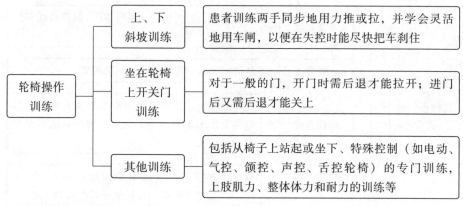

【注意事项】

注意事项	轮椅适宜在平整的地面上行驶，当前面遇到障碍物时，应绕道避开行驶，以防止出现轮椅倾倒的危险
	应经常检查轮椅，定时加润滑油，保持完好备用。主要还是要细心，定期对轮椅进行检查，切勿粗心大意
	当轮椅在倾斜的地面上行驶时，应在使用者身体状况良好下进行，且地面倾斜度小于10°，当倾斜角度大于10°时，不管是上坡还是下坡都必须由他人在背后推动行驶
	进出门或遇到障碍物时，勿用轮椅撞门或障碍物（特别是大部分老人有骨质疏松症，易受伤）
	使用者自行推动轮椅行驶时，请保持匀速行驶，且行驶速度应保持在3~5km/h
	对患者进行安全教育，帮助患者养成制动轮椅手闸的习惯，加强保护。轮椅上适当部位（如胸部、髋部）配用保护带，以方便固定患者
	在倾斜路面使用轮椅时，切勿将轮椅倾倒和突然转换方向；在下坡时，不能突然紧急刹车，以防造成向前翻倒的危险
	使用者在使用过程中切勿在脚踏板上站立，以防造成轮椅侧翻的危险

续流程

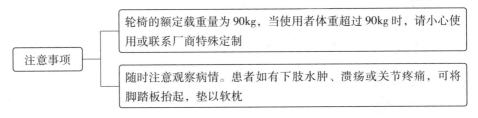

注意事项	轮椅的额定载重量为 90kg，当使用者体重超过 90kg 时，请小心使用或联系厂商特殊定制
	随时注意观察病情。患者如有下肢水肿、溃疡或关节疼痛，可将脚踏板抬起，垫以软枕

第五节　假　　肢

【目的】

假肢可以弥补截肢者或肢体不全者缺损的肢体，用于替代整体或部分缺失或缺陷的肢体功能，使他们恢复或重建一定的生活自理、工作和社交能力。

【适应证】

原则上，所有截肢者都是配置假肢的适应证。现有的假肢制作技术水平可以使任何残缺类肢体配置假肢。

【禁忌证】

禁忌证	血管末梢循环不良，估计使用后会使残端的血液循环恶化
	残端有炎症、疼痛、神经瘤、皮肤过紧等
	年老体弱，活动能力较差，估计配置假肢也无助于行动

【仪器设备】

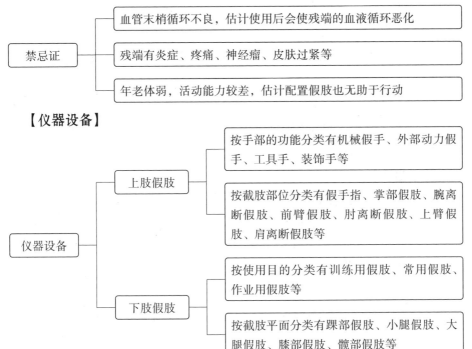

仪器设备	上肢假肢	按手部的功能分类有机械假手、外部动力假手、工具手、装饰手等
		按截肢部位分类有假手指、掌部假肢、腕离断假肢、前臂假肢、肘离断假肢、上臂假肢、肩离断假肢等
	下肢假肢	按使用目的分类有训练用假肢、常用假肢、作业用假肢等
		按截肢平面分类有踝部假肢、小腿假肢、大腿假肢、膝部假肢、髋部假肢等

【操作程序】

> 处方制订前的检查：由康复医师负责

> 处方的制订：由康复小组和截肢者共同商讨决定假肢品种、主要部件的选择等

> 装配前的治疗：由物理治疗师和作业治疗师负责进行装配前的心理治疗、术后运动疗法、促进残肢定型、临时性假肢的使用等

> 制作：包括测量尺寸、制图，制造残肢石膏阴模、阳模、修型，制造接受腔、组装、为患者试穿、调整等。由假肢技师负责

> 初检：由康复小组负责假肢组装、试样、调整后的检查

> 试用、训练：由物理治疗师和作业治疗师负责假肢的使用训练，包括站立平衡训练、身体重心转移训练、平行杠内步行训练、平行杠外步行训练、上下台阶和楼梯、上下坡路。观察使用情况和发现使用中的问题

> 终检：由康复小组负责产品全部完成后的临床使用检查

> 职业训练：根据患者所要恢复的职业，进行穿戴假肢后的针对性训练

> 走上工作岗位：患者穿戴假肢恢复工作

【注意事项】

注意事项
- 假肢装配工作应采用康复小组形式，康复小组由骨科医师、假肢技师、物理治疗师、作业治疗师、护士、心理学工作者、职业顾问、社会工作者、截肢者本人组成。截肢者是康复小组工作的核心
- 应对影响假肢处方的因素，如截肢者的性别、年龄、全身情况、残肢条件、关节功能、生活环境、交通条件、文化程度、将来职业情况、假肢费用来源、假肢更换、维修条件等有所考虑

续流程

注意事项

配置假肢后，应定期检查假肢结构及其机械性能有无损坏，残端有无病理变化

假肢本身不利因素（接受腔受力，对线不正确）的存在，常会使截肢者在使用假肢后发生疼痛、压迫、溃疡、神经痛、滑囊炎、皮炎、骨赘增生等并发症，影响穿戴假肢，应及时对症处理

参 考 文 献

［1］南登崑. 康复医学. 第 5 版. 北京：人民卫生出版社，2013.

［2］肖平田. 高压氧治疗学. 北京：人民卫生出版社，2009.

［3］杜春萍. 康复医学科护理手册. 第 2 版. 北京：科学出版社，2015.

［4］乔志恒，华桂茹. 高等医学院康复治疗学专业教材. 第 2 版. 北京：华夏出版社，2013.

［5］刘梅花. 作业治疗学. 上海：复旦大学出版社，2009.

［6］许洪伟. 康复护理学. 西安：第四军医大学出版社，2010.

［7］郑彩娥，李秀云. 康复护理技术操作规程. 北京：人民军医出版社，2014.

［8］周更苏，李福胜，狄树亭. 康复护理技术. 湖北：华中科技大学出版社，2010.

［9］燕铁斌. 物理治疗学. 第 2 版. 北京：人民卫生出版社，2013.

［10］王玉龙. 康复功能评定学. 第 2 版. 北京：人民卫生出版社，2013.